# EIN LEICHTES LEBEN

Anna Newton

# EIN LEICHTES LEBEN

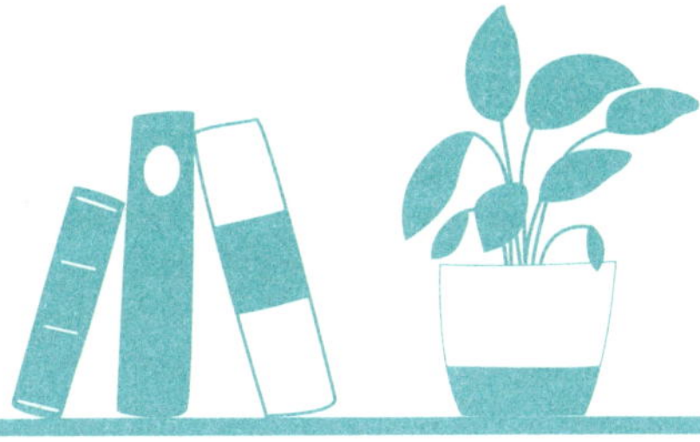

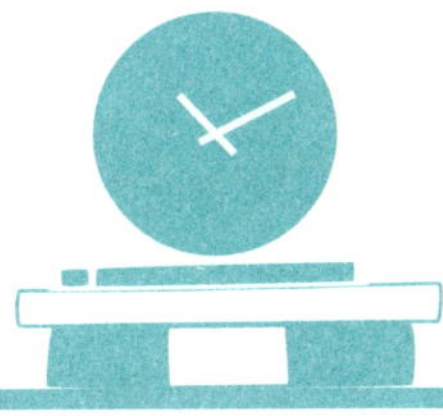

Einfache Schritte, um den Alltag aufzuräumen

**Anna Newton**

mvgverlag

**Bibliografische Information der Deutschen Nationalbibliothek**
Die Deutsche Nationalbibliothek verzeichnet diese Publikation in der Deutschen Nationalbibliografie. Detaillierte bibliografische Daten sind im Internet über http://d-nb.de abrufbar.

**Für Fragen und Anregungen**
info@mvg-verlag.de

1. Auflage 2019

Nymphenburger Straße 86
D-80636 München
Tel.: 089 651285-0
Fax: 089 652096

Die englische Originalausgabe erschien 2019 bei Quadrille Publishing Limited unter dem Titel *An Edited Life*. 

Übersetzung: Katja Theiß
Redaktion: Annett Stütze
Umschlaggestaltung: Emily Lapworth/Quadrille
Layout: Emily Lapworth/Quadrille
Satz: Satzwerk Huber, Germering
Druck: Livonia Print, Riga
Printed in Latvia

ISBN Print 978-3-7474-0081-4
ISBN E-Book (PDF) 978-3-96121-420-4
ISBN E-Book (EPUB, Mobi) 978-3-96121-421-1

# Vorwort

Wenn du jemanden brauchst, der deine Hand hält, während du deine Garderobe aussortierst – eine Aufgabe, die du die letzten fünf Jahre aufgeschoben hast – dann bin ich die Richtige. Wenn du einen Blick in den Planer einer Freundin werfen willst, um zu sehen, wie sie ihre Zeit organisiert, dann ist meiner ein offenes Buch. Wenn du Lust auf Empfehlungen für Meditations-Apps hast, damit dein Leben mehr im Gleichgewicht ist, dann zaubere ich Vorschläge aus der Tasche. Aber am wichtigsten: Wenn du eine Karaoke-Partnerin brauchst, die den Rap-Part von Sean Paul in Blu Cantrells »Breathe« liefert, dann such nicht weiter.

Ich bin Anna, an den Wochenenden Teilzeit-Sängerin in Sachen Carpool-Karaoke und den Rest der Zeit Vollzeit-Bloggerin und Organisations-Freak. Ich bin eine typische Jungfrau und verschlinge deshalb so ziemlich alles über die Fleiß- und Effizienz-Auswüchse meines Sternzeichens, und zwar mit einer nervtötenden Selbstgefälligkeit, die meine bessere Hälfte fast verrückt macht. *Typisch Jungfrau eben.* Meinen Blog »The Anna Edit« führe ich seit 2010. Am Anfang habe ich dort die Unmengen an Schönheitsprodukten und Make-up dokumentiert, mit denen ich zu Hause heimlich Burgen baute. Inzwischen ist er ein Ort, an dem ich ein wenig von allem teile – von Tipps zur Produktivität bis zu Memes über Ryan Gosling, von Tipps zur Basis-Garderobe bis zum Umgang mit Gesichtsbehaarung, falls man die Gene väterlicherseits geerbt hat und aussieht wie Tom Selleck, wenn man das Rasieren meidet. Es ist eine ziemlich abwechslungsreiche Ecke im Internet. Schau doch mal vorbei und sag Hallo.

Obwohl ich schon als Kind gerne Wachsmalstifte farblich sortiert habe, begann meine persönliche Reise ins leichte Leben erst, als ich drei Jahre nach der Uni mit meinem jetzigen Ehemann Mark in einer Einzimmerwohnung in East London lebte. Wir sonnten uns in unserer unmittelbaren Nähe zu Westfield, einem Einkaufszentrum, das unter der Woche ein Shopping-Nirvana war und am Wochenende zu einer beklemmenden Einkaufshölle mutierte. Dort gaben wir 45 Pfund, also ca. 50 Euro, für eine Packung Cracker, Chia-Pudding und Hummus-Chips bei Whole Foods aus, und wir wussten genau, in welchen Wagen wir am U-Bahn-Gleis einsteigen mussten, damit wir an unserem Zielbahnhof bequem am Fuß der Treppe ausgespuckt wurden. Wir schwelgten in unserer authentischen Londoner Welt – mit einer Wohnung in Briefmarkengröße. Wir dachten uns eigene kleine Hacks zum Platzsparen aus, versteckten z.B. das Bügelbrett hinterm Sofa und quetschten den Staubsauger hinter eine Tür (ging dann halt nicht mehr zu!). Aber nach all den Jahren eines auf Konsum ausgerichteten Lebensstils schlichen sich bald meine Einkäufe in die allerletzten freien Ritzen. Im Bad hortete ich Kerzen, die Schubladen quollen über mit neuer Bettwäsche, und das Öffnen der Schranktür wurde zu einer wahren Aufgabe, – eigentlich wäre eine Sicherheitswarnung: »SCHUTZHELM PFLICHT!« angebracht gewesen. Da ich Jungfrau bin, war nichts wirklich chaotisch, aber die Menge an *Zeug* war einfach überwältigend.

Was für eine Menge das war, habe ich erst begriffen, als wir umzogen. Da ging der Spaß richtig los! Als wir nach unserer Zeit in der großen Metropole gen Süden aufbrachen und die 80 Kilometer nach Brighton zurücklegten, erinnerte ich mich, wie ich beim Einzug in die alte Wohnung eine Box hereingeschleppt hatte, die an der Seite mit: »ALTES MAKE-UP – KISTE 3« beschriftet war. Das hatte unsere damaligen Nachbarn amüsiert.

Glücklicherweise war unser neues Zuhause etwas geräumiger. Aber als ich die scheinbar endlosen Stapel von Kisten hereinbugsierte, wurde mir klar, dass die Mehrheit mit Gegenständen vollgepackt war, die ich entweder nicht brauchte, mochte oder benutzte. Ein kaputter iPod Shuffle! Ein Paillettenkleid von Topshop, in dem ich schon bei der Anprobe wie eine gestopfte Wurst ausgesehen hatte! Ein Lehrbuch aus der Uni, das nicht nur ungelesen, sondern sogar noch in der Schutzhülle eingeschweißt war! Als ich einen Eierschneider herauszog – frag besser nicht – brachte dies das Fass zum Überlaufen. Als Einstieg lasen wir daraufhin noch am gleichen Nachmittag Marie Kondos *The Life-Changing Magic of Tidying* – auf Deutsch *Magic Cleaning: Wie richtiges Aufräumen Ihr Leben verändert*; die meistverkaufte Entrümpel-Bibel, die predigt, dass wir nur an Besitztümern festhalten sollten, die entweder funktional sind oder uns ein Gefühl der Freude geben, wenn wir sie in Händen halten. Fastforward: ein paar Tage später und der Eierschneider war weg, zusammen mit fünf Müllsäcken randvoll mit unnützem Krempel, zwei Säcken mit Klamotten für die Kleiderspende und einem Haufen Elektroartikel für den Wohltätigkeitsladen. In dieser Woche änderte sich mein Lebensstil, ohne dass es mir groß auffiel: Ich orientierte mich an jenem beängstigenden Phänomen namens *Minimalismus*. In den folgenden Monaten fühlte sich unser Zuhause nicht nur funktionaler an, auch mein Gehirn atmete zum ersten Mal seit Monaten wieder lange aus und gab neuen Ideen Raum. Ganz klischeehaft fühlte ich mich, als wäre ein »Gewicht von meinen Schultern genommen«. Unsere Sachen waren ordentlich, und ich war dadurch produktiver und ging effizienter mit meiner Zeit um. Wir planten sogar unsere Mahlzeiten im Voraus und ließen die zu häufigen Take-aways oder Lieferando-Bestellungen, die eh an unseren Kontoständen nagten, sausen. Ich kaufte insgesamt weniger und achtete bei meinen Einkäufen auf »Qualität vor Quantität«. Das Entsorgen von Sachen bedeutete auch, dass weniger Kisten ausgepackt werden mussten. DOPPELT GEPUNKTET.

Für mich gilt »Alles oder nichts« – du weißt schon, Jungfrau und so! Jedenfalls machte dieses Gefühl richtig süchtig. Ich kam an den Punkt, an dem sich bei meinem Mann, als er nach Hause kam, Besorgnis breit machte. Ich hätte nämlich beinah die Fernbedienung des Fernsehers aussortiert, weil sie mir keine Freude bereitete. Ich verschlang Bücher, Blogs und Podcasts zum Thema und liebte nichts mehr als zu entsorgen. Ich räumte am Wochenende Küchenschränke leer, plünderte unseren Dachboden, damit mehr Gegenstände auf den Wertstoffhof gebracht werden konnten, schikanierte meine Mutter, ihre Vasensammlung (die ein wenig außer Kontrolle geraten war und sich der 50+-Marke näherte) zu verkleinern, und entwickelte eine Vorliebe für die PP-Aufbewahrungsboxen von MUJI. In meinen Augen hakte ich alle Punkte für Minimalismus ab. Tatsächlich lebte ich jedoch mit einer Basis-Garderobe, die nur sieben Oberteile enthielt, und hatte nie saubere Wäsche. Ich wurde zum Gegenteil eines hortenden Messies. Ich mutierte zur müllsackbefüllenden Tyrannin, die besessen davon war, die nächste Ladung in die Klappe zu werfen. Ich kam an den Punkt, an dem ich mich von Dingen trennte, die wir tatsächlich brauchten. Als ich die Fernbedienung des Fernsehers verdächtig beäugte, wurde mir klar, dass es noch einen anderen, besseren, nämlich einen Mittelweg geben musste.

In den nächsten Jahren entwickelte ich Methoden, Mantras und Ordnungsrituale, die immer noch in einem halbwegs minimalistischen Rahmen lagen, die aber nicht wie all die sonstigen Ansätze, über die ich gelesen hatte, als strenges Regelwerk gelten sollten. Die Fernbedienung konnte erleichtert aufatmen und die Basis-Garderobe entwickelte sich zu einem wichtigen Bestandteil meines Lebensstils – aber den Ansatz »Wie lange kann ich dieses Oberteil tragen, bevor es Beine bekommt« ließ ich von nun an links liegen.

Minimalismus als Begriff ist weit gefasst. Er deckt ein Spektrum von Überzeugungen zum *Leben mit weniger* ab – vom Besitz von Dingen, die in einen Koffer passen, bis hin zur Halbierung der essentiellen Musik-CD-Sammlung, die ohnehin aus dem Regal quillt. Das extreme Ende des Spektrums kann sehr streng geregelt und damit einengend ausfallen. Ich kämpfte schon mit der »7-Oberteile«-Sache, die Herausforderung, die eine Hardcore-Basis-Garderobe aus nur 10 Teilen darstellt, möchte ich mir gar nicht erst vorstellen! Mein Mittelweg besteht darin, auf ein *leichtes* Leben hinzuarbeiten. Dabei geht es um einen kontinuierlichen Ansatz, der Unvollkommenheiten umfasst und sich vom Bedürfnis nach Perfektionismus freimacht. Denn ganz ehrlich: Perfektion existiert einfach nicht, es sei denn, wir sprechen von Ryan Gosling.

Also, willkommen bei *Ein leichtes Leben*. Meinem Buch voller praktischer Tipps, die ich auf meiner Reise von der Konsum-Königin über die militante Wegwerf-Tyrannin bis hin zu einem eher gelassenen Ordnungs-Freak entdeckt habe. Wenn du wie ich angestaubte Besitztümer ausräumst und dir zeitsparende Gewohnheiten für den Alltag aneignest, hat dein Hirn mehr Raum, sich um alles andere zu kümmern, was im Leben so vor sich geht. Ich habe genügend Bücher gelesen, um zu wissen, dass Tipps ein wenig wie »Nach dem Aufwachen trinke ich einen Weizengrasschluck in meiner weißen Leinen-Loungewear, bevor ich 30 Minuten meditiere und auf den Ozean hinausblicke« klingen können. Aber ich möchte mit meinem Buch nicht einschüchtern, sondern dir Ratschläge für Veränderungen und Ziele an die Hand geben, die machbar und erreichbar sind – und die weder einen Meerblick noch einen rotzfarbigen Trunk benötigen.

Das Leben von Millenials ist ziemlich verrückt. Wenn wir keine Instagram-Bilder von unseren Lebensmitteln machen, kaufen wir lächerlich viel, was wir nicht brauchen, weil Facebook es vorgeschlagen hat. (Und wenn wir nichts davon tun, sind wir wahrscheinlich irgendwo unterwegs und beschweren uns, dass das Leben so schwierig ist – oh, welche Ironie!) Es ist immer jede Menge los, – und mit unseren überbordenden Schränken, den sich biegenden Terminkalendern und unseren Follikeln, die sich nicht erinnern können, wann wir das letzte Mal einen Haarschnitt hatten, ist es an der Zeit, die Bremse reinzuhauen, uns Zeit für uns selbst zu nehmen und eine Bestandsaufnahme zu machen. Ich hoffe, mit diesem Buch hältst du eine prima Entschuldigung in der Hand, um ein Wochenende freizuschaufeln, damit du tun kannst, was du willst; egal ob Netflix-Binge, Kneipe oder Sonntagsbraten mit deinen Eltern und ein ambitioniertes Scrabble-Spiel nach dem Nachtisch … Ich fände es großartig, wenn ich dir einen Motivationsschub mitgeben könnte, um all die lästigen Besorgungen für Erwachsene anzugehen, die du seit Monaten aufschiebst, oder wenn ich dir einen sanften Schubs verpassen könnte, dich für eine Maniküre anzumelden und dich für eine halbe Stunde in Klatsch-Zeitschriften zu verlieren.

In den letzten vier Jahren habe ich entdeckt, dass es bei der Strukturierung des eigenen Lebens nicht nur um Physisches geht. Das Aufräumen der Garderobe steht auf dem Zettel und ist mal wieder fällig, ist ja klar. Aber mein Ziel mit *Ein leichtes Leben* besteht darin, gute Laune in den Tag zu bringen. Durch einen Mix aus Entrümpeln, dem Schaffen hilfreicher Rituale und der Verlagerung der Denkweise auf mehr Klarheit und Zufriedenheit bringen wir gute Laune in den Alltag. Als Erstes arbeiten wir dafür an alltäglichen Aufgaben und stellen einen Zeitplan auf, der für dich funktioniert und dir Zeit für anstehende Aufgaben, Self Care und Freizeitaktivitäten lässt. Ich weiß. Das klingt VERRÜCKT, ist aber möglich. Sobald du eine Profi-Planerin bist, konzentrieren wir uns auf den Arbeitsbereich – von Projektterminen bis zur digitalen Organisation. Und erst im Anschluss tauchen wir bei dir im Haus ein und werfen einen Blick auf deine Besitztümer – so kannst du dich von unerwünschtem Krempel verabschieden, der Hirn und Raum zukleistert. Denn wenn du dir diese klassisch minimalistische Methode zum Schluss vornimmst, hast du schon eine bessere Vorstellung davon, was du wirklich für dein neues, leichtes Leben behalten solltest. Dein Hamster-Griff hat sich schon ein wenig gelockert, aber du wirfst keine Dinge weg, die du wirklich brauchst. TSCHÜS: »ALTES MAKE-UP – KISTE 3«!

Klingt einfach und unkompliziert? Ist es auch! Wichtig ist die Erkenntnis, dass es keinen Einheitsansatz, keine Methode, die für alle gleich funktioniert, gibt. Wir werfen das Regelwerk weg und verbrennen es zusammen mit dem Papierkram, den du in den letzten 15 Jahren gehortet hast. Mit *Ein leichtes Leben* kannst du deine eigene persönliche Routine entwickeln, indem du Strategien aus drei einfachen Bereichen, die Leben, Arbeit und Zuhause umfassen, anwendest und anpasst. Jeder Abschnitt enthält Hacks, Listen und praktische Ratschläge, um dir den Einstieg in ein besser organisiertes Leben zu erleichtern. Es geht nicht darum, eine komplette 180-Grad-Wendung zu vollziehen und widerwillig all den Besitz zu vernichten; es geht vielmehr darum, dein Leben zu optimieren und es ein wenig leichter zu gestalten, indem du die Dinge und Gedanken, die Zeit fressen, angehst. Es geht darum, dank einer praktischen Basis-Garderobe in zwei Minuten ein Outfit für den nächsten Tag auswählen zu können, anstatt 20 Minuten lang beim Anblick des Kleiderbergs in Panik zu verfallen. Es geht darum, dein Handy für ein paar Stunden in einer Schublade wegzusperren und digitalen Detox durchzuziehen, statt es als natürliche Verlängerung deiner Hand zu sehen. Es geht darum, den Sonntag damit zu verbringen, unzählige Episoden von *RuPauls Drag Race* oder *Let's dance* zu sehen, anstatt zur Geburtstagsfeier der Großnichte der Cousine des Freundes deiner besten Freundin zu gehen. Und sich wegen nichts davon schuldig zu fühlen.

Vor allem hoffe ich, dass du dich beim Lesen von *Ein leichtes Leben* gut fühlst. Ich hoffe, es bringt dich oft zum Lachen und gewährt einen unbeschwerten Blick auf die Organisation des Lebens sowie all die Werkzeuge und Tipps, damit du zu jeder Jahreszeit deinen eigenen Frühjahrsputz hinkriegst. Betrachte es bloß nicht als ein Buch von Geboten, das buchstabengetreu befolgt werden muss, sondern eher wie deine verrückte Aufräum-Freundin (die es tatsächlich genießt, staubzusaugen), und die dir leckere Ratschlag-Häppchen anbietet.

Dieses Buch geht an alle jene da draußen, die sich wie ich als Monica aus *Friends* sehen, sowie an diejenigen, die sich eher mit Phoebe oder Rachel identifizieren. Selbst wenn du bereits eine hingebungsvolle Anhängerin der Basis-Garderobe bist, die das Bullet Journal liebt, bin ich sicher, dass du hier einige Dinge finden wirst, die dir helfen werden, dein Leben noch weiter zu vereinfachen. Für diejenigen, die etwas mehr Orientierung bei der Organisation in allen Lebensbereichen suchen: Ihr seid hier bei mir an der richtigen Adresse. Hier gibt's kein Abkanzeln, nur Tipps, Tricks und viele Ryan-Gosling-Referenzen (Ryan-Gosling-Nennungen in dieser Einleitung insgesamt: 3!). Mach dir's bequem, lies dich ein und begrüße dein neues, unglaublich verbessertes, leichtes Leben.

# Die Basics

Wenn du jemals das Gefühl hattest, dass dir jemand mal die richtige Richtung zeigen sollte, dann findest du hier die Basics und Grundlagen für ein leichtes Leben. Die vorgestellten acht Schlüsselideen bestimmen alle Kapitel und ich werde immer wieder auf sie zurückkommen; betrachte sie als Mischung aus Leitfaden und moralischem Kompass.

**QUALITÄT VOR QUANTITÄT.** Immer. Ziel ist es, mit einer durchdachten Menge hochwertiger Besitztümer und Waren zu leben, die entweder häufig verwendet werden oder in irgendeiner Weise einen Mehrwert für dein Leben darstellen.

**HÖR AUF, SCHROTT ZU KAUFEN.** Wie oben schon gesagt: Tätige deine Einkäufe auf der Grundlage deiner Bedürfnisse, nicht deiner Wünsche. BELOHNE DICH ab und zu. Aber versuche, dich von einem ständigen Konsumrausch als Lebensstil zu lösen.

**PLANUNG IST ENTSCHEIDEND.** Durchdachte Pläne helfen nicht nur, über das Gesamtbild nachzudenken, sie erleichtern es auch, realistische und erreichbare Ziele zu strukturieren. Wenn wir sie dann abhaken können, gibt uns das das Gefühl, dass wir tatsächlich etwas schaffen.

**NEIN - DAS ZAUBERWORT.** Achte darauf, dir Zeit für dich zu nehmen, damit du nicht irgendwann auf dem Zahnfleisch gehst. Respektiere deinen eigenen Zeitplan und lerne, wann es am besten ist, sowohl körperlich als auch geistig *nein* zu sagen.

**AUFGERÄUMTES ZUHAUSE = AUFGERÄUMTER GEIST.** Wenn deine Sachen in Ordnung sind, sinken die Chancen für Prokrastination und physische Unordnung, die jenen Aufgaben im Weg stehen, die tatsächlich erledigt werden müssen.

**SCHLAF. SEHR VIEL SCHLAF.** Wir können erstaunlich viel erreichen, wenn wir ausgeruht sind. Zielt nach Möglichkeit auf acht Stunden pro Nacht. Beyoncé, du hast ja keinen Plan! Wir brauchen Schlaf, auch wenn du offenbar nie schläfst.

**SEI NETT.** Nett sein bedeutet auch, dass du dich selbst mit der Liebe und dem Respekt behandelst, die du verdienst. Beweg dich mehr. Iss gut. Ruh dich aus (ja, ich poche echt *mächtig* auf guten Schlaf).

**MEHR VON DEM TUN, WAS DICH GLÜCKLICH MACHT.** Das ist das Ziel. Wenn du dein Leben, deine Arbeit und dein Zuhause besser organisierst, öffnet sich dir Raum und du findest Zeit, zu tun, was auch immer dich verdammt noch mal am glücklichsten macht.

# Bevor du loslegst …

Bevor du dich auf das Wesentliche konzentrierst, vorab noch ein paar Dinge. Keine Sorge, ich werde dich nicht dazu bringen, deine Gedanken und Gefühle im Stil von *Liebes Tagebuch!* aufzuschreiben, aber ich halte es für eine gute Idee, einen Moment lang darüber nachzudenken, wo du gerade stehst.

Ziehe dich für 10 Minuten zurück und setz dich ruhig hin oder gehe spazieren und denke darüber nach, wo du dich gerade befindest, im *Leben*, bei der *Arbeit* und in deinem *Zuhause*.

In welchen Bereichen deines Lebens brauchst du eine Veränderung?

Welche Aspekte hast du im Griff?

Gibt es einige Aspekte, von denen du denkst, dass du sie optimieren solltest, aber es scheint die Mühe einfach nicht wert?

Meiner Erfahrung nach lohnt es sich, auf diese Antworten zu hören und mit den Elementen anzufangen, für die du dich begeisterst. Zu denen, für die du noch nicht so bereit bist, kannst du später zurückkehren, wenn du durch die erreichten positiven Veränderungen schon mehr Feuer im Bauch hast und dich wie ein absoluter BOSS fühlst.

In diesem Sinne kannst du dieses Buch auf zwei Arten nutzen. Entweder du blätterst im klassischen Sinne von Anfang bis Ende durch, oder du überfliegst den Inhalt und springst zu dem Abschnitt, der dich am meisten anspricht. Ich habe dieses Buch in der Reihenfolge angelegt, in der es meines Erachtens als Gesamtmethode am besten funktioniert. Wenn es dir sinnvoll erscheint, zuerst deinen Arbeitsbereich zu meistern und dann zum Anfang zurückzukehren, dann ist das absolut okay. Denn es gibt nicht DIE einzig richtige Art der Organisation. Im Mittelpunkt des leichten Lebens steht die Anpassung an deine persönlichen Eigenheiten, also nutze die Chance und genieße deinen Einfluss, ganz wie Anna Wintour von der *Vogue*.

Und nur damit wir uns verstehen – ich bin kinderlos, fast 30-jährig, und arbeite von zu Hause aus als Selbstständige. Meine Erfahrungen mit Lebensorga fallen sicher anders aus als bei einer berufstätigen Mutter von zweien, die jeden Tag in ein Büro stiefelt. Als Studentin habe ich hart gearbeitet und mich während meiner Unizeit dank zuverlässiger Kontoüberziehung und der Abteilung mit reduzierten Sachen im Supermarkt finanziell durchgemogelt. Damit kenne ich mich aus. Da ich jedoch noch nie eine Mutterschaft erlebt habe, sind einige meiner Vorschläge vielleicht nicht die praktischsten, wenn man nicht einmal Zeit hat, in Ruhe zu kacken. Ihr seid Superfrauen, und ich habe großen Respekt vor euch! Denkt daran, es ist alles nur eine Phase: Ich erlaube meinen Eltern inzwischen auch wieder zu kacken, ohne dass ich um die Tür schaue! Wie gesagt: Jeder ist anders – also pick die für dich richtigen Seiten raus.

Wenn es ein Kapitel gibt, das dich besonders interessiert und du mehr wissen willst, dann schaue in den Abschnitt *Quellen* am Ende des Buches; dort gibt's zusätzliche Hinweise in die entsprechende Richtung. Du findest dort Websites, Podcasts und Bücher, die ich oft als Inspirationsquelle nutze, wenn ich das Gefühl habe, dass ich meine Sortierfähigkeiten noch einen Tick verbessern muss. In meinem Blog kannst du PDF-Arbeitsblätter zu Themen aus diesem Buch entdecken und ausdrucken – in Englisch allerdings, aber das schaffst du schon: Die Downloads kosten nichts, und du kannst so noch tiefer eintauchen. Ansonsten gibt's dort auch mehr als 2.500 Artikel zu einer ganzen Reihe von Themen und Links zu verwandten Inhalten, Videos und Channels. Eine Bitte habe ich: Klick bloß nicht zurück bis 2010! Das war das Jahr der künstlichen Bräune. Muss ich noch mehr sagen?

Am Ende jedes Kapitels findest du den Abschnitt *Leicht gesagt*. Er fasst zusammen, wo wir uns befinden und was als Nächstes kommt. Zum Abschluss jedes größeren Segments – *Leben*, *Arbeit* und *Zuhause* – gibt es Checklisten, die du abhaken kannst, wenn du nicht sicher bist, wo du anfangen sollst. Und ganz am Schluss, vor den Quellen, findest du *Aktionspläne* für dein leichtes Leben – und zwar über einen Zeitraum von einem Wochenende, einem Monat oder drei Monaten. Hier siehst du auf einen Blick, wie du alle Teile des Puzzles am besten zusammenfügen kannst – unabhängig vom Zeitrahmen. Mach dir Notizen, kringle Sätze ein, wirf die Reihenfolge über den Haufen, mach, was immer du brauchst, damit es im Hirn hängenbleibt. Ich markiere mir z.B. beim Lesen interessante Seiten mit Registerkarten oder Post-Its. Damit sind wichtige Stellen später leichter zu finden. Wenn du eine Seite findest, die du für Post-it-würdig hältst, fühle ich mich geehrt. Und ich danke dir.

## OKAY, JETZT IST ES ABER AN DER ZEIT LOSZULEGEN …

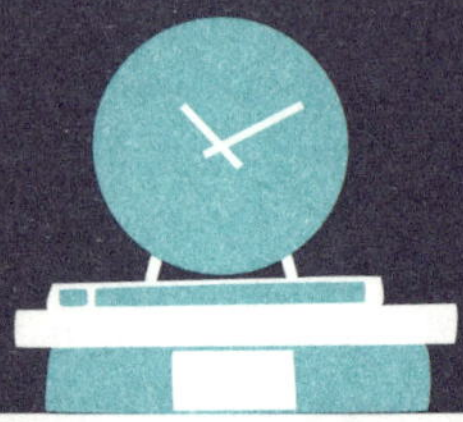

# LEBEN

Wenn uns alles zu viel ist, denken wir oft, dass wir alles loswerden müssen, was wir besitzen, um zur Ruhe zu kommen. Also graben wir einen Müllsack aus, fluchen, wenn wir die perforierte Kante nicht gleich finden, und fangen wahllos an, Gegenstände reinzuwerfen, in der Hoffnung, dass wir dadurch sofort an einen Ort der reinen Ruhe transportiert werden –, von dem ich übrigens denke, dass er nur auf Instagram-Bildern existiert. Hey – manchmal funktioniert es, und ich will diese Methode nicht verteufeln. Aber damit sich neue, effiziente Gewohnheiten und Routinen festigen, muss man das Gerümpel im Hirn vor dem eigentlichen Durcheinander angehen.

Vergiss also Müllsäcke: Reden wir lieber davon, was kommt, bevor du danach greifst. Was ist zu tun, um den Kopf frei zu bekommen, bevor du dich an die Reorganisation deines Zuhauses machst?

Anstatt auf *Dinge* konzentrieren wir uns auf dich. Suche dir die Mittel, die du brauchst, damit du deinen Planer gestalten und anschauen kannst, ohne in Schnappatmung zu verfallen. Reiß die staubigen Briefumschläge aus dem Mega-Stapel auf und sortiere deine Finanzen, denn jetzt geht's ans Eingemachte. Oh ja, höchste Eisenbahn für ALLTAGSPLANUNG. Self Care mag wie eine Floskel aus dem Marketing klingen, aber sie ist eine wichtige Fähigkeit, die du unbedingt trainieren musst – du musst dir selbst erlauben, dich auszuruhen, und aktiv unerwünschte Stressfaktoren beseitigen **Karate haut alle Gefühle der Angst weg**. Höchste Zeit, deine Sachen in Ordnung zu bringen und auf dich selbst zu achten. Du schaffst das …

# Bring deinen Terminplaner auf Zack

Ein Terminplaner ist dein persönlicher Assistent in Sachen Leben. Er liefert den Schlüssel, damit du immer weißt, zu welcher Zeit wo etwas ansteht. Stellen wir also sicher, dass du eine solide Zeitplanung rockst – das ist die Grundlage für ein leichtes Leben!

Unvorstellbar, dass es eine Zeit gab, in der wir keine Kalender benutzt haben! ICH WEISS. Natürlich gab es in den 90ern die Planer von *Dear Diary* und *Forever Friends* mit Vorhängeschloss. Aber höchstwahrscheinlich gab es auch in deinem Leben eine Zeit, in der du keinen schriftlichen Terminplaner hattest, und selbst wenn, hast du den sicher nicht sklavisch durchgezogen. Nun, etwas sklavisch durchzuziehen ist auch heute noch nicht meins, aber ich bin definitiv ein Fan von Terminplanern. Denn wenn wir einen Zeitplan anlegen, sei es auf Papier oder digital, können wir unsere eigenen Stundenzettel kontrollieren, freie Stunden rausschlagen und verpassen theoretisch nie wieder ein Meeting, einen Termin oder einen Geburtstag – wie mies man sich dabei fühlt, wenn das passiert, weiß jeder.

Deshalb geht es im ersten Kapitel um Planung. Es geht darum, einen organisatorischen Rahmen zu schaffen, der auf dich, deine Bedürfnisse und Vorlieben zugeschnitten ist, und der dich mit einer Raster-Struktur versieht, in die du dein leichtes Leben einteilen kannst. Ohne Struktur kannst du deine Zeit nicht effektiv nutzen. Und falls dir das doch gelingt, verdienst du eine Runde Applaus – denn dann muss dein Gedächtnis rekordverdächtig sein und du solltest das ausnutzen.

Ein gut gestalteter und übersichtlicher Terminplaner ist das wichtigste Organisationsinstrument, das dir zur Verfügung steht. Die Listen, Budgets, Pläne, Self Care, das Entrümpeln und die täglichen Gewohnheiten – sie alle funktionieren, weil du dir die Zeit im Kalender eingetragen und den Ball ins Rollen gebracht hast. Die Grundlage jedes einzelnen Kapitels lässt sich auf den bescheidenen Terminplaner zurückführen.

Also starten wir genau da! Warum schlägst du nicht mal deinen aktuellen Kalender auf? Fühlst du dich gut dabei? SUPER – zögere nicht, durch die Seiten zu blättern oder zur nächsten Notiz zu springen. Tut dir der Anblick des Chaos an Daten, Anmerkungen und Gekrakel weh und musst du deine Augen beim Versuch zu entziffern, was du da hineingekritzelt hast, dermaßen anstrengen, dass es keinen Spaß macht? Dann bist du bei mir richtig gelandet.

## Papier vs. Digital

Wenn dein Terminplaner aussieht wie eine Aneinanderreihung von Kinderzeichnungen mit Gekritzel oder wenn du eine Woche zu früh zum Zahnarzttermin kommst, dann solltest du dich den nackten Tatsachen stellen: Es lohnt sich, bei Null anzufangen, denn deine aktuelle Methode funktioniert nicht. Du hast die Qual der Wahl! Papier oder digital? Früher wollte ich nur einen Planer, den ich in der Hand halten konnte. Ich fühlte mich unglaublich erwachsen, und obwohl ich auf Du und Du mit meinem super genialen Tipp-Ex stand, war es ziemlich praktisch, Einladungen, für die mir auf die Schnelle keine Ausrede einfiel, mit dem Spruch: »Hab leider meinen Planer nicht dabei« abzuwenden. Ich bin ein schrecklicher Mensch.

Vor drei Jahren bin ich jedoch auf iCal (dt. Kalender) umgestiegen, das ist die Standard-Kalender-App, mit der alle Apple-Geräte ausgeliefert werden. Ich habe mich lange Zeit verweigert (sehr zum Ärger meiner Kolleg*innen), aber nachdem ich den Schritt gewagt habe, konnte ich meine Termine und Projekte geschmeidig und leicht mit Kolleg*innen, meinen Eltern und meinem Mann teilen – easy peasy. Das Tipp-Ex wanderte in den Müll und ich kann seitdem Termine leicht planen, verschieben oder absagen. Die Benutzerfreundlichkeit, Flexibilität und die Tatsache, dass ich mir mit einem Klick ansehen kann, wie sich der Rest des Monats entwickelt, haben mich überzeugt – und deshalb ist diese Art der Planung inzwischen meine bevorzugte Methode. Aber ganz gleich, welches Medium du wählst, ich habe einige Empfehlungen.

## HILFE – WOFÜR SOLL ICH MICH NUR ENTSCHEIDEN?

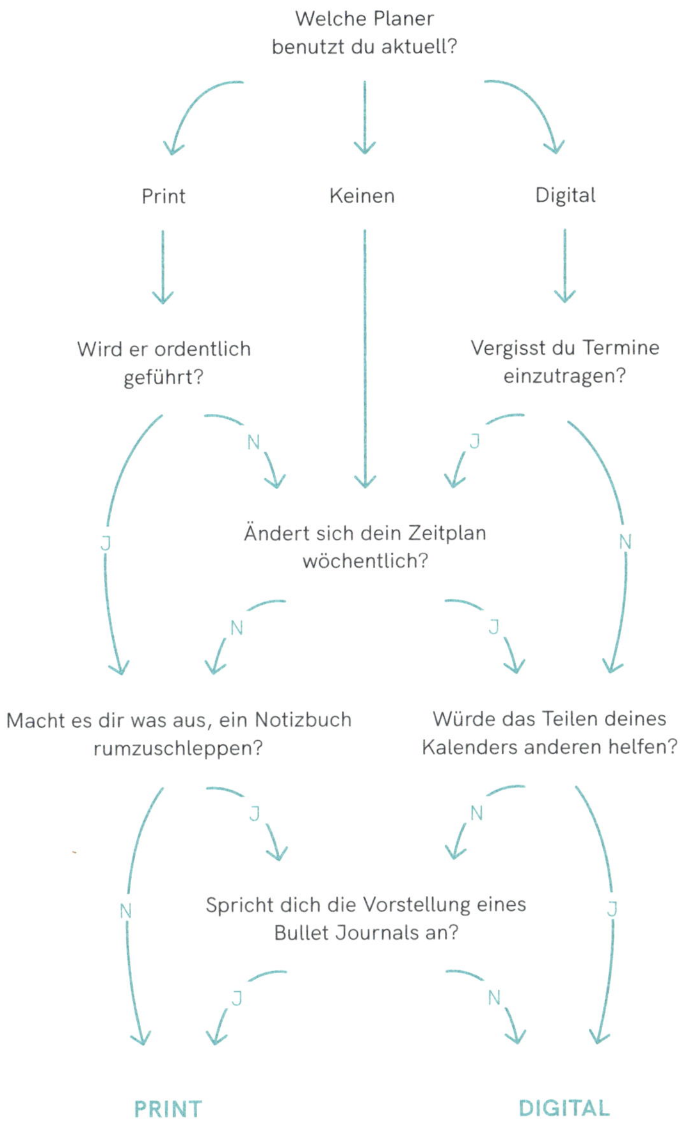

## EMPFEHLUNGEN FÜR PRINTKALENDER:

### FÜR DEN BUSINESS-PROFI: MOLESKINE

Als ich zu arbeiten anfing, war das mein erster Ausflug in die Welt der Planer für Erwachsene. Sie haben deshalb für mich einen besonderen Stellenwert, und gerade die Vielzahl der verfügbaren Farben, Größen und Layouts sind einfach top! Alternativ gibt's in Deutschland Planer von Leuchtturm 1917, die ähnlich aufgemacht sind.

### FÜR LIEBHABER VON SKANDINAVISCH INSPIRIERTEN INNENRÄUMEN: APPOINTED

Kann man Planer schicker gestalten? Ich persönlich stehe auf das Layout des Wochenplaners, obwohl auch eine Filofax-ähnliche Ausstattung angeboten wird. Ganz besonders fühlt man sich übrigens, wenn man sich den Einband monogrammieren lässt!

### FÜR DIEJENIGEN, DIE JEDES JAHR WECHSELN MÖCHTEN: PAPERCHASE

Bieten auch online eine große Auswahl an Größen, Mustern und allen Arten von spezialisierten Terminkalendern, ob es nun um Essen oder Fitness geht. Warnung: Die Muster und Designs sind so verführerisch, dass ich mir oft das restliche Sortiment dazu holen möchte, z.B. die Kaffeetasse! Oder Stifte?

### FÜR KREATIVE, DIE BEIM PLANER AUF COVER-APPEAL STEHEN: OHH DEER

Du hast Lust auf Ausgefallenes, das auf deinem Schreibtisch einladend aussieht? Bingo: Treffer! Hier dreht sich alles um skurrile, wunderbare Schreibwaren. Jetzt müsste es nur noch ein paar dieser klasse Muster als Tapeten geben! Das wäre toll – DANKE!

### FÜR DIEJENIGEN, DIE DETAILVERLIEBTE LAYOUTS MÖGEN: KIKKI K

Auf der Website gibt es einen Bereich, der sich ausschließlich um »Organisation« dreht. Mehr muss ich nicht sagen, oder? Die Auswahl ist schlicht und minimalistisch, und die Seitenlayouts sind für verschiedene Orga-Arten gut durchdacht. Rundum Bestnoten.

## EMPFEHLUNGEN FÜR KALENDER-APPS:

**FÜR DIEJENIGEN, DIE EINE SCHNELLE, EINFACHE UND KOSTENLOSE OPTION WOLLEN: OUTLOOK, APPLE CALENDAR, GOOGLE CALENDAR**
Die am häufigsten verwendeten Kalender-Apps; ähneln sich alle und sind oft standardmäßig vorinstalliert – je nachdem, ob man Apple- oder Microsoft-Nutzer ist und auf welchen Dienstleister man für E-Mails zurückgreift.

**FÜR VIELBESCHÄFTIGTE, DIE ALLE BEREICHE DIGITALISIEREN WOLLEN: BUSYCAL (FÜR APPLE-NUTZER)**
Bietet eine vollständig anpassbare Benutzeroberfläche, mit der du auch die Aufgabenlisten im Auge behalten, Erinnerungen und Alarme einstellen und Journaleinträge oder Haftnotizen hinzufügen kannst. Eine großartige Option für diejenigen, die ihre Produktivität bündeln möchten.

**FÜR MENSCHEN, DIE VERGESSEN, IHREN ZEITPLAN REGELMÄSSIG ZU ÜBERPRÜFEN: BLOTTER (FÜR MAC-NUTZER)**
Sicher nicht die beste Option in Sachen Multitasking im Bereich Kalender-Apps, aber dafür eine der schönsten: Die Kalenderansicht verschmilzt mit der Desktop-Oberfläche am Rechner.

**FÜR MENSCHEN, DIE DETAILVERSESSEN SIND: FANTASTICAL 2 (FÜR APPLE-NUTZER)**
Für viele ist Fantastical DIE App in Sachen Planung. Sie kostet ordentlich was, bietet dafür aber auch, was man braucht, um im Leben am Ball zu bleiben – von Erinnerungen bis hin zu Checklisten. Für echte Organisationsfreaks mit viel Liebe zum Detail.

**FÜR DIEJENIGEN, DIE VISUELL LERNEN: CLOUDCAL (FÜR ANDROID-NUTZER)**
Clou dieser App: Jeder Tag wird durch einen Kreis dargestellt, der mit aufgabenspezifischen Farben aufgefüllt wird, wenn du Punkte auf deiner Agenda ergänzt. So ist auf einen Blick ersichtlich, wie beschäftigt du jeden Tag bist und was du vorhast.

Sobald du dein ganz spezielles Medium für die Zeitplanung gefunden hast, kannst du loslegen und es mit Leben füllen.

1 Trage zunächst Ereignisse wie Ferien, Konferenzen oder Schulferien ein, die über längere Zeiträume gehen.

2 Als Nächstes arbeitest du dich zu den kleineren Tagesordnungspunkten wie wiederkehrende Besprechungen, Termine und Kurse im Sportstudio etc. vor.

3 Dies ist keine To-do-Liste (dazu kommen wir später): Hier geht's um Ereignisse, Dates und Pläne, die dich betreffen und die du ausgemacht hast, also halte dich vorerst an diese.

Manchmal macht mich mein neues Kalender-Design so dermaßen an, dass ich jeden wachen Moment mit einem farblich abgestimmten Zeitabschnitt auffülle; dann habe ich bloß leider keine Zeitnischen mehr, um ungetrübt in meiner Lieblingslegging, deren Gummizug schon vor drei Jahren den Geist aufgegeben hat, auf dem Sofa abzuhängen oder mich mit Freund*innen zu treffen.

Bleibe also bei den wichtigsten Dingen und lasse die täglichen Aufgaben, Besorgungen und allgemeinen Aufgabenlisten hier weg. Denke daran, dass ein Terminplaner, ein Kalender oder ein Zeitplan – wie auch immer du ihn nennst – dazu da ist, dir zu zeigen, wann du wo sein wirst. Das war's schon. Alles andere gehört woanders hin; das spare ich mir für To-do-Listen, Produktivitäts-Apps oder ein Notizbuch auf. Und zu denen kommen wir auch noch, keine Sorge.

Probiere die ausgewählte Methode einen Monat lang aus und überprüfe dann, ob sie für dich funktioniert. Vergisst du, mindestens einmal täglich reinzuschauen? DANN WEG DAMIT. Findest du es nervig, Änderungen am Zeitplan vorzunehmen? TSCHÜSS. Ist es dir zu zeitaufwendig, die Übersicht zu behalten? LASS LOS. In all diesen Fällen, oder wenn du einfach nicht harmonisch reingefunden hast: Fürchte dich nicht, Fehler zu beheben und von vorne anzufangen. Wenn du nicht termingerecht reinschaust, dann versuche es mit einer Zeitplaner-App auf deinem Desktop oder speichere deinen Kalender an einer gut sichtbaren Stelle an deinem Arbeitsplatz. Wenn du für Änderungen fünf Minuten am Telefon herumfummeln oder Meetings physisch durchstreichen musst (was es erschwert, neue zu erkennen), dann wird es höchste Zeit, die Apps zu wechseln oder den gedruckten Planer komplett wegzulassen (oder in eine Tipp-Ex-Maus zu investieren – diese kleine Rolle, bei der du nicht warten musst, bis sie getrocknet ist, – genialer Fortschritt!). Ist deine Methode zu zeitaufwendig, fügst du vielleicht zu viel hinzu, das eher auf To-do-Listen gehört und dorthin verschoben werden kann. Verschwendest du zu viel Zeit darauf, deinen Planer schön zu gestalten? Dann ist vielleicht ein Wechsel auf die digitale Seite hilfreich.

## Ein leichter Planer: Top-Tipps

Mit deinem Kalender solltest du dich organisiert fühlen. Wenn du einen Schritt zurücktrittst und alles in dich aufnimmst, solltest du dir selbst stolz auf die Schulter klopfen wollen. Sei stolz auf deinen Planer! Sicher, wir können nicht immer kontrollieren, was dort eingetragen wird, aber wir können kontrollieren, wie wir die Kontrolle behalten und auf dem Laufenden bleiben. Hier kommen ein paar zusätzliche Tipps, wenn du mit dem Rahmen schon etwas vertrauter bist: So erledigt dein Planer die harte Arbeit, und du musst es nicht mehr tun:

- Füge Geburtstage hinzu und trage eine Woche vorher eine Erinnerung ein, dann schickst du nämlich rechtzeitig eine Karte raus oder besorgst, natürlich nur für die Glückspilze, ein Geschenk. Wenn du einen digitalen Kalender verwendest, stelle sicher, dass er auf wiederkehrend eingestellt ist. Ich mache mir übrigens eine kurze Notiz, wenn ich mitbekomme, dass jemand sagt, dass ihm etwas gefällt - weshalb mein Kumpel Matt dieses Jahr eine Nudelmaschine bekommt.

- Das Gleiche gilt für Hochzeiten und Geburtstermine. Sobald eine Hochzeitseinladung hereinflattert, mache ich ein Foto davon (falls ich sie verlegen sollte), füge das Datum zu meinem Planer hinzu, zusätzlich mit Notizen bezüglich

Ort, Hochzeitslisten oder Kleiderordnung. Den Geburtstermin des Kindes meiner Freundin trage ich auch ein. Erstens, weil es einfach schön ist, um den Termin herum ein wenig frei zu haben, um z.B. eine Lasagne vorbeizubringen, und zweitens, weil es praktisch ist, um Dinge für eine Babyparty oder teurere Geschenke wie z.B. von *The White Company* oder *Petit Bateau* zu budgetieren.

- Arbeitstechnisch kannst du schon mal deine Abgabetermine vermerken - auch wenn sie noch Ewigkeiten hin sind. Stelle direkt eine monatliche Erinnerung als Countdown ein - vielleicht hilft dir das ja, deinen Hintern hochzubekommen und alles voranzutreiben.

- Schreibe dir die Treffpunkte für Meetings direkt mit auf, damit du nicht verzweifelt nach der ursprünglichen E-Mail suchen musst, während du dich schon in den Bus zwängst. Wenn du auf digital umstellst, stelle sicher, dass du Einladungen an alle Teilnehmer sendest und füge Notizen oder Links hinzu, die während des Meetings nützlich sein könnten.

- Der folgende Tipp funktioniert nur digital, und zwar wenn du spezielle Kalender teilen kannst, andere wiederum auf privat stellst; wenn du für den digitalen Weg noch nicht bereit bist, dann nutze zwei Planer. Lege dir einen für Privattermine an - wie z.B. Sportkurse, Zahnarzt- und Arzttermine sowie Feierabendaktivitäten und Wochenendunternehmungen. Parallel führst du einen Arbeitskalender für alle Meetings, Geschäftstermine, Projekt-Abgaben und alles andere, was du jobtechnisch im Auge behalten musst. Deinen privaten Kalender kannst du jederzeit mit Freund*innen oder deiner Familie teilen - genauso wie den Arbeitskalender mit Kolleg*innen. Das Beste: Dein Chef erfährt so garantiert nicht, dass du morgen in der Mittagspause einen Termin beim Gynäkologen hast.

- Wenn du bei Print bleiben willst, dann packe Textmarker aus und markiere mit Farbe. So kannst du super einfach private Aufgaben von der Arbeit unterscheiden und erkennst auf einen Blick, wann ein Geburtstag oder dein BodyPump-Kurs anliegt.

- Manchmal sind wir unglaublich optimistisch in unserer Zeiteinteilung. Plane deshalb genug Puffer zwischen den Meetings ein, um zum Auswerten Zeit zu haben, verpasste Aufgaben nachzuholen oder zum nächsten Treffen zu stiefeln. Meetings dauern oft länger, und zum Verkehr will ich echt nix sagen, so übel hält der auf. Also sei großzügig mit deinen Zeitfenstern und genieße es, super pünktlich beim nächsten Termin aufzuschlagen. PERFEKT GEMACHT!

- Leider planen sich Kalender nicht von selbst, also versuche eine Routine einzuführen. Nimm dir 20 Minuten die Woche, um zu planen, dich neu auszurichten und mit deinem Terminplaner in der Hand den Zeitplan für die kommende Woche festzuzurren. Für mich klappt das an einem Freitagabend oder in einem kleinen Zeitfenster am Sonntag am besten. Ja, schon gut, ich weiß - am Freitagabend! Ich bin halt ein echtes Partymonster.

## Leicht gesagt

Puh. Ein Kapitel weniger, und ich hoffe, du fühlst dich besser organisiert als beim ersten Eintauchen in dieses Buch! Ein bisschen wenigstens? Das akzeptiere ich voll und ganz! Hoffentlich hast du deinen Kalender *im Griff*. Du überprüfst ihn täglich? Du aktualisierst ihn regelmäßig? Du findest ihn eigentlich ein hilfreiches Werkzeug bei der Planung und Durchführung deines Alltags - am Arbeitsplatz und zu Hause?

BRILLANT. Siehste! Ich hab dir's doch gesagt - es wirkt wie ein winziges Detail, aber mit einem strukturierten Planer schnurrt alles andere wie eine gut geölte Maschine. Wie Channing Tatum in *Magic Mike XXL*.

Und was die Orga-Muskeln betrifft, an deren Aufbau du so hart gearbeitet hast: Checke monatlich, ob deine Methode für dich immer noch funktioniert (keine verpassten Meetings oder sonstige Termin-Patzer etc.) und arbeite an der Einhaltung deiner 20-minütigen Planungssitzung pro Woche. Damit bleibst du auf dem Laufenden und verschaffst dir die Zeit, eine mentale Bestandsaufnahme für die kommende Woche zu erstellen. Und jetzt, wo du an der Organisationsfront warmgelaufen bist, bist du sicher bereit für das ernste Erwachsenen-Zeugs. Du weißt schon: Zeit, über GELD zu reden ...

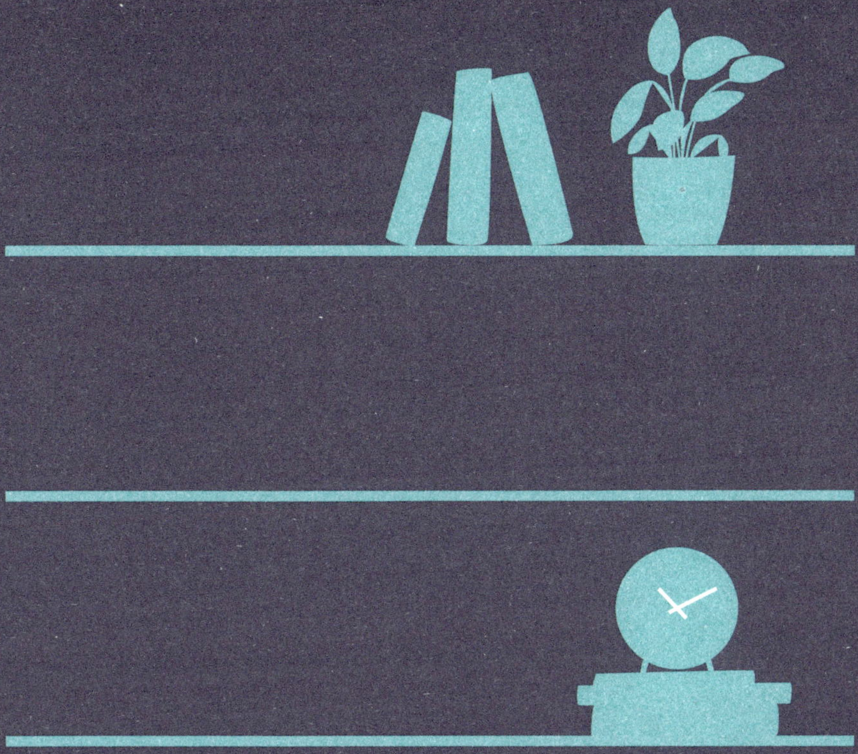

# Geld: soooo langweilig, aber echt wichtig

Am wenigsten sexy im leichten Leben ist wahrscheinlich der Teil rund um die Budgetplanung. Sie ist aber ein super wichtiger Baustein. Deshalb gehen wir erst mal daran, den damit verbundenen Stress abzubauen, dann kriegst du auch dein Budget locker in den Griff.

Die Finanzen zu planen ist einer der alltäglichsten Bestandteile des #Erwachsenseins. Falls du noch nicht im Lotto gewonnen hast, gehört das Gegenrechnen deiner Bankkontobewegungen eher nicht zu den lustigen Aufgaben. Geld kann einer der größten Stressoren im Leben sein. Doch wenn du jede Woche 10 Minuten lang deine Einnahmen und Ausgaben auswertest, gelingt es dir hoffentlich, sanft wie ein Baby zu schlummern, statt eine schlaflose Nacht damit zu verbringen, dich unruhig hin und her zu wälzen, nur um dann bei ASOS eine mitternächtliche Kauforgie zu veranstalten, bei der lauter Zeug im Warenkorb landet, das du dir nicht leisten kannst und genau deshalb willst. Ohne Budgetplan haben wir oft keine Ahnung, was wir auf dem Konto haben (oder eben nicht). So fehlt der Überblick, die Finanzen den eigenen Zielen und Wünschen anzupassen – sei es beim Sparen auf eine Reise, ein eigenes Heim oder eine Handtasche.

Die Vorstellung, einen Budgetplan zu erstellen, kann ganz schön auf den Magen schlagen, aber er macht einfach ein großes Stück der Torte des leichten Lebens aus …

- Nachdem dein Terminplaner jetzt steht, kannst du routinemäßig Zeitfenster für die Finanzen einfügen. (LOS! Plan sie wie ein Meeting ein, verleihe ihnen Priorität und Gewicht.)

- Wenn du deine Zahlen im Griff hast, eignest du dir nämlich damit Self-Care-Praktiken an – alle zwei Sekunden Panik wegen der Kohle ist dann Geschichte!

- Mit dem Basiswissen über deine finanzielle Situation ausgerüstet, kannst du effektiv vorausplanen, egal ob's um Freizeit oder Arbeit geht.

- Du kennst die Zahlen auf deinem Bankkonto, weißt, was du für Essen, Urlaub und bei ASOS ausgeben kannst und wann du genug hast, um alle Rechnungen zu begleichen und obendrauf noch ein bisschen zu sparen. PUH! Beruhigend!

Eine erste echte Aufschlüsselung der Ausgaben mag zunächst schockieren, aber sobald sich die Hysterie – Mist, hab ich SO VIEL fürs Essen ausgegeben? – gelegt hat, kannst du deine Ausgaben priorisieren und den Kuchen so aufteilen, wie er dir am besten schmeckt. Budgets stehen unter Generalverdacht total starr zu sein, aber keine Angst. Du mutierst nicht zur kleinlichen Schnecke, die beim Essengehen mit Freunden plötzlich die Gemeinschaftsrechnung nicht mehr zu gleichen Teilen splitten möchte, sondern alles bis in Detail ausrechnen will – das ist nämlich Quatsch, denn Budgets sind flexibel! Einnahmen und Ausgaben ändern sich jeden Monat aufs Neue, also sollte eine realistische Planung das berücksichtigen. Daher ist es nicht das Schlechteste, von ein paar allgemeinen Vorgaben auszugehen, die dich vom drückenden Gewicht finanzieller Bürden befreien, die du seit Jahren mit dir rumschleppst.

Während meiner Studienzeit und dem anschließenden Einstieg in die Arbeitswelt habe ich den Kopf in den Sand gesteckt und mein Bankkonto weitgehend ignoriert. Mein Studi-Job im Pub war eine Schinderei und öde, mein Verdienst fiel mickrig aus und ein fettes Minus sieht man sich nicht so gerne an. Als ich schließlich die Luft anhielt, sobald ich an der Kasse mit Karte zahlen wollte, weil ich nicht wusste, ob mein Konto noch genug für EINEN WEITEREN dieser großartigen Lippenstifte in Nude hergab, begriff ich, dass ich etwas ändern musste – nämlich meine Finanzen und meine aus dem Ruder gelaufene Obsession mit tollen Nude-Lippenstiften.

Es hat mich ein paar Jahre gekostet (und viele »Wie benutzt man eigentlich eine Tabellenkalkulation, weil ich vergessen habe, was sie mir in der Schule beigebracht haben?«-Google-Suchen), aber schließlich hat sich für mich ein Budgetplan eingespielt. Zuerst habe ich mir angewöhnt, alle paar Tage mein Bankkonto zu überprüfen. Das allein war schon super erhellend. Wenn du siehst, welche Kohle an EINEM TAG durch Urlaub verschlungen wird, durch einen Happen zum Mittagessen, eine Spontan-Bestellung bei Amazon oder die Stippvisite in dem kleinen Laden auf dem Weg nach Hause, dann überlegst du ernsthaft, ob du besser zur Arbeit läufst, dir dein eigenes Mittagessen mitnimmst, Onlineshopping über Bord kippst oder dir angewöhnst, einmal die Woche im Discounter groß einzukaufen. Nach zwei Monaten, in denen ich meine Ausgaben genau im Auge behielt, war ich bereit, alle Karten auf den Tisch zu legen, und begann, mir ein richtiges #Erwachsenenbudget zu erstellen. Ich fing mit einer einfachen *Numbers*-Tabelle an (die benutze ich immer noch!): Ich beobachtete, was für all die langweiligen Dinge wie Rechnungen und Miete draufrutschte, was ich einsparte und wie ich ausgab, was übrigblieb. Schließlich habe ich diese Bestandteile in Rubriken unterteilt. Mit dem Vorwissen über meine Ausgaben konnte ich Zahlen ermitteln, die für mich pro Monat als Zielvorgabe ideal wären. Dann führte ich eine optisch ansprechende Farbcodierung ein, und genau an diesem Punkt bin ich heute noch. Bis sich alles eingeschliffen hat und zu einer monatlichen Gewohnheit wurde, hat es ein bisschen gedauert, aber als ich soweit war, fühlte ich mich selbstbewusst und zum ersten Mal als Herrin über meine Finanzen. Überziehungen tilge ich im Handumdrehen, das Geld für Rechnungen und Miete habe ich rechtzeitig parat und ja, ich kann mir diesen genialen Nude-Lippenstift leisten, nur eben keine zehn davon.

Dafür musste ich aber umdenken: Ein Budget ist keine Strafe, sondern liefert uns ein Verständnis unserer Finanzen, das uns wiederum das Wissen und die Macht gibt, zu sparen und so Geld auszugeben, wie es für uns und unsere Vorstellungen am besten passt. Eine Tabellenkalkulation auszuarbeiten ist nichts für jeden, aber versuche zumindest, die folgenden drei Mantras in deine Geldgewohnheiten aufzunehmen:

### LEBE NIE ÜBER DEINE VERHÄLTNISSE

Klingt einfach, kann aber superschwer sein – es ist leider der schnellste Weg, ein dickes, fettes Minus auf dem Konto einzufahren. Also: Bleibe erst mal beim Prosecco und stell dir vor, du würdest dir den Champagner für später aufheben, denn wir alle wissen doch, dass Prosecco sowieso besser schmeckt.

### SCHAU DIR DEIN KONTO MINDESTENS ZWEIMAL PRO WOCHE AN

Um deine Finanzen unter Kontrolle zu bekommen, musst du wissen, was vor sich geht – auch wenn einem schon ein bisschen übel dabei werden kann. Lade die mobile App deiner Bank herunter, so bleibst du lässig auf dem Laufenden. Zweimal pro Woche draufschielen ist das Minimum. Täglich wäre optimal.

### SPARE GELD, UND ZWAR: JETZT

Selbst wenn es 20 Pfund oder Euro im Monat sind. Oder ein Zehner. Gewöhn's dir einfach an – das macht Laune, und du kannst dich mit der Zeit langsam steigern. Dein zukünftiges Ich findet sicher Ausreden, noch nicht zu sparen, und behauptet dreist, dass dein noch zukünftigeres Ich schließlich später damit anfangen kann. Dabei muss dein gegenwärtiges Ich nur mal in den sauren Apfel beißen und an einem Freitag einen Cocktail weniger trinken!

# Wie man ein Budget festlegt

Inzwischen dämmert dir vielleicht schon, dass du ein Budget erstellen *musst*! **kollektives Stöhnen einfügen**. Solange du allerdings keine klare Vorstellung von deinen Einnahmen und Ausgaben hast, kannst du nur bedingt alle Aspekte deines Lebens vorausplanen – Reisen, dein Zuhause, die Arbeit, diesen endcoolen Mantel, den du dir täglich ansiehst, um sicherzustellen, dass deine Größe noch auf Lager ist. Du bist noch nicht überzeugt? Dann überlege kurz, wie wir ständig mit funkelnden Botschaften und faszinierenden Bildern davon, wie unser Leben »aussehen sollte«, zugepflastert werden. Mit einem Budgetplan hast du im Blick, was in deiner aktuellen finanziellen Situation möglich und daher für *dich* richtig ist. Du könntest zum Beispiel auf dieses blaugrüne Samtsofa sparen, während die Skandi-inspirierte Neubauwohnung mit Blick auf die Skyline im Moment einfach nicht drin ist. Scheiß aufs Marketing und den bunten Schein! Dein Budgetplan stärkt dich, auch wenn er scheinbar gähnlahm ist.

Alles, was man über Budgets wissen muss, in nur einem Kapitel abzuhandeln, ist ein Ding der Unmöglichkeit. Es gibt unendliche viele Infoquellen dazu; einige super hilfreiche habe ich im *»Quellen«*-Kapitel zusammengetragen. Dort gibt's auch die Links zu PDFs auf meinem Blog *theannaedit.com* – speziell für die Arbeitsblatt- und Ausdruck-Fetischisten unter uns! Mit diesem Kapitel findest du einen Einstieg, du streckst damit den kleinen Zeh ins Wasser und bekommst einen Vorgeschmack. Und wenn du dich hier durch die verschiedenen Phasen durchgeackert hast, kannst du tiefer eintauchen. Sobald du die für dich funktionierende Methode gefunden hast, wirst du mit einem Gefühl des finanziellen Selbstvertrauens belohnt – einfach endcool!

Dieser Teil ist ein ziemlicher Brocken, also nimm dir Zeit. Wenn du noch nicht soweit bist, dann flieg drüber und markiere dir das Kapitel, um später zurückzukommen. Selbst wenn du am liebsten direkt durchstarten möchtest, dauert es Monate, bis ein Budgetplan sitzt, das heißt, du wirst noch öfter hier vorbeischauen. Die folgenden Infos werden dir später *sehr* vertraut sein. Du hast schon einen Budgetplan? Dann, schwups: weiterhüpfen zum Ende des Kapitels, wo du meine Top-Tipps zum Sparen rund ums Jahr findest! In Bezug auf die Budgetierung gibt es fünf Stufen, die man sich am besten hocharbeitet: Also legen wir mal los!

## STUFE 1: CHECKE DEIN KONTO
(2 WOCHEN BIS 1 MONAT)

Dein Herz rast allein beim Gedanken an den Blick auf den aktuellen Kontostand? Dann entspann dich, indem du möglichst einmal täglich draufschaust. Stelle dir einen wiederkehrenden Timer auf deinem Handy, dann hast du zeitlich passend am Tag deinen Adrenalinschub. Ich verspreche dir, dass deine BPM mit der Zeit runtergehen, wenn du deine Bank-App öffnest und die Transaktionen der letzten 24 Stunden sichtest! Auch wenn du am Ausbalancieren des gnadenlosen Budgetplans knabbern wirst, ist diese Check-Phase am Anfang wichtig. Sie zwingt dich, dich mit deinen Geldströmen vertraut zu machen und die verschiedenen Positionen und Zu- und Abflüsse zu erkennen, für die deine Kohle draufgeht. Ziehe diesen ersten Schritt am besten über einen Zeitraum von zwei Wochen oder bis zu einem Monat durch, je nachdem, wie sicher du dich bereits in deiner Kontoführung fühlst. Mit der Zeit wird sich die Neugierde durchsetzen, und (*hoffentlich*) das Bedürfnis, mehr zu wissen, mehr zu sparen und sich mehr mit Mathematik zu beschäftigen.

## STUFE 2: WAS GEHT REIN UND WAS RAUS?
(2-3 MONATE)

Du hast profimäßig dein Konto täglich für mindestens zwei Wochen gecheckt und bist bereit für die nächste Stufe? Bevor wir eine Tabellenkalkulation erstellen, für die du mindestens ein Masterstudium brauchst, fangen wir mit etwas Einfacherem an, das benutzerfreundlich zu navigieren ist und wo man alle relevanten Zahlen eingeben oder entnehmen kann. Dieser Schritt ist eine Mischung aus Checken, wie bisher, kombiniert mit einem Budgetrahmen, aber in seiner einfachsten Form. Es gibt vier Zahlen, die relevant sind, wenn es darum geht, ein Budget festzulegen: Dein monatliches oder wöchentliches **Nettoeinkommen** (das ist dein Einkommen, nachdem alle Steuern und Abzüge abgegangen sind), deine **laufenden Kosten** oder **Fixkosten**, die jeden Monat gleich bleiben (wie Miete oder Hypothekenrate, Rechnungen, Fahrtkosten, deine **variablen Ausgaben**, die von Monat zu Monat schwanken (wie Essengehen, Kino, Einkäufe) und das, was du **sparst** oder **zurückzahlst** (bei uns in Großbritannien gibt es individuelle Sparpläne, die nicht besteuert werden. Oder du zahlst auf Sparkonten wie Tagesgeldkonten ein, tilgst deine Schulden, z.B. aus Studienkrediten oder anderen Darlehen, oder gleichst dein Konto aus, das du überzogen hast).

1 Richte dir eine Tabelle ein (entweder in Excel oder Numbers) und trage die Monate des Jahres in die oberste Zeile ein und deine Rubriken – **Nettoeinkommen, Fixkosten, variable Ausgaben** und **Sparen & Schuldentilgung** – vertikal in einer linken Spalte. Am besten nimmst du deine Ausgaben aus dem Vormonat als Ausgangspunkt.

| RUBRIK | JANUAR | FEBRUAR | MÄRZ |
|---|---|---|---|
| Nettoeinkommen | | | |
| Fixkosten | | | |
| Variable Ausgaben | | | |
| Sparen & Schuldentilgung | | | |

2 Trage dein Nettoeinkommen in das entsprechende Feld ein.

| RUBRIK | JANUAR | FEBRUAR | MÄRZ |
|---|---|---|---|
| Nettoeinkommen | 1.800 € | | |
| Fixkosten | | | |
| Variable Ausgaben | | | |
| Sparen & Schuldentilgung | | | |

3 Drucke deinen Kontoauszug aus dem Vormonat aus und kategorisiere jede Transaktion, indem du sie farblich so kennzeichnest, dass sie mit den entsprechenden Ausgaben – entweder **fix, variabel** oder **Sparen & Schuldentilgung** – übereinstimmt. Hier siehst du eine Momentaufnahme meines Kontos:

| DATUM | KONTO | BETRAG | RUBRIK |
|---|---|---|---|
| 30.01 | ISA Konto | 250 € | **Sparen & Schuldentilgung** |
| 30.01 | HelloFresh | 34.99 € | **variable Ausgaben** |
| 01.02 | iTunes | 6.99 € | **variable Ausgaben** |
| 01.02 | Gemeinschafts-konto (Geld für Hypothek und Rechnungen) | 750 € | **Fixkosten** |

4 Sobald du jede Transaktion aus dem letzten Monat kategorisiert hast, addierst du die Zahlen aus einer Rubrik, bis du einen Gesamtbetrag für jede der drei Ausgabenrubriken hast. Gib diese Zahlen in das entsprechende Feld in der Tabelle ein. So kannst du in einer Momentaufnahme sehen, wie dein Einkommen jeden Monat aufgeteilt wird; wie viel geht für **laufende Kosten** ab, wie viel für **variable Ausgaben** und was hast du jeden Monat gespart und/oder in Richtung Schuldentilgung verschoben.

| RUBRIK | JANUAR | FEBRUAR | MÄRZ |
|---|---|---|---|
| Nettoeinkommen | € 1.800 | | |
| Fixkosten | € 850 | | |
| Variable Ausgaben | € 625 | | |
| Sparen & Schuldentilgung | € 250 | | |

5 Wenn die Zahlen des Vormonats eingetragen sind, aktualisiere deine Zahlen für den laufenden Monat in der entsprechenden Spalte - am besten wöchentlich, dann stehst du nicht irgendwann vor einem riesigen Berg. So fällt es auch leichter, dein Konto schnell vom Desktop oder von der App aus zu checken und die Zahlen direkt einmal pro Woche zu übertragen. Am Ende des Monats hast du dann alles für deine Analyse bereit. Bleibe für zwei bis drei Monate auf dieser Stufe; das bringt nicht nur Schwung in deine wöchentliche Finanzsitzung, sondern so entdeckst du auch wiederkehrende Ausgabenmuster.

## STUFE 3: ANALYSE (30 MINUTEN - YAY, STUFE IM SCHNELLVERFAHREN!)

Zuallererst: Lass es auf dich wirken. Sieht die Aufteilung so aus, wie du sie dir vorgestellt hast? Oder fallen dir bei deinen **variablen Ausgaben** die Augen aus dem Kopf? Was du mit den Ergebnissen anfängst, hängt von deinen finanziellen Zielen ab. Vermeide drastische Schritte, während du noch am Ausprobieren bist; noch siehst du nicht die Feinheiten, sondern hast eher einen kurzfristigen Überblick (Nie wieder Net-a-Porter!). Bewerte stattdessen, wie es dir geht, und nutze die Zeit, um herauszufinden, was du mit deinem Budget letztendlich erreichen möchtest. Lass dir die Szenarien durch den Kopf gehen. Wenn du das Gefühl hast, dass du zu viel für **Fixkosten** ausgibst, dann lohnt sich vielleicht der Wechsel von Gas- oder Stromversorgern, um Rechnungen zu senken, oder du suchst dir eine günstigere Unterkunft. Wenn deine **variablen Ausgaben** den größten Batzen ausmachen, dann könnte es an der Zeit sein, beim Essengehen etwas die Zügel anzulegen oder die Einkaufsausflüge in der Mittagspause bei Zara einzuschränken. Typischerweise erschreckt der Mangel an **Gespartem** die wenigsten von uns; damit rechnen wir schon. Aber zu entdecken, wo wir ausbalancieren müssen, wo wir in den anderen Rubriken sparen und eindampfen können, um auszugleichen, ist oft eine Überraschung. Hier kommt die nächste Stufe ins Spiel.

## STUFE 4: DER 50:30:20:20-SPLIT (2 MONATE)

Dich haut es inzwischen nicht mehr aus den Latschen, wenn du dein Bankkonto checken musst. Du verstehst, wie dein Cashflow aussieht, und du hast dich zum ersten Mal seit zwölf Jahren mit Tabellenkalkulationen vertraut gemacht: Ganz ehrlich, du könntest direkt auf deinem eigenen Schiff für die Buchhaltung anheuern. Zeit, das Tracking- oder Check-Budget in ein tatsächliches Budget umzuwandeln und einige Wunsch-Zahlen einzubauen. Es gibt kein Budgetformat, das für alle funktioniert, also lohnt es sich, das Beispiel hier zu nehmen, eigene Beträge einzutragen und zu sehen, wo sie angepasst werden müssen.

Der allgemeine Konsens ist, dass das Nettoeinkommen auf drei Arten aufgeteilt werden sollte, und zwar in etwa so: 50 % für **Fixkosten**, 30 % für **variable Ausgaben** und 20 % für **Sparen & Schuldentilgung**.

Im ersten Schritt wertest du deine bisherige Kalkulationstabelle aus. Deine bisherigen Checks lieferten dabei nützliche Informationen. Sie helfen dir, dein ideales Budget zu optimieren und zu gestalten. Wir fangen hier nicht bei Null an – VERSPROCHEN! Denn du hast schon drei Monate Vorarbeit geleistet. Mal schauen, wie deine bisherigen Ausgaben in das ideale Budget von 50:30:20 passen. Markiere deine Fixkosten, variablen Ausgaben und Sparen & Schuldentilgung für einen Monat, wähle die Diagrammfunktion und dann die Option *Tortendiagramm*. So erhältst du eine Aufschlüsselung, wie sich dein Budgetkuchen bisher aufteilt. Tue dies für jeden Monat, den du bisher gecheckt hast – fallen dir Muster auf? Ähneln sie sich? Ist ein Monat anders als die anderen? Sind deine Sparraten weit von der 20 %-Marke entfernt?

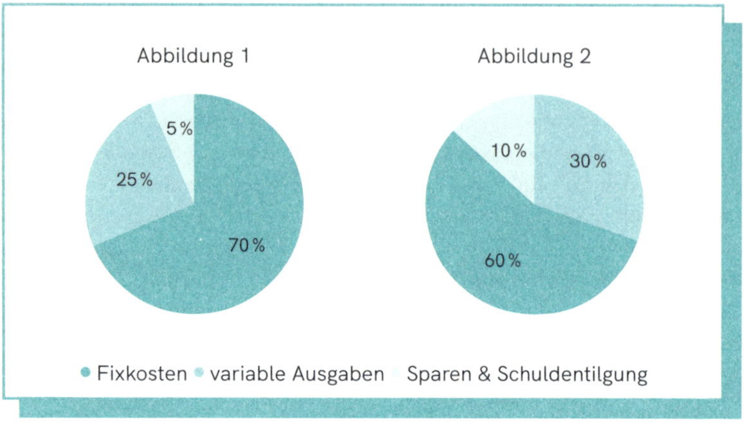


**ABBILDUNG 1:** In diesem Beispiel fressen die Fixkosten den größten Teil der Einnahmen auf. Möglicherweise ist die Miete besonders hoch und könnte durch eine Verkleinerung oder einen Umzug in einen erschwinglicheren Stadtteil verringert werden? Die Sparraten sind gering, aber, hey, 5 % sind besser als 0 %.

**ABBILDUNG 2:** Hier sind es die variablen Ausgaben, die einen großen Teil des Budgets ausmachen. Das ist eigentlich ein Luxus-Problem, denn es bedeutet, dass es Spielraum beim Einkommen gibt und du einen größeren Anteil ins Sparen umschichten könntest, wenn du die Ausgaben verringerst.

Während das Überprüfen und Nachverfolgen der Hauptausgaben dazu beiträgt, eine allgemeine Aufschlüsselung zu erhalten, schlüsseln sie nicht auf, warum diese Zahlen jeweils so ausfallen. Hier empfehle ich eine Erweiterung der Tabelle. Unter der Rubrik Fixkosten fügst du eine Handvoll weiterer Zeilen ein und füllst diese Felder mit Unterrubriken zur zusätzlichen Aufschlüsselung der Ausgaben; also **Fixkosten**, wie z.B. Miete/Hypothekenzahlung, Nebenkosten (Wasser, Strom, Gas), Fahrtkosten (Bus/Taxi etc.) und Telefonrechnung.

| RUBRIK | APRIL | MAI | JUNI |
|---|---|---|---|
| Nettoeinkommen | € 1.800 | | |
| Fixkosten | € 850 | | |
| Miete | € 650 | | |
| Nebenkosten | € 100 | | |
| Fahrtkosten | € 40 | | |
| Telefonkosten | € 60 | | |
| Variable Ausgaben | € 625 | | |
| Sparen & Schuldentilgung | € 250 | | |

Die zusätzlichen Daten in das Budget einzugeben, dauert, da jetzt mehr Rubriken zusammenzustellen und somit mehr Summen zu bilden sind. Aber so kannst du wie ein Privatdetektiv deine Ausgaben und Gewohnheiten unter die Lupe nehmen. Je mehr wir wissen und verstehen, umso klarer finden wir heraus, wie unser ideales Budget aussieht.

Wiederhole diesen Schritt für **variable Ausgaben** sowie für **Sparen & Schuldentilgung**. Gehe wie im vorherigen Schritt vor: Drucke deinen Kontoauszug aus, gruppiere die Transaktionen, indem du sie farblich nach Rubriken markierst, und addiere dann die Zahlen; die Summe nimmst du in die entsprechenden Unterrubriken auf. Hier sind mögliche Unterrubriken, die ich empfehle:

| FIX-KOSTEN | VARIABLE AUSGABEN | SPAREN & SCHULDEN-TILGUNG |
|---|---|---|
| Miete/Hypothekenzahlung<br><br>Nebenkosten (Wasser, Strom, Gas)<br><br>Autokosten<br><br>Öffentliche Verkehrsmittel<br><br>Haushaltsausgaben (Grundsteuer, Unterhaltskosten, Versicherungen etc.)<br><br>Telefon- und Internetrechnungen<br><br>(Babysitter) | Nahrungsmittel<br><br>Unterhaltung (Essengehen, Kino, Bar etc.)<br><br>Gesundheit (Fitnessstudio, Kursgebühren, Zahnarzt, Rezeptgebühren)<br><br>Geschenke und Spenden<br><br>Abonnements (Zeitschriften, Buchclubs, Streamingdienste)<br><br>Persönliche Hygiene (Kosmetika, Frisör, Waxing etc.)<br><br>Shopping | Allgemeine Rate (direkte Schulden, ISAs etc.)<br><br>Kreditrückzahlung (Studien- oder Privatkredit)<br><br>Renteneinzahlung<br><br>Sparen für ein spezielles Ereignis (Reise, Hochzeit, Umzug etc.) |

Wichtig: Denke immer daran, dass es, wie bei allen perfekt ausgearbeiteten Plänen, eine gewisse Flexibilität geben muss. Mit den raketenmäßig abgehenden Kosten des heutigen Stadtlebens sind sicher viele von uns weit vom 50:30:20-Split entfernt. Logisch: Die Mieten blähen die **Fixkosten** überproportional auf und verzerren das Ergebnis. Einkommen können sich ändern, einige Monate sind vollgepackt mit Geburtstagen (ich habe euch alle im Blick, ihr im September geborenen, weihnachtlich empfangenen Lieben!), andere sind so kalt, dass man den Arsch nicht hochkriegt, um das Haus zu verlassen. Also kannst du nicht jedes Mal ins Schwarze treffen. Aber wenn du dich an die Vorgaben hältst und ein allgemeines Verständnis dafür entwickelst, wohin dein Geld gehen *sollte* und wohin es tatsächlich geht, ist das ein guter Ausgangspunkt. Trage zwei Monate lang deine Ausgaben in deine neue, detaillierte Kalkulationstabelle ein, checke sie wöchentlich, ob sie in das vorgeschlagene 50:30:20-Tortendiagramm zerfallen, und notiere die Ergebnisse. Dann ist es Zeit für die Rubrik *Leicht gesagt*!

## STUFE 5: PASSE DEN BUDGETPLAN SO AN, DASS ER ZU DIR PASST. (FÜR DEN REST DEINES LEBENS! LOL! LOL!)

Sieht dein Budget schon strukturierter aus? Du kannst auf einen Blick erkennen, ob deine Kosten für das Essen auswärts höher liegen als für das Essen zu Hause. Ob du die Shopping-Therapie übertrieben, öfter das Taxi (oder Uber) genommen hast, als du zugeben willst, deine Telefonrechnung weit über dem Budget liegt … Wenn alles auf dem Tisch liegt, wie hier – im wahrsten Sinne des Wortes – gibt es kein Verstecken mehr. Die Zahlen sprechen für sich, und dank der Aufschlüsselung kristallisiert sich heraus, welche Rubriken eingedampft werden sollten, damit du die Zahlen an anderer Stelle erhöhen kannst.

Inzwischen hast du zwei Monate lang aufgeschlüsselt und kategorisiert. Mein Vorschlag: Bringe die Ausgaben der letzten zwei Monate wieder in ein Tortendiagramm – mit Fokus auf der Gesamtsumme der Rubriken **Fixkosten, variable Ausgaben** und **Sparen & Schuldentilgung**. Wie sieht es aus? Kommt das Diagramm dem Split 50:30:20 nahe? Wie sieht es im Vergleich zu den Diagrammen der letzten Monate aus? Blieben die Ausgaben in jeder Rubrik konstant? Wenn nicht, warum nicht? Hat dich eine Reise reingeritten? Die Hochzeit von Freund*innen, der Junggesellinnenabend und das anschließende Geschenk? Notiere das und berücksichtige es entsprechend bei der nächsten Urlaubsbuchung oder der nächsten anstehenden Hochzeitseinladung. Jetzt ist der Punkt gekommen, alle verdauten Informationen, die du in den letzten sechs Monaten geschluckt hast, in etwas wirklich Schönes zu verwandeln: Du hast mehr Finanzkontrolle als vorher!

Erstelle eine neue Spalte: Sie wird dein Experimentierfeld sein, wo du in jeder Rubrik experimentieren oder ein Tortendiagramm erstellen kannst, um zu sehen, wie sich die Aufteilung verändert, wo du optimieren und darüber nachdenken kannst, ob deine Budgetvorstellung mit dem Leben, das du derzeit führst, und dem Leben, das du anstrebst (ich weiß,

SO DEEP), funktionieren könnte. Verwende als Ausgangspunkt Beträge, die dem 50:30:20-Split entsprechen. Wie sieht's aus? Ganz ehrlich? Funktioniert der Rahmen für dich – oder ist er einfach nicht das Richtige? Daran zu arbeiten ist ein Prozess und wird wahrscheinlich einen kompletten Nachmittag in Anspruch nehmen. Lege in jeder Rubrik klare Beträge für den kommenden Monat fest, und sei realistisch. HURRA, ENDLICH STEHT ER: DER BUDGETPLAN!

| RUBRIK | JULI | AUGUST (VORSCHLAG) | AUGUST |
|---|---|---|---|
| Nettoeinkommen | € 1.800 | € 1.800 | |
| Fixkosten | € 850 | € 900 | |
| Miete | € 650 | € 650 | |
| Nebenkosten | € 100 | € 100 | |
| Fahrtkosten | € 40 | € 90 | |
| Telefonkosten | € 60 | € 60 | |
| Variable Ausgaben | € 625 | € 540 | |
| Nahrungsmittel | € 300 | € 240 | |
| Unterhaltung | € 125 | € 100 | |
| Sportkurse | € 70 | € 70 | |
| Abonnements | € 30 | € 30 | |
| Einkauf | € 100 | € 100 | |
| Sparen & Schuldentilgung | € 250 | € 360 | |
| ISA-Beiträge | € 250 | € 250 | |
| Urlaubsrücklage | € 0 | € 50 | |
| **Rest gesamt** | **€ 75** | **€ 60** | |

In diesem Budgetvorschlag habe ich die Fahrtkosten leicht erhöht, sodass du jeden Tag den Bus nehmen kannst – es ist schließlich Sommer und einfach zu heiß zum Laufen –, das bringt die **Fixkosten** zwar auf 50 %, ist aber halbwegs okay. Bei den **variablen Ausgaben** wurde der Posten für Essen reduziert (etwas Essensplanung und Vorkochen) und die Unterhaltungskategorie wurde leicht abgespeckt, sodass der **Sparbetrag** erhöht werden konnte und du Geld für einen anstehenden Wochenend-Städtetrip weglegen könntest. Ich habe außerdem eine Zeile für den verbleibenden **Restbetrag** eingefügt, da es immer gut ist, etwas Geld übrig zu haben, nur für den Fall. Der Betrag könnte im Folgemonat zu **Sparen & Schuldentilgung** hinzugefügt werden.

Falls du mit der Gestaltung der Ausgaben kämpfst, denke daran, dass du mindestens 90 % deiner Ausgaben kontrollieren kannst, besonders die **Fixkosten**. Wenn deine Miete zu hoch ist, dann ist es vielleicht an der Zeit umzuziehen. Wenn du zu oft essen gehst **heb die Hand**, dann koche mehr selbst. Wenn dein Tortensparstück bei schmalen 5 % liegt, dann schaue, ob du in den anderen zwei Rubriken etwas zusammenkratzen kannst, um das Schnittchen aufzumotzen. Vielleicht sind die 5 % aber auch alles, was du dir im Moment leisten kannst, und – ganz ehrlich – das ist besser als nichts. Die Gestaltung fällt für jeden anders aus, also keine Angst beim Optimieren. Das richtige Budget zu finden, ist ein ständiger Prozess. In einem Monat kannst du gigantisch unter deinem Budget liegen, und im nächsten läuft es genau umgekehrt. Wenn die ideale Budgetreihe für dich nicht aufgeht, verändere die Zahlen und tausche sie gegen neue Beträge aus. Wenn dein monatliches Budget für persönliche Pflege bei 50 Euro liegt, dann buche dein nächstes Bikini-Waxing in acht Wochen statt in vier. Deine Ausgaben folgen einer Struktur, und du solltest achtsam sein: Wir streben hier nicht nach Monica-gleicher Perfektion, nur nach dem guten Gefühl, selbst für die Finanzen verantwortlich zu sein, sie im Griff zu haben und sich nicht von ihnen bestimmen zu lassen.

## Mein aktuelles Budget

So sieht mein aktuelles Budget aus – und wie ich versuche, meine Ausgaben besser auszugleichen:

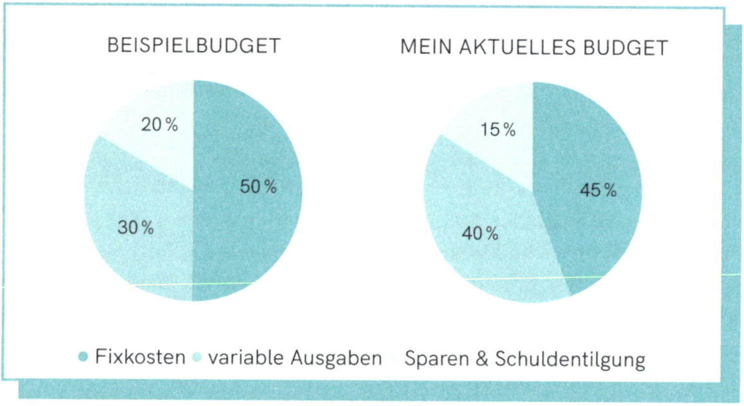


- **FIXKOSTEN.** Wir haben es geschafft, unsere Rechnungen zu senken, indem wir die Energieversorger gewechselt haben, uns für reine SIM-Verträge für die Handys entschieden und geldverschlingende Upgrades ausgelassen haben.

- **VARIABLE AUSGABEN.** Hier muss ich etwas zurückschrauben. Zu viele Take-aways! Zu viel Essen in Lokalen. Zu viele Gucci-Slipper (aber was für eine GROSSARTIGE Investition – davon später mehr!).

- **SPAREN.** Noch mal: Dieses Tortenstück muss größer ausfallen, hier muss ich das, was ich predige, praktizieren – also reiß dich gefälligst zusammen, Anna! Ich habe inzwischen einen Dauerauftrag eingerichtet, damit jeden Monat Geld in meine Ersparnisse fließt, ohne dass ich es wegschnappen kann.

# KOMMEN WIR ZUR SACHE

Für all meine Kolleg*innen in der Selbstständigkeit ein paar Ansagen zu Dingen, die ich in den sieben Jahren meiner Arbeit als Freie gelernt habe – und wir reden jetzt nicht von dem Supervorteil, dass wir den ganzen Tag Essen schnuckeln können!

**Erstens:** Besorge dir einen Steuerberater. Ein wirklich guter, der dir umgehend antwortet, hilft dir, wenn dir das Geld durch die Finger rinnt. Ihm kannst du vertrauen und dich in allen finanziellen Angelegenheiten beraten lassen. Frage Freunde oder Bekannte, die in einem ähnlichen Bereich arbeiten, nach Empfehlungen. Du kannst zwar auch im Internet nach positiven Bewertungen suchen, aber persönliche Empfehlungen sind definitiv vorzuziehen. Falls du noch am Anfang stehst und dir keinen Steuerberater leisten kannst, dann schau dir Online-Buchhaltungssoftware an. Das kostet zwar auch etwas, aber man kann den Buchhaltungsprozess superleicht nachvollziehen und verfolgen.

**Zweitens:** Lege Geld zurück und zahle deine Steuern immer rechtzeitig. Die Bußgelder sind es einfach nicht wert, und ihr Gegenwert kann prima in Snacks investiert werden.

Ob du selbstständig bist oder nicht: Es lohnt sich, über die Zukunft nachzudenken (uuuuh, hier sieht man fast den Zeigefinger, mit dem ich auf dich zeige, schlimm!). Noch weißt du nicht, ob du mal ein Haus kaufen wirst, aber in ein paar Jahren könnte das anstehen. Also frage deinen Steuerberater, wie du von Anfang an dein Geschäft und die Buchführung so aufstellst, dass du später locker die Eigentumsleiter erklimmen kannst. Sprich auch deine Rente an, wenn du schon dabei bist. Und achte darauf, ein paar Cent für die zukünftigen Besuche im Gartencenter zu sparen! Ha. Wem mache ich was vor? Ich schau *jetzt* schon jeden Monat im Gartencenter vorbei.

## MEINE TOP-TIPPS IN SACHEN BUDGET

- Kaufe dir einen Taschenrechner. Das klingt wie ein Auftrag aus dem Mittelalter, aber ich habe etwa zwei Minuten nach Erstellen meines ersten Budgetplans einen im Internet bestellt. Ich benutze die Banking-App auf meinem Handy, um die Zahlen rauszusuchen, tippe sie dann in meinen Taschenrechner und gebe die Ergebnisse auf meinem Laptop in Numbers ein. Natürlich genügt auch ein Laptop – aber für mich persönlich geht es am schnellsten, wenn ich alle drei offenen Schnittstellen vor mir habe.

- Auch wenn es verlockend sein kann, deine Ausgaben in 50+ verschiedene Rubriken aufzuschlüsseln und damit jedes noch so winzige Detail zu erfassen, solltest du trotzdem zunächst bei fünf bis sieben Kategorien für jede der drei Rubriken bleiben. So bleibt die ganze Sache klar und übersichtlich. Falls du unbedingt eine detaillierte Aufschlüsselung willst, hast du immer noch deinen Kontoauszug.

- Das Checken kann zunächst sehr zeitaufwendig sein: Trage dir dafür ein offizielles »Ereignis« in deinem Terminplaner ein, am besten wöchentlich. Am Ende des Monats stapeln sich auf der Arbeit typischerweise Abgabetermine und unser soziales Leben nimmt Fahrt auf, also schiebe nichts auf die lange Bank.

- Bleibe flexibel. Schließlich ist ein Budget nur eine Richtlinie. Also so etwas wie die helfende Hand deines super frugalen Partners, der in den letzten zehn Jahren nie mehr als einen Zehner für irgendwas ausgegeben hat und von dem du annimmst, dass er längst Millionär sein müsste. Wenn überhaupt, liefert es dir Hinweise darauf, ob du irgendetwas in deinem Leben angehen musst; vielleicht solltest du umziehen, nach einer Beförderung fragen, einen neuen Job mit günstigerer Verkehrsanbindung suchen oder dich ernsthaft fragen, warum du und dein DPD-Zustellfahrer beste Kumpel seid.

- Eine kurze Anmerkung zu »Gönn dir was«-Käufen. Wir alle haben Spaß an schönen Dingen oder brauchen von Zeit zu Zeit eine nette Aufmunterung. Und obwohl J.Lo behauptet, *»love don't cost a thing«*, kosten besondere Leckereien oft was. Spare auf die WIRKLICH sündhaft teure Tasche, ein Kleid oder einen Urlaub, der dich lockt, und setze das gesparte Geld aus der Rubrik **Sparen & Schuldentilgung** quasi als Spezialfonds für ausgefallene Käufe ein. Was reguläre Einkäufe betrifft: Kleidung *müssen* wir oft erneuern, weil sie abgenutzt ist, und manchmal *brauchen* wir etwas für unser Zuhause. Manchmal wollen wir in der Mittagspause unbedingt ein Top von Cos kaufen, einfach, weil wir es verdient haben. Um diese Ausgaben widerzuspiegeln, kannst du eine Zeile unter **variable Ausgaben** einfügen: für all die notwendigen Einkäufe, um abgenutzte Einzelteile zu ersetzen, oder für den Kleinkram, den du nicht missen möchtest. Als Nächstes füge eine Zeile für nicht lebensnotwendige Einkäufe ein, das sind die sogenannten *Wünsche*. Selbst wenn du hier nur 20 Euro einplanst und reinsteckst, macht es einfach gute Laune, da du weißt, dass der Lippenstift auf dem Weg nach Hause drin ist. Und falls das »Spielgeld« bis zum Ende des Monats nicht aufgebraucht ist, verschiebst du es in die Spar-Rubrik.

- Die Rubrik, mit der wir alle zu kämpfen haben und für die wir zu viel ausgeben, ist zweifellos **variable Ausgaben**. Der Name sagt schon alles. Nichts bleibt gleich! Eine Bank-App hilft mir: Die Monzo-Bank hat eine Bankkarte und Überweisungs-App, die alle variablen Ausgaben in leicht verdauliche Analysen kategorisiert, auf die man übers Handy zugreifen kann. Das erleichtert den Übertrag in die Budgetplanung und verschafft sogar vor Ort einen Überblick über die Ausgaben. Mein Mann Mark überträgt sein gesamtes Budget für **variable Ausgaben** auf die Karte, er verwendet Monzo für alle Einkäufe. Genial.

# Geld sparen, einfach & sofort

Wie oft hast du eine Zeitschrift, einen Blog oder deinen Twitter-Feed überflogen und einen Artikel mit dem Titel »Wie spare ich?« entdeckt? Sicher liegt die Zahl mindestens im zweistelligen Bereich. Und, mal ehrlich: Wie oft hast du diese Artikel gelesen, absorbiert, den Rat angenommen und in die Praxis umgesetzt? Ich schätze, diese Zahl fällt weniger beeindruckend aus. Warum spielen wir uns selbst so aus? Natürlich gibt es Ausnahmen, aber die meisten von uns ignorieren Empfehlungen. Dabei könnten wir pro Jahr mit einigen kleinen Veränderungen und Optimierungen möglicherweise Hunderte von Euro sparen. Als kleiner Anreiz: Dann wäre der Wellness-Tag, von dem wir denken, dass wir ihn uns nicht leisten können/unsere Autoversicherung, die wir zusammenkratzen mussten/ein ausgefallenes Essen mit der Familie locker drin – frisch auf dem Tablett serviert.

Also starten wir durch! Oder? Sicher sind die Vorschläge nicht für jeden geeignet, aber das sollte uns nicht daran hindern, *einen* auszuprobieren! Mache einen der folgenden Punkte zu deinem eigenen Geldmantra. Bald sammeln sich dadurch Beträge an, und schneller, als du denkst, bist du zu der Langweilerin mutiert, die ihren Freundinnen freitags im Pub Vorträge über die Vorteile von Kundenkarten hält. Ups.

### WEG MIT DEM KAFFEE

Ein echter Klassiker! Wenn du auf dem Weg zur Arbeit keinen Kaffee kaufst, spart dir das mehr als 10 Euro pro Woche, was im Jahr 520 Euro ausmacht! VERRÜCKT, ODER? Ich koche ihn zu Hause und trinke ihn aus der Thermoskanne auf meinem Schreibtisch. Du kannst aber auch eine eigene Kaffeemaschine im Büro installieren oder zumindest in eine wieder verwendbare Tasse investieren, wenn du dir die morgendlichen Stippvisiten im Café nicht abgewöhnen magst. Das spart nicht nur bis zu 50 Cent pro Kaffee, sondern trägt auch zum Umweltschutz bei.

### VERGISS DIE MITGLIEDSCHAFT

Verzichte auf Mitgliedschaften, die du nie benutzt. Wie sieht es z.B. mit dem Fitnessstudio aus? Wenn du dich nicht daran erinnern kannst, wie ein Laufband aussieht: Setze die Kündigung auf deine To-do-Liste! Was du dadurch sparst, kannst du entweder tatsächlich sparen oder in einen Kurs investieren, der Spaß macht (wenn er Spaß macht, kaufe dir z.B. Zehnerkarten, die sind oft billiger). Nutzt du auch andere Mitgliedschaften oder Abonnement-Services nicht? Liegen Zeitschriften zwei Monate später noch in der Folie rum? KÜNDIGE. Gammelt die Frischelieferung in der Kiste, weil du nicht dazu gekommen bist, alles zu kochen, bevor es schimmlig wurde? KÜNDIGE. Schaue dir dein iTunes-Konto an: Hast du aktive App-Abonnements, die du kündigen kannst? Überprüfe auch dein Bankkonto auf Lastschriften für Dienste, die dir nicht fehlen würden.

## LIEBE DEINE LISTEN

Listen gehören zum leichten Leben dazu und ich komme später noch ausführlich zu ihnen. Hier erst einmal der Rat: Gehe nie ohne Liste einkaufen, sei es für Lebensmittel, Geschenke oder Kleidung. Wenn du etwas siehst, das dir gefällt, aber nicht eingeplant war, lass es mindestens zwei Tage liegen, bevor du dich zum Kauf entscheidest (oder dagegen). Lass es dir durch den Kopf gehen und konsultiere dein Budget. Die Wahrscheinlichkeit, dass du es dir selbst ausredest, sobald der Impuls verflogen ist, ist hoch.

## VERWIRF DAS UPGRADE

Mit hoher Wahrscheinlichkeit ist eine deiner teuersten Rechnungen, neben Miete und Essen, deine Telefonrechnung. Behalte beim nächsten Upgrade-Angebot dein altes Handy und wechsle zu einem reinen SIM-Vertrag, der preislich nur die Hälfte des alten Vertrags ausmachen dürfte. Niemand schert es, dass dein Handy fünf Jahre alt ist. Hast du ein iPhone 10? 20? Ich habe keine Ahnung, und sicher klinge ich jetzt wie Oma, aber wenn das Teil alles tut, was du verlangst, und alle Funktionen gut genug erfüllt, dann lohnt es sich, es vorerst zu behalten. Plus, du hast mehr Geld zur Verfügung, das anderswo verteilt werden kann.

## TRENNE DICH VOM PRIME-TIME-FERNSEHEN

Siehst du Netflix? Bist du eher der Typ für Amazon Prime Instant Video? Lass dein Kabelpaket sausen, und wenn du sowieso nie fernsiehst, verkaufe dein Gerät und spar dir die Lizenzgebühr (ganz nebenbei: Ich weiß schon, dass das ziemlich extrem ist – und ich persönlich würde nie ohne mein »Great British Bake Off« auskommen, die Kochsendung ist perfekt, fast wie Ryan, – aber für Leute, die jeden Cent zusammenhalten müssen, ist das durchaus ein Tipp).

## SCHNÄPPCHENWISSEN

Die Schnäppchen-Jagd ist ein kniffliges Unterfangen. Auf der einen Seite kannst du enorm sparen, wenn du einen teuren Artikel ergatterst, den du seit Monaten im Auge hast. Auf der anderen Seite verführt der Schnäppchenwahn zum Impulskauf. Dann hat man ein kleines Vermögen ausgegeben und ist im Besitz eines Paillettenoberteils, das in der Umkleide noch großartig ausgesehen hat, aber im kalten Licht des Tages billig rüberkommt, oder eines Hockers, der nicht ins Wohnzimmer passt, aber ein Drittel günstiger war. Die Sache ist die: 50 % Rabatt sind immer noch 50 %. Du gibst immer noch Geld aus, auch wenn es weniger als der Originalpreis ist. Ziehe nur mit Liste los! Überlege dir, was in deiner Garderobe oder zu Hause wirklich fehlt. Lege den Betrag, den du dafür ausgeben möchtest, nach Abgleich mit deinem Budget fest und HALTE DICH DRAN. Schalte dein Hirn nicht aus und bewahre deine Quittungen an einem sicheren Ort auf, für den Fall, dass du nach Hause kommst und erkennst, dass du einen Fehler gemacht hast. Lass dich nicht vom höllischen Kundenservice abschrecken: Beiß dich durch und lass dir dein Geld zurückerstatten.

### SEI EINE TREUE KUNDIN

Registriere dich für Kundenkarten in den Geschäften, in denen du regelmäßig einkaufst. Einige sind müllig, andere bringen bei Essen, Tanken, Reisen und Toilettenartikeln was. Melde dich beim Supermarkt und der Tankstelle deiner Wahl an, trage dich in alle Treueprogramme der Fluggesellschaften, mit denen du reist, ein und besorge dir eine Advantage Card vom Drogeriemarkt Boots. Vielleicht dauert es ganze sieben Jahre, bis du die Flasche Parfüm, die du magst, GRATIS in Händen hältst; schön dran denken, fortan alle Toilettenartikel bei Boots kaufen!

## Saisonale Einsparungen

Ganzjährige Spar-Hacks sind großartig, aber einige Monate des Jahres fallen finanziell enger aus als andere. Wenn du das Gefühl hast, dass die Ausgaben explodieren, schau dir meine saisonalen Vorschläge an – vielleicht kannst du damit das Gleichgewicht zwischen Einnahmen und Ausgaben in den mageren Monaten wiederherstellen.

### FRÜHLING

- Kämme alle Geschenkgutscheine, die du über die Feiertage erhalten hast, durch und notiere im Planer, wann sie ablaufen. Auf diese Weise verpasst du keine potenziellen Geschenke, und der Schenkende ist nicht beleidigt, weil sein Gutschein verstaubt.

- Der Frühling ist in der Regel eine Nebensaison für Urlaubsziele in unmittelbarer Nähe. Geld im traditionellen Sinne sparst du zwar nicht, aber du kannst günstige Ferien ergattern.

- Verdiene dir Geld während des Frühjahrsputzes: Biete aussortierte Kleidung und Accessoires online zum Verkauf an. Depop oder Kleiderkreisel sind großartige Orte, um gängige Marken zu listen. Deine wirklich ausgefallenen Sachen kannst du dir für Vestiaire Collective aufheben, eine Website für gebrauchte Designerstücke, die deine Artikel für den Käufer gegen einen Anteil am Verkaufspreis verifizieren.

## SOMMER

- Alles für den Urlaub gebucht? Tasche gepackt und bereit zum Mitnehmen? Stelle sicher, dass du auch für deine Reise ein Budget hast: Rechne aus, wie viel Geld du wechseln möchtest, bevor du am Flughafen landest und dort einen Betrag aus dem Nichts zaubern musst.

- Nutze die fünf Tage im Jahr, an denen es warm genug ist, um draußen was zu unternehmen. Damit sparst du an deinem Unterhaltungsbudget, während du Würstchen vom Grill im Garten genießt, ein Picknick im Park oder einen Spaziergang auf dem Land – mit leckerem Lunchpaket – unternimmst.

## HERBST

- Wenn dein Zuhause kühl ist, mach es im Herbst schon winterfest, bevor die Kaltfront anrückt. Plane einen Dachdecker ein, der den Dachboden isoliert, hole ein Angebot zur Sanierung der Fenster ein, wenn sie ihre besten Tage hinter sich haben, kaufe Verdunkelungsvorhänge als zusätzliche thermische Schicht und passe die Zugluftdichtungen an deinen Türen ein.

- Oktober ist ein guter Monat, um etwas für die Gesundheit zu tun. So bleibst du nicht nur fit, sondern schmeißt auch nichts bei **variablen Ausgaben** aus dem Fenster. Stoptober, eine jährliche, landesweite Gesundheitskampagne in Großbritannien, ermutigt Menschen, mit dem Rauchen aufzuhören, und Go Sober For October wirbt für einen alkoholfreien Monat. Falls du in einem Bereich (oder in beiden!) zurückstecken willst, ist der Herbst die richtige Zeit, an Bord zu gehen.

- Ein echter Klassiker und genau deshalb so gut: Budgetiere deine Weihnachtsausgaben jetzt schon und verteile die Kosten auf die nächsten vier Monate. Ich spreche nicht nur von Geschenken, sondern auch von Weihnachtsfeiern, Essen, Pubbesuchen, Outfits, die du vielleicht kaufen möchtest, Dekorationen, Winterhochzeiten und deinen Silvesterplänen.

## WINTER

- Steig frühzeitig auf den Weihnachtskartenzug auf und plane rechtzeitig! Bei uns in Großbritannien kann man durch Briefmarken zweiter Klasse Geld sparen. Die Briefmarken erster Klasse sind deutlich teurer, dafür kommt die Post schneller an; wenn du also viele Karten verschicken möchtest und deine Liste so lang ist wie dein Arm, dann fang rechtzeitig an!

- Selbstgemachtes oder Selbstgebackenes sind einfach wunderbare Geschenke, und noch besser: Mit »Minced Meat« im Glas, festlich geformten Lebkuchen oder einer Schachtel hausgemachter Minztafeln sparst du auch beim Geschenkebudget. Ich hab immer ein paar Sachen in der Hinterhand, falls unerwartete Geschenke anstehen.

- Wenn dein Familienkreis ziemlich groß ist oder alle gerne die Weihnachtskosten niedrig halten, führt ein Secret-Santa-System ein. Jeder zieht einen Namen aus dem Hut, das Budget wird festgelegt und du kaufst dann ein Geschenk für die gezogene Person. Wir sind nur zu fünft in unserer Familie, aber es verringert den Stress beim Einkaufen enorm und endet normalerweise damit, dass wir Tränen lachen, während wir versuchen zu erraten, wer wen hatte.

Einige Jahreszeiten sind einfach günstiger als andere, aber wenn du dich auf diese Veränderungen des Cashflows im Laufe des Jahres vorbereitest, dann läuft deine Buchführung reibungslos, unabhängig vom Wetter oder von Grußkarten-Feiertagen wie Valentinstag.

## Leicht gesagt

Die Budgetplanung ist ein vielschichtiger und wichtiger Bestandteil des leichten Lebens, und deshalb wollte ich sie auf keinen Fall leicht abbügeln.

Hoffentlich konnte ich dir ein grundlegendes Verständnis in Sachen Geld mitgeben, sodass du beim nächsten Blick auf deinen Kontostand weißt, was ansteht, ohne kurz vorm Herzinfarkt zu stehen. Wenn du dich entschieden hast, mit voller Kraft durchzustarten, dann üb dich in Geduld (und füge hier ein Party-Pooper-Emoji ein). Andere Ideen in diesem Buch können sofort umgesetzt werden, aber die Budgetierung ist ein langwieriger Prozess, und je länger du ihn garen lässt, desto wahrscheinlicher erreicht dein Vertrauen in deine Fähigkeiten diesen lecker knusprigen Back-Grad.

Die Budgetierung ist im Wesentlichen ein Balanceakt, und man kann gar nicht immer den Nagel auf den Kopf treffen. Wenn du mal durchhängst, ist das OK! Schnapp dir das Handy-Upgrade oder kauf dir den lächerlichen Mantel, der nicht chemisch gereinigt werden kann und deine Kleiderausgaben weit übers Ziel katapultiert (nicht, dass ich irgendwie aus Erfahrung spreche). Erinnere dich dann daran, dass morgen auch noch ein Tag ist, der den vergangenen nicht wiederholen muss! Und schwelge ein bisschen im Gefühl, wie Mariah Carey im Musikvideo die Scheine nur so aufgefächert zu haben. Schüttel dich kurz, geh in dich, schau, wie viel Schaden du angerichtet hast, prüfe, wie du wieder ein Gleichgewicht erreichen kannst, und mache weiter. Hoffentlich behältst du durch die hier beschriebenen Methoden deine Finanzen im Blick – und weißt, wie du sie gestalten kannst, passend für dich! Apropos, das ist das richtige Stichwort! Zeit, sich auf dich zu konzentrieren …

# Self Care

Der Name verrät's bereits: Damit wir so effizient und zufrieden wie möglich durchs Leben ziehen, müssen wir auf uns selbst achten. In diesem Kapitel konzentrieren wir uns deshalb auf dich, deine mentale Gesundheit und deine Wohlfühl-gewohnheiten, -rituale und -routinen.

Der Begriff »Self Care« klingt wie von der Werbebranche erfunden, um den Verkauf von luxuriösem Badesalz und Kaschmirsocken zu fördern: Aber glaube mir – der Hype ist berechtigt (und Kaschmirsocken gehören zu den aufregendsten und abgefahrensten Einkäufen überhaupt). Im leichten Leben definiert sich Self Care durch Routinen, Verhaltensweisen und Gewohnheiten, durch die du dich auf der Wohlfühl-Skala eine Stufe höher schiebst. Dazu kann gehören, dass du dein Budget und deinen Terminplaner im Griff hast, – und damit der Angst weniger Raum bietest und besseren Schlaf findest. Meist geht es jedoch um einen Moment für sich; einen Moment, in dem du eine Pause einlegst, den Lärm ausblendest und die eigene Batterie auflädst. Wenn es um Gesundheit, Glück und allgemeines Wohlbefinden geht, ist Self Care eine wichtige Fähigkeit. Sie hilft dabei, das mentale Durcheinander zu entwirren und effizienter, motivierter und produktiver zu sein. Also höchste Zeit, mitzumischen!

Das Wichtigste vorneweg: Die Vorstellung, dass Self Care der ultimative Luxus für die Reichen und Schönen sei, die sich in flauschigen Roben mit Kacke-extrahierenden Rohren im Hintern durch den Tag hangeln und Brechreiz erzeugende Kräutertees, die in feinsten Tassen serviert werden, zu sich nehmen, hat sich ganz schön breit gemacht. Was Self Care ausmacht, ist ganz individuell – und fällt für eine Mutter von zwei Kindern in etwa so aus: sich für zwei Minuten auf dem Klo einschließen, schnell das neuste Klatschblatt durchblättern – und für exakt 120 Sekunden Frieden spüren. Falls die Arbeit schon vor Morgengrauen beginnt, sodass ein Besuch im Fitnessstudio flachfällt, legt man zu Hause eine Runde Yoga ein. Zeit alleine zu verbringen ist für manche der Inbegriff von Self Care. Für andere ist das die persönliche Hölle; sie laden ihren Akku mit Freunden auf. Das Geheimnis besteht darin, einen Teil der Zeit – egal wie lange oder kurz – für sich selbst zu nutzen und sie mit etwas zu verbringen, was die eigenen Energiereserven auflädt. Das ist das Ziel.

## Die vier Säulen der Self Care

Um auf uns zu achten, müssen wir einen Schritt weitergehen. Ein Bad pro Woche, bei dem die Haut verschrumpelt, während wir wie verrückt ein Problem im Kopf wälzen, genügt nicht! Für mich gibt es vier Säulen, auf die man sich konzentrieren kann:

## MENTALE GESUNDHEIT

## SCHLAF

## GUT ESSEN

## KÖRPERLICHE AKTIVITÄT

Mentale Gesundheit steht bei mir oben auf der Liste, sie ist der wichtigste Teil der Self Care, UNGELOGEN. Wir müssen mehr auf uns selbst hören, freundlicher sein, uns Pausen gönnen und in uns hineinhorchen, wie und warum wir uns so fühlen, wie wir es tun. Wenn wir gut schlafen, geht es uns besser. *Tatsache*! Sich gut zu ernähren kann zwar nervig sein, wenn du gerne den McMuffin Bacon & Egg von McDonald's verspeist. Aber eine frische und gesunde Ernährung bringt Energie – und nur im Einklang funktionieren die vier Säulen. Dann fühlst du dich top. Denk an den Sasha-Fierce-Modus von Beyoncé, ihr heißes Alter ego! Jetzt bringe ich noch Bewegung ins Spiel: Körperliche Aktivität reinigt den Geist, fördert den Schlaf und ist appetitanregend. Klar? All das gehört zur guten alten Achtsamkeit, hier greift alles ineinander, und selbst wenn du nur an einem Rädchen drehst, spürst du schon positive Effekte.

Wenn wir Self Care in unser Leben integrieren möchten, sind Routinen PERFEKT. Das ist das, was wir hier anstreben. Denn wir senken unseren Stresspegel, wenn wir in eine Routine schlüpfen, die sich bewährt hat. Sobald wir ein Ritual für die Schlafenszeit entwickelt haben, klopft der Sandmann verlässlich an der Schlafzimmertür und unsere Augenlider werden ganz schwer. Sich gut zu ernähren wird zum Kinderspiel, wenn wir es geschafft haben, einmal pro Woche Lebensmittel einzukaufen und die

Mahlzeiten im Voraus zu planen. Auf diese Art verankern wir langsam, aber sicher Routinen in unserem Leben, auch im Bereich Fitness.

Logisch ist das aufwändig, aber da das Leben eh im Fluss ist, können wir sowieso nicht alle Säulen gleichzeitig rocken – und das ist auch absolut okay. Selbst wenn wir uns nur einen kurzen Moment vor dem Schlafengehen nehmen, um über die Höhen und Tiefen des Tages nachzudenken, nur 20 Minuten früher ins Bett gehen, das Frühstück schon vorbereiten, um morgens ein bisschen mehr Zeit zu haben, und eine Station früher aus dem Bus steigen, um zusätzlich ein bisschen Bewegung zu bekommen, dann ist das mehr als genug – einfach klasse! Ich wette, du wirst dich allein durch diese kleinen Veränderungen und Rituale besser fühlen.

Du musst keine kompletten Self-Care-Tage im Kalender eintragen (na ja, wenn du kurz vorm Burn-out stehst, schon! Aber dann ist auch ein Gang zum Arzt fällig!). Und dein Budget musst du auch nicht antasten, aber du solltest in dich selbst investieren. Viele Achtsamkeitsdinge hakst du wahrscheinlich einfach nebenbei ab, ohne es wirklich zu realisieren oder dir die Zeit zu nehmen, sie zu genießen. Du gehst mit dem Hund spazieren und hörst dabei einen Podcast? PERFEKT. Gibt's zum Abendessen Gemüse? BRILLANT. Du verziehst dich in der Mittagspause in den Ruheraum, um ein Buch zu lesen? KLASSE – UND WAS LIEST DU? Self Care kommt ohne große Gesten aus. Es geht vielmehr darum, kleine Optimierungen vorzunehmen, die sich summieren, sodass du dich im Alltag großartig fühlst.

## Mentale Gesundheit

Mentale Gesundheit – reden wir drüber! Laut einer vom National Health Service veröffentlichten Studie über psychische Gesundheit und Wohlbefinden aus dem Jahr 2016 erfüllt etwa jeder sechste Erwachsene in England die Kriterien für gängige psychische Störungen. Gleichzeitig rückt psychische Gesundheit aus der Tabu-Zone, es sind offene und ehrliche Gespräche möglich, und bei Bedarf ist Hilfe leicht zugänglich.

Manchmal haben wir eine Scheißwoche, in der wir uns nicht konzentrieren können, und wir wollen nur ein Bad oder im Bett eingerollt ein Buch lesen. Dann steht der Freitag vor der Tür, und endlich kannst du ein Schaumbad einlassen und durch die Seiten blättern – und die Welt ist wieder in Ordnung. Manchmal wird eine Scheißwoche zu einem Scheißmonat, der zu einem Scheißjahr wird. Dann ist der Nebel so stark, dass weder Bäder noch frühe Nächte im Bett mit einem Buch ihn auflösen können. In diesen Fällen kann ich nur empfehlen, zu reden. Sprich mit einer Freundin, einem Familienmitglied, jemandem auf der Arbeit, einem Profi, deinem Hausarzt; wer für dich passt, wer sich richtig anfühlt. Denn manchmal genügt es nicht, eine Kerze anzuzünden und in einen seidig weichen Pyjama zu schlüpfen. Kombiniert können einfache Akte der Self Care und des leichten Lebens die Dunkelheit lindern, aber professionelle Beratung und anschließende Hilfe sind oft die beste Vorgehensweise, um wieder Land zu gewinnen. Viel Liebe und eine dicke Umarmung von mir!

Wo wir schon beim Thema »Mist, der nicht besonders lustig ist, über den wir aber reden müssen« sind: Reden wir über Stress. Ja, die miese Socke. Leider begegnen wir ihm allzu oft selbst, Freundinnen erzählen, dass sie vor lauter Stress nicht mehr klar denken können. Klingt nach dem Mimimi von Millenials, muss aber ernst genommen werden! Es hilft, wenn man lernt damit umzugehen und ihn abzumildern, damit das alltägliche Leben nicht leidet und wir keine körperlichen Schäden davontragen. Versuchen wir, unsere Herzen gesund und stark zu halten, ja? Stress tritt oft auf, wenn wir gefühlt unter zu viel mentalem und emotionalem Druck stehen, und jeder geht anders damit um. Während eine schluchzend mit ihrer besseren Hälfte an der Strippe hängt, hilft einer anderen ein ausgiebiger Spaziergang im Park. Wenn der Stresspegel steigt, es zu laut wird, dann helfen persönliche Self-Care-Praktiken, die Lautstärke auf ein erträgliches Maß herunterzudrehen. Dazu musst du deine Trigger und Grenzen erkennen und deine Routine so bearbeiten, dass du damit den Stress in Schach hältst.

Es gibt keinen Ansatz, der für alle funktioniert. Deshalb will ich auch keine Zeit darauf verschwenden, Ratschläge abzusondern, die eventuell mal ausgetestet werden könnten (allein das klingt schon stressig!). Mein Vorschlag stattdessen: Geh die folgenden 4 Schritte im Kopf durch, wenn das nächste Mal der Pegel wieder anschwillt:

1 Mache eine Pause und finde heraus, warum du dich fühlst, als würdest du am liebsten den Kopf in den Sand stecken (ob dann zwei Gründe oder 200 auf deiner Liste stehen, ist egal).

2 Lies sie noch einmal durch. Sind es Sorgen, die du nicht kontrollieren kannst und deshalb loslassen solltest? Wenn ja, streiche sie durch. Weise der mentalen Unordnung die Tür. Oder sind es Dinge, die du verändern kannst? GROSSARTIG. Markiere sie.

3 Formuliere einen Aktionsplan für jeden markierten Punkt, greife dabei auf Techniken zurück, die für dich früher funktioniert haben, oder probiere neue aus. Fahr deine Emotionen soweit zurück, dass sie sich überschaubar anfühlen.

4 Geht es dir besser? BRILLANT. Entweder ziehst du deine Pläne weiter durch, packst neue To-dos, Termine und Aufgaben an, oder lehnst dich zurück, entspannst eine Runde und genießt das Gefühl, dass der Stress weggeschmolzen und dein Gehirn wieder frei ist.

Ich bin der klassische »Zu viel auf dem Zettel«-Stresstyp, das heißt, wenn ich in meinen Terminplaner schaue und die Flut an Terminen, Fristen und Meetings sehe, FLIPPE ICH AUS. Unglaublich hilfreich, ich weiß! In diesen Fällen befolge ich erst die Schritte oben, und versuche dann, wieder chillig AF zu sein, wie die Kids so sagen. Für mich funktionieren banale, klassische Methoden am besten – Klischee pur: null bahnbrechend, aber effektiv …

## MEINE FÜNF FAVORITEN ZUM STRESSABBAU

### EIN GUTES BUCH

Erst im letzten Jahr vergrub ich mich in mein Bücherregal und fing wieder an zu lesen, genau wie zu meinen vorpubertären Zeiten als *Sweet Valley High*-Besessene um die Jahrtausendwende. Natürlich begann das Ganze als Neujahrsvorsatz (typisch Streberkind, stimmt's?). Am Anfang stand der Vorsatz, für 2018 die zwölf Bände plattzumachen (ganz nebenbei: Mit der Goodreads-App kann man das prima tracken). Am Schluss hatte ich fast doppelt so viele Titel verschlungen. Und: Ich habe jetzt ein Abendritual, das mir beim Einschlafen hilft und mit dem ich perfekt abschalten kann. Ins Lesen kann ich mich versenken, statt ziellos auf meinem Handy rumzuscrollen, bis ich etwas gefunden habe, was ich an die »Süße Bilder«-WhatsApp-Gruppe von meinen Freundinnen senden kann. Ich bin langfristig konzentriert – in unserer Welt kurzer Tweets und zackiger Artikel mit maximal fünf Minuten Lesezeit eine Seltenheit! Vorm Fernseher zu dümpeln hat nicht den gleichen Effekt wie das Verarbeiten von Lesestoff und oft sind meine Leseeinheiten vorm Schlafengehen die einzige Zeit, in der ich über einen längeren Zeitraum voll bei einer Sache bin.

## EIN WELLNESS-ABEND ZU HAUSE

SOOOO OFFENSICHTLICH! Mal im Ernst: Gibt's Menschen, die ihr Badezimmer nicht gerne in eine Wellness-Oase verwandeln? Für mich gibt es nichts Schöneres (aus dem Laptop tönt dann *Queer Eye* statt Walgesänge). Ich gönn mir das einmal pro Woche, nicht öfter, schließlich müssen wir ja auch Wasser sparen & den Planeten retten. Aber ich fahre dann das *volle Programm*: Füße peelen, Beine rasieren, Haarmaske auftragen und auswaschen (fühlt sich wie frisch aus einem Werbespot für Schuppenshampoo an!), alles gut mit Feuchtigkeitspflege versorgen, Nagelhaut in Öl baden, Gesichtsmaske auftragen und zu guter Letzt, – das Tüpfelchen auf dem i – in den frischen Flausch-Pyjama schlüpfen. Klingt aufwändig und nach einer längeren Geschichte, aber genau das ist der Punkt. Schon die Fab Five haben gepredigt, dass man sich Auszeiten gönnen sollte – das lindert Ängste und stärkt das Selbstvertrauen. Ich fühle mich blöd, wenn mein Haar so hängt, als könnte man ein Ei darauf braten und mein Nagellack nur noch ein Drittel des Nagels abdeckt. Leg dir einen Wellness-Termin nur für dich fest, nimm dir so viel Zeit dafür, wie du möchtest und möglich ist, und baue dabei Stress ab.

### WELLNESS-AUSSTATTUNG FÜR ZU HAUSE:

- Badesalz/Öle
- Fußfeile/Körperpeeling
- Körperöl
- Haarmaske
- Gesichtsmaske
- Gesichtsöl/Gesichtsanwendung

## EIN FESTMAHL

DAS ist jetzt nicht so gängig, oder? Für einige ist Kochen eine echte Herausforderung. Manchmal bin ich auch null in Stimmung und der Lieferservice klingt einfach zu verlockend. Peperoni mit Knoblauchdip – BRING DIE PIZZA HER! Aber manchmal fühle ich mich wie Nigella Lawson und hab Lust, die Kochlöffel zu schwingen: Es hat schon etwas Magisches, wenn man aus einem rohen Fleischstück und einer Handvoll Gemüse einen Eintopf und damit ein Lächeln auf die Gesichter am Tisch zaubert. Manchmal geht das auch richtig schief und ich fluche dann wild wie Natalie in *Tatsächlich Liebe* – f**k, b********s, s**t – über das gegrillte Lachsfilet, das leider an die Grillfähigkeiten meines Vaters erinnert (sorry Dad!), oder über den Reis, den ich nicht lange genug gekocht habe und der sich anfühlte, als würde man beim Kauen Steine mahlen. Aber wenn alles läuft und ich es rocke, dann ist Kochen ein Ritual, bei dem ich runterfahre, die Arbeit hinter mir lasse und mein Stresspegel sinkt.

## EIN ENTSPANNTES TRAINING

Ein hochintensives, schweißtreibendes Training, bei dem man richtig zerfließt, hat seine Berechtigung, aber wenn mein Kopf schier platzt, weil die Aufgaben sich stapeln und ich nur mühsam vorwärtskomme, dann ist ein langsameres Ritual das perfekte Gegenmittel gegen Überfüllung im Hirn. Bei Aktivitäten wie Pilates, Yoga, Schwimmen oder sogar bei einem Spaziergang, verbringe ich bewusst Zeit außerhalb der Reichweite von Handy, E-Mails oder Terminplaner und dem ganzen Krempel. Außerdem zwingen einen die Betonung auf achtsame Bewegungen und die Konzentration auf das Atmen dazu, wirklich im Moment zu sein. Wenn du eher gewohnt bist, Liegestützsprünge im zweistelligen Bereich durchzuexerzieren, dann klingt das Rausnehmen der Geschwindigkeit sicher gähnlangweilig. Aber die Pilates-Kurse ab 20 Uhr, die mit einer Mini-Meditation enden, bei der man fast ein wenig wegdöst, weil man so entspannt ist, sind richtig schön.

## EINE RUNDE PLANEN

Es gibt diese Zeiten, wo einen das Gefühl beschleicht, dass die Gesetze der Physik außer Kraft gesetzt sind – denn deine To-do-Liste lastet einfach drückend auf deinen Schultern. Kennst du sicher auch! Und ich erst! Da helfen weder Badesalzberge noch Knoblauchsalz-Orgien. Stattdessen packe ich meinen persönlichen Aktionsplan aus: Ich schlage mein Bullet Journal auf, schau mir den Kalender an und plane die nächste Woche. Kein bisschen sexy, logo! Aber mein Stresspegel sinkt rapide, die wiedergekäute Checkliste, über die ich mir dauernd den Kopf zermartert habe, kann ich endlich in eine Form bringen, die mir hilft. Versuche am besten, nicht stundenlang eine super detaillierte To-do-Liste zusammenzustellen, sondern konzentriere dich auf zwei oder drei Aufgaben mit hoher Priorität, die jeden Tag erledigt werden müssen, – dann ist die Wahrscheinlichkeit, dass du sie abhaken kannst, größer.

Beim Stressabbau bin ich, wie gesagt, echt altmodisch. Vielleicht passen »meine« bewährten fünf Methoden für dich. Vielleicht auch nicht – und du möchtest stattdessen lieber auf dein Schlagzeug einschlagen, bis deine Nachbarn ein »Zu Verkaufen«-Schild an deiner Hütte anbringen? Oder du trittst lieber jemanden im übertragenen wie wörtlichen Sinn in den Allerwertesten – indem du in den Boxring steigst? Eine Taktik zumindest passt für alle und jeden: Zeit für digitales Detoxing – und schau jetzt nicht so zu mir rüber!

## WIE MAN MIT DIGITALER ÜBERFLUTUNG UMGEHT

Hallo, mein Name ist Anna und ich bin Handy-süchtig. Ich hab es immer dabei, mindestens zweimal am Tag verlege ich es aber irgendwo in der Wohnung, und mein Herz rast dann in einem Takt, den ich nicht mal im Fitnessstudio schaffe. Cardio brauch ich eigentlich gar nicht mehr. Jedenfalls weiß ich, dass ich damit nicht allein bin. Ich bin noch zu einer Zeit großgeworden, als Handys als einziges Spiel *Snake* draufhatten sowie die Funktion, selbst Klingeltöne zu erzeugen, das heißt, Handys hatten längst nicht den Stellenwert wie heute. Heutzutage verbinden sie uns mit der ganzen Welt über Sprache, Videos, Fotos und süße Hunde. Sie sagen uns, wie das Wetter heute Nachmittag wird, wie viele Schritte wir gestern gemacht haben (gerade überprüft: 428 – ganz schön mau), ob wir schon genug Wasser getrunken haben, wie der aktuelle Kontostand aussieht und wie wir von A nach B kommen (Citymapper ist der HIT), wie der Aktienmarkt agiert (am wenigsten genutzte Funktion – echt jetzt?) und wo zum Teufel unser Zustellfahrer abgeblieben ist.

In Wahrheit sind Smartphones zwar ein unglaubliches Kommunikationsmittel, aber, oh Wunder: Sie verschärfen das Gefühl von Stress und Überforderung und fördern die Prokrastination.

Wir sind uns sicher einig, dass wir insgesamt vielleicht ein bisschen *zu* abhängig sind.

- Hält die Akkuladung einen ganzen Tag?
- Schaust du auch aufs Display, wenn keine Benachrichtigung reingekommen ist?
- Nimmst du dein Handy mit auf die Toilette? (Ganz schön bäh, aber ganz ehrlich: Etwa 95 % von uns tun es.)
- Schaust du beim Essen aufs Handy? (Denk jetzt am besten nicht über den Punkt davor nach!!!!!)
- Lugst du auf dein Handy, während du fernsiehst?
- Hältst du dein Handy öfter in der Hand, statt es in die Tasche zu packen?

Wenn du mehr als zwei Fragen mit *Ja* beantwortest hast: Willkommen im Club!

Ich habe vor kurzem die App *Moment* heruntergeladen, die verfolgt, wie oft man das Handy hochnimmt und wie lange man insgesamt am Tag dranhängt – die Ergebnisse waren brutal. (Bei iPhones kann man das übrigens direkt nachvollziehen: Nach links streichen und im Display erscheint die Bildschirmzeit mit so einem niedlichen Icon einer Sanduhr). Unter der Woche scrolle ich locker bis zu sechs Stunden am Tag weg, beuge mich vornüber und starre aufs Display. An Wochenenden und im Urlaub fällt die Zeit auf ein etwas verdaulicheres Maß von ein bis zwei Stunden. Die Zahlen schwarz auf weiß zu sehen, war wirklich heilsam. Digitales Detoxing war sowas von angesagt! Inzwischen peile ich zwei Stunden als Maximum pro Tag an; damit bleibe ich auf dem Laufenden und erledige alle relevanten Arbeitsaufgaben auf meinem Handy, ohne dass ich das Gefühl habe zu übertreiben. Lade dir *Moment* runter und checke nach einer Woche, wie deine Zahlen aussehen. *Na?* Überzeugt, dass du auch dringend entgiften musst?

Beim digitalen Detox geht man in Sachen Technologie auf kalten Entzug. Also werden Smartphones, Fernseher, Radio und Rechner – im Grunde alles, was mit der Welt da draußen verbindet –, abgeschaltet. Schwups, fühlt man sich wieder wie mit 9, als man *Nickelodeon*-Verbot hatte! Wie überlebt man sowas? Die Vorteile einer digitalen Entgiftung, selbst einer nur zweistündigen Auszeit, sind offensichtlich. Fern von blau schimmernden, schlafraubenden Bildschirmen sein bedeutet null Aufwand mit E-Mails, Texten oder WhatsApp-Gruppen mit 34 Teilnehmern **schauder**. Stattdessen: Zeit für dich, für Hobbys und Aktivitäten oder einfach nur ein langes Nickerchen, ohne Ablenkung. So stöpselt man sich am allerbesten aus, und wenn du wieder bereit fürs Online-Leben bist, hast du auch mehr Power!

Ich habe vor zwei Jahren zum ersten Mal den Stecker gezogen: Einen ganzen Sonntag lang war ich völlig technikfrei, mein Handy lag ausgeschaltet im Nachttisch. Es ging ganz schön wacklig los. Als ich um 10 Uhr aufwachte, hatte ich das dringende Bedürfnis, mein Handy anzuschalten. Dann verbrachte ich den Tag mit meiner Familie, wir spielten eine Runde und ich nahm ein Bad, und zwar so lange, dass es wohl ins *Guinness Buch der Rekorde* passen würde. Ich blätterte durch Zeitschriften, die auf meinem Nachttisch Staub angesammelt hatten und längst veraltet waren. Ich schlief wie ein Baby und am nächsten Tag fühlte ich diese seltsame Konzentration, die ich nicht ganz festmachen konnte – aber es fühlte sich fantastisch an. Seitdem ziehe ich das Detoxing so oft durch, wie es die Arbeit und meine Planung erlauben. Probier's mal – es tut super gut und Ausreden gelten nicht!

### DIGITAL ENTGIFTEN MIT GENUSS

1 **SETZE EIN DATUM FEST.** Suche einen Wochentag heraus, der sich für dich eignet (bei mir ist es oft der Sonntag), und füge einmal pro Monat einen Detox-Termin in deinen Terminplaner ein - oder so oft du dein Handy aus der Hand legen kannst. Mit der Kalendererinnerung fällt es leichter, erfolgreich auszusetzen. Wenn du dich eingegroovt hast, kannst du ja aufs Ganze gehen und dein Handy für einen 48-stündigen Wochenendtrip aus der Hand legen.

**2 SICHERHEIT GEHT VOR.** Informiere deine Lieben und gib ihnen eine Notfallnummer (Festnetz vielleicht?), über die du erreichbar bist, wenn etwas sein sollte. Hast du überhaupt noch Festnetz? Ich glaub, wir haben keins mehr. Muss ich mal nachschauen! Aber egal: Sag deinen Freund*innen und deiner Familie Bescheid, damit sie nicht in Panik verfallen. Sag bloß nicht allen Bescheid, wie ich, denn dann schaltest du dein Handy an und hast null neue Nachrichten. Ganz schön hart fürs Ego!

**3 ERSTELLE EINEN PLAN.** Bevor es losgeht, stell einen Plan auf. Immer gut: Was mit anderen unternehmen! Das ist eine Win-win-Situation. Leute wie deine Großeltern oder Eltern, die ihre iPads nur für Nachrichten und Wetter-Updates verwenden, eignen sich perfekt, wenn du Schiss hast, dass der Anblick eines gezückten Handys dich in Versuchung führen könnte. Mit Freund*innen abzuhängen, wird mit Sicherheit ein Erlebnis: Mir jedenfalls hat es die Augen geöffnet, wie oft wir mitten im Gespräch »kurz« das Handy checken, weil eine Nachricht - ein Chat, Memes, Bilder - reinkommt oder mal schnell was gegoogelt wird. Wenn das dein erstes Detoxing ist, dann fang langsam an und steigere dich nach und nach. Irgendwann stört dich die ganze Technologie um dich herum nicht länger und du tolerierst den Zustand ohne innere Unruhe.

**4 SUCH DIR AKTIVITÄTEN OHNE HANDY.** Der Tag ist da! Kein Handy! Damit es dir nicht in den Fingern juckt, ist es nicht die schlechteste Idee, ein paar altbewährte Aktivitäten anzudenken. Brettspiele finde ich klasse. Scrabble, UNO und Sequence sind in unserer Familie immer ein Hit. Und Bäder punkten auch. Kerzenschein, aus Schaum eine Krone zaubern, abtauchen - das ist dein Abend! Außerdem gibt es immer was Neues zu entdecken: Bücher ausmalen zum Beispiel, die gab's zu Weihnachten und du hast sie nie benutzt; oder: Stift zücken und Ideen für den Roman, den du schon immer schreiben wolltest, notieren, das Bild zeichnen, das dir vorschwebte. Jetzt ist auch eine prima Gelegenheit,

Dinge anzugehen, die wir vor uns herschieben: Dachboden aufräumen, Dankeskarten schreiben oder die Fotos, die sich wie der schiefe Turm von Pisa hochgestapelt haben, in Fotoalben sortieren.

5 **DURCHHALTEN!** Vielleicht fällt dir abends auf, dass du dein Handy nicht wirklich vermisst hast. Jetzt Instagram? Muss nicht sein! Dann geh in die Verlängerung und hänge einen Tag dran! Wenn du eher das Gefühl hast, du gerätst ins Wanken, dann geh ins Schlafzimmer und tu alles, um gut einzuschlafen: beruhigendes Kissenspray! Dehnübungen! Beine hoch gegen die Wand, damit das Blut zirkuliert, oder was auch immer dein Yogi so sagt! Hast du dich erst mal in dein neues Buch eingelesen, ist dir ziemlich schnurz, was Chrissy Teigen gerade auf Twitter treibt. Und am nächsten Morgen ist dein Geist klar und rein und dein Ego wird auch gleich mal runtergebracht, wenn du dein Handy einschaltest und es dort still liegt; keine Nachricht!

Klapp das Buch zu, schnapp dir den Terminplaner und trage eine digitale Detox-Phase ein. Mach schon. Ich warte. Und, bist du fertig? Klasse! Obwohl der Handyverzicht sich zunächst wie eine Form selbstverschuldeter Folter anfühlt, merkt man schnell, wie gut es tut: mental und ganz allgemein. Der Kopf wird durchgelüftet und hat Raum, Gedanken zu bearbeiten und zu verarbeiten, und wir sind physisch ganz im Moment, auf uns konzentriert: der Inbegriff wertvoller Auszeit.

Im leichten Leben gibt's ein Sammelsurium an Vorteilen: wunderbare Dinge, mit denen man sinngebend Zeit verbringen kann, Dinge, die glücklich machen, die man genießen kann, wie zum Beispiel auch die Qualität des Schlafs! Es ist kein Wunder, dass mentale Gesundheit und Schlaf eng miteinander verbunden sind. In Studien, von Alvaro et al. im Jahr 2017 veröffentlicht, fanden Forscher heraus, dass in einer Schülergruppe die Symptome von Schlaflosigkeit auf eine spätere Depression hinwiesen und umgekehrt. Jeder weiß, wie Scheiße es sich anfühlt, wenn man erst um 5 Uhr schlafen kann, weil man zum allerersten Mal bei einer Freundin übernachtet hat. Hier verrate ich deshalb, wie man gut schläft!

# Schlaf

Du kennst den Klassiker: »Dein Tag hat genau so viele Stunden wie der von Beyoncé«? Ich schätze jetzt mal, dass Beyoncé nicht lange in den Federn liegt. Und ich als echte Jungfrau bin auch morgens schon fit, richtig lästig! Du kennst die Frühaufsteher, die einen um halb sieben am Frühstücksbuffet im Hotel anhauen und fragen, ob man gut geschlafen hat – und zwar so aufgeräumt, dass es für 95% der Bevölkerung schlicht zu munter ist? Jap, das bin ich. Das heißt aber nicht, dass ich Schlaf nicht ausstehen kann. Ganz im Gegenteil: Mein Lieblingsplatz ist mein Bett! Dort ist es GROSSARTIG! Ich liebe meinen Schlaf, und stelle mir den Wecker immer so, dass ich genug abkriege. Denn du willst mir nicht begegnen, wenn ich unter sechs Stunden Schlaf hatte: fuuuuurchtbar!!!

Es gibt Nachteulen, die erst um Mitternacht kreativ durchstarten. Und es gibt diejenigen, die darum kämpfen, es ins Land der Träume zu schaffen. Wenn du dazu gehörst: Ignoriere, was ich jetzt von mir gebe, und stelle den Wecker so, wie er am besten in deinen persönlichen Rhythmus und zu deiner inneren Uhr passt. Schau deinen Terminplaner an: Wenn du vollgepackte Tage vor dir hast, dann überlege, ob du nicht eine halbe Stunde früher ins Bett gehen willst. Vielleicht willst du auch eine halbe Stunde früher aufstehen. Wenn du morgens nicht so produktiv bist und deine Arbeitstreffen oder das Weggehen mit Freund*innen sich in die Abende ziehen, dann marschiere um Mitternacht schnell Richtung Bett! Wichtig ist, dass du auf dich und deinen Energiepegel achtest und wie er sich im Laufe des Tages verändert – und diese Erkenntnis mit deiner Arbeit und deinem Privatleben in Einklang bringst.

Vielleicht liegt es daran, dass ich ein Riesen-Schlaf-Fan bin, aber ich bin der Meinung, dass diese Säule am tiefsten damit verbunden ist, wie du mit dir und den anderen Säulen der Self Care umgehst. Wenn du den Stress in den Griff bekommst, schläfst du besser. Wenn du dich gut ernährst und dir keinen Kaffee vor dem Schlafengehen einflößt, schläfst du besser. Wenn du regelmäßig Sport treibst, schläfst du definitiv besser. Wenn du allerdings Lust hast, früher aufzustehen und morgens trotzdem kämpfen musst, um wach zu werden, obwohl du bei den anderen Säulen schon optimiert hast, dann verrate ich dir hier, wie meine abendlichen und morgendlichen Rituale aussehen, damit ich es mit der Welt aufnehmen kann.

# FRÜH AUFSTEHEN, OHNE ZUM ZOMBIE ZU MUTIEREN

## MACH'S WIE OMA

Wenn du um 1 Uhr morgens ins Bett gehst und um 6 Uhr aufwachst: gratuliere! Entweder du kommst mit wenig Schlaf aus, oder du bist Mutter und verdienst meinen größten Respekt! Ich bin keins von beiden, weshalb ich um 22 Uhr im Bett liegen muss, damit ich um 22.30 Uhr schlafe, sonst ignoriere ich meinen Wecker. Für mich stimmt die Formel »acht Stunden Schlaf«, und ich versuche, sie einzuhalten; wenn ich länger oder kürzer schlafe, komme ich mir wie ein Faultier vor, ich habe null Energie! Experimentiere deshalb, was für dich richtig ist: Finde die Schlafens- bzw. Weckzeiten, bei denen du dich nicht aus dem Bett quälen musst und die zu deinem Lebensrhythmus passen. Wenn du üblicherweise erst um 1 Uhr ins Bett fällst und um 9 Uhr aufstehst, dann versuch mal beides eine halbe Stunde vorzuverlegen – halb eins: Bett, halb neun: aufstehen. Optimiere die Zeiten weiter, bis sie in deinen Tagesrhythmus und Zeitplan passen und du dich voller Energie fühlst.

## ALLES TUN, UM EINZUSCHLAFEN

Wenn du bis 2 Uhr morgens aufbleibst und nachts Netflix schaust, dann scheint ein Einschlafen um 22 Uhr jenseits des Möglichen. Aber mit ein paar Tricks kann ich mein Gehirn und meinen Körper täuschen, sodass sie beide denken, es sei Zeit für die Falle. Ein heißes Bad oder eine heiße Dusche und eine kleine feuchtigkeitsspendende Massage vor dem In-den-Pyjama-Schlüpfen lassen nicht nur die Gliedmaßen ganz nach J.Lo aussehen, sondern lindern auch Schmerzen. Nicht umsonst lieben Babys Massagen! Gönn dir ein Körperöl, das nach Lavendel duftet, und du schlummerst weg wie nix.

### SCHLAFSPRAY ZUM SELBERMACHEN

**Was du brauchst:**

Mini-Flasche mit einem Zerstäuber

10-15 Tropfen ätherisches Lavendelöl

30 ml Wodka

30 ml destilliertes Wasser

**Zubereitung:**

1 Gib das ätherische Öl und den Wodka in die Flasche und schüttele sie.

2 Füge das destillierte Wasser hinzu, schüttele den Mix – fertig & direkt sprühbereit!

Der Raum sollte abgedunkelt (wenn er das bisher nicht ist, investiere in Jalousien oder Vorhänge) und etwas kühler sein. Am effektivsten ist ein gutes »Schlafspray«, das du auf die Bettwäsche sprühst (achte auf hochwertige Inhaltsstoffe aus ätherischen Ölen oder stell dein eigenes her – siehe Kasten), lass dich mit einem Buch, Hörbuch oder Podcast ins Kissen sinken und dimme das Licht mindestens eine halbe Stunde vorm Wegdriften. Gut ist es auch, den Wecker auf dem Handy zu stellen, es auf Nachtmodus zu stellen und dann außer Reichweite zu legen, bevor du mit dem Ritual beginnst. Die Tipps kann man übrigens nicht nur im Alltag, sondern auch bei Jet-Lag anwenden, um den Nebel im Kopf abzuwenden.

## KEINE SCHLUMMER-FUNKTION!

Wenn du morgens die Schlummer-Funktion nutzt, gewöhn es dir ab! Ich habe mich nicht genau damit auseinandergesetzt, da die Idee, noch mal neun Minuten Schlaf zu bekommen, mir nicht zusagt. Wenn, dann will ich eine Stunde, basta! Um dem Ruf der Schlummer-Funktion zu widerstehen, musst du alles dafür tun, um wach zu bleiben. Mir gelingt das durchs Scrollen am Handy, was garantiert nirgends als Ratschlag in Büchern auftaucht, aber ich gestalte schließlich mein Leben selbst und erschaffe meine eigenen Rituale. Ich habe den ganzen Meditationskrempel durchprobiert und am Ende bin ich doch nur wieder eingenickt. Vielleicht funktioniert es ja für dich (ich kann zwei Apps wirklich empfehlen: *Headspace* und *Rituals*). Mir helfen auch mein Morgenmantel und die kuscheligen Pantoffeln direkt neben dem Bett, besonders in den Wintermonaten, – dann starte ich gut in diese eiskalte, deckenlose Welt.

## RITUALE ANGEWÖHNEN

Morgendliche Rituale erleichtern eine reibungslose Metamorphose vom »Morgenhasser« zur »Person, die es immer noch hasst, die Morgendämmerung zu sehen, aber die Vorteile des früheren Aufstehens erkennt«. Ich persönlich stürze mich aus dem Bett in etwas Kuschliges, bevor ich das Bett mache (damit man sich nicht direkt wieder hineinrollen kann), dann stiefele ich in die Küche und werfe was fürs Frühstück zusammen. Nach dieser Stärkung mache ich eine Bestandsaufnahme: Was steht auf meiner To-do-Liste für den Tag, welche Termine oder Meetings habe ich? Dann kann ich beim Duschen schon darüber nachdenken. Diese Routine versuche ich an den meisten Wochentagen zu befolgen, erfahrungsgemäß bin ich dann am produktivsten und schon richtig für den Tag aufgestellt. Hauptsache, ich lande nicht wieder im kuscheligen Bett. Deshalb frühstücke ich sofort, darauf freue ich mich nämlich schon seit sieben am Abend zuvor. Wenn man abends gebadet hat, steht man am besten direkt auf und zieht sich an. Für Morgen-Duscher ist natürlich die morgendliche Erfrischung nicht zu toppen. Ich versuche mein Bestes, aber manchmal läuft es einfach nicht rund. Dann schnappe ich meinen Laptop und arbeite im Bett, bis der Postbote klingelt, oder ich merke, dass es fast Mittag ist und ich bisher nur ein paar übrig gebliebene Chocolate-Cornflake-Mini-Bites von Marks & Spencer verspachtelt habe.

Apropos Chocolate-Cornflake-Mini-Bites, die sind zufällig das Einzige, was ich jetzt essen will. Zeit also, ein paar Worte übers Essen zu verlieren, da ich alle schlaffördernden Tricks aufgezählt habe. Alle vier Säulen der Self Care in *Ein leichtes Leben* tragen sowohl zum mentalen als auch zum körperlichen Wohlbefinden bei. Die Beziehung zwischen beiden wird gerade bei der Nahrungsaufnahme spürbar. Sich gut zu ernähren braucht Zeit, Hirnschmalz und manchmal einen ordentliches Teil des Budgets, aber wenn wir unseren Körper mit den richtigen Nährstoffen versorgen, spüren wir die langfristigen Vorteile ziemlich schnell auch mental. Wenn sich der Körper großartig anfühlt, folgt der Geist ihm, wir schlafen wie ein Stein, wir haben mehr Energie, sind aktiver, konzentrierter und produktiver – und selbstbewusster noch dazu! Gut, jetzt aber her mit den Cornflake-Mini-Bites …

## Gut essen

Schön wär's, wenn ich mich nach dem Verschlingen einer Pizza super und energiegeladen fühlen würde; ist aber leider nicht so. Du kennst die Aussagen ja schon: Mit einer abwechslungsreichen Ernährung, die reich an nahrhaften und frischen Vollwertprodukten ist, fühlst du dich zufrieden und munter. Ich bin weder Ernährungsberaterin noch Diätetiker, also erspare ich dir Fakten über Lebensmittel und erwähne nur, dass ich für ein bisschen von allem in Maßen bin. Ich schränke mich beim Essen nicht ein, sondern versuche, mich auf die Bedürfnisse meines Körpers einzustellen und meine Einkäufe darauf auszurichten. Meist habe ich das Gefühl, dass ich meine Ernährung rocke, weil ich oft selbst koche, neue Rezepte ausprobiere und den ganzen Vorgang genieße. Wenn ich auf Gemüse und Proteinen und Fetten, Kohlenhydraten und Ballaststoffen rumkaue, fühle ich mich gut, bin wach und gegen Stress gewappnet, bin beim Sport munter dabei und schlafe ein, ohne mich vollgestopft zu fühlen.

Wenn ich doch mal beim Pizzaservice um die Ecke bestelle (der ist unter meinen Favoriten gespeichert, du weißt schon: #Balance), liegt es daran, dass wir schlecht geplant, nichts im Haus und absolut keinen Antrieb haben. Das Szenario dürfte nicht nur mir bekannt sein. Deshalb ist es naheliegend, die Mahlzeitplanung und einen Großeinkauf pro Woche in die Abläufe zu integrieren. Die Vorstellung von durchgeweichtem Gemüse aus Tupperware-Boxen und Mahlzeiten, für die wir nicht in der Stimmung sind, ist nicht sonderlich attraktiv. Das Vorausplanen hilft nicht nur bei der gesunden Ernährung, sondern auch bei den Ausgaben – wir essen gesund und abwechslungsreich, ohne einen Kredit aufnehmen zu müssen. Und das Vorbereiten und Kochen ist so optimiert, dass nicht Stunden dafür draufgehen.

Da ich von zu Hause aus arbeite, ist das Vorplanen für uns perfekt. Ich kann kurz in die Küche, wenn zum Mittagessen etwas vorzubereiten ist, und die wöchentlichen Einkaufstouren muss ich nicht zur selben Zeit wie alle anderen machen. Vor allem geht's aber um Flexibilität, das heißt, wenn du so etwas noch nie getan hast, kann die Vorstellung, bis zu sieben Tage im Voraus über Essen nachdenken zu müssen, ganz schön beängstigen. Stell dir eine Welt vor, in der du NICHT jeden Tag nach der Arbeit noch im Supermarkt vorbeimusst, wo du einen Zwanziger loswirst, oder du dir den Kopf zermarterst, weil du nicht weißt, was du kochen sollst. So muss es nicht sein! Finde heraus, wie du das gebacken kriegst, und blättere um …

## MAHLZEITEN PLANEN

1 **SEI VORBEREITET.** Wenn meine Küche wie ein Saustall aussieht, dann lasse ich es oft schleifen, schütte mir Müsli in eine Schüssel und verziehe mich wieder. Es ist nämlich so: Um Karotten schneiden zu können oder Hummus im Mixer zu pürieren, braucht man einen sauberen Arbeitsplatz. Wisch also durch, räum auf und investiere, wenn nötig, in entsprechende Küchenutensilien.

CHECKLISTE KÜCHENUTENSILIEN:

- Antihaftbeschichtete Pfannen & Backformen
- Hochwertige Messer
- Messbecher & Messlöffel
- Küchenmaschine und/oder Mixer (ich würde meinen sogar heiraten, so oft benutze ich ihn)
- Küchenwaage
- Großer, antihaftbeschichteter Vorratstopf
- Schneidebretter
- Kochbesteck aus Silikon oder Holz
- Sieb & Reibe
- Glasbehälter mit Deckel (IKEA hat die besten)
- Schongarer (optional, aber großartig!)
- Rührschüsseln (die aus Metall sind leicht zu reinigen und gut zu verstauen)

2 **ZEIT ZUM PLANEN.** Schnapp dir einen Zettel und schreibe die Wochentage auf eine Seite. Vermerke, mit wie vielen Leuten du an diesen Tagen isst – wenn es weniger sind, stehen die Chancen gut, dass die Reste vom Vortag reichen. Füge oben Spalten fürs Frühstück, Mittagessen und Abendessen ein. Um die Sache zu vereinfachen, habe ich oft ähnliche Mahlzeiten zum Frühstück und Mittagessen und variiere vorrangig bei Abendessen. Wenn du neu einsteigst, plane erst mal nur die Abendessen und lass Frühstück und Mittagessen

weg. Im »Quellen«-Teil findest du Hinweise auf PDF-Vorlagen von Mahlzeitenplänen zum Ausdrucken, oder du suchst dir bei Kikki K oder Amazon ein paar schön gestaltete Notizzettel heraus, die du an den Kühlschrank hängen kannst. GENIAL.

3 **SICHTE, WAS DU HAST.** Bevor du über Mahlzeiten nachdenkst, schau dich in der Küche um - durchwühle deinen Kühlschrank, schau im Schrank nach, guck, was sich in der Tiefkühltruhe verbirgt, welche Gewürze noch im Regal dümpeln. Lass mich raten: Du hast eine angestaubte Dose Baked Beans gefunden und eine aufgerissene Reispackung, deren Überbleibsel du noch für die nächsten 20 Jahre aus irgendwelchen Ritzen fischen wirst, stimmt's? Vielleicht sind auch ein paar Lebensmittel dabei, die aufgebraucht werden müssen - und hier flüstert mir Delia aus meiner Lieblingskochsendung schon Ideen zu.

4 **DIE REZEPTE.** Zu Hause kochen wir manchmal einfach so, aber meistens verwenden wir Rezepte. Wahrscheinlich weil meine Mutter akribisch durch ihre geliebten Kochbücher von Marks & Spencer aus den 80ern stöberte (ich hab *Get the Glow, dt.: Natürlich essen - natürlich schön!; Ready, Steady, Glow* und *A Year of Beautiful Eating*, alle von Madeleine Shaw, am häufigsten im Einsatz). Vergiss nicht, Rezepte, die dir Spaß machen, auf Instagram oder Pinterest zu sichern oder die Seiten zu markieren. Mir gefallen auch die altmodischen Rezeptkarten, die es im Supermarkt ab und an gibt. Und ich hebe sie mit all meinen aufgeschriebenen oder kopierten Rezepten in einer Mappe auf. Falls du mal keine Zeit hast, ist es immer gut, 10 bis 15 Rezepte in petto zu haben, die du gerne isst und die schnell zuzubereiten sind. Lege außerdem Mahlzeiten für Tage fest, an denen du wirklich keine Lust auf Ausgefallenes hast. Bei uns sind das zum Beispiel Fischfilets mit einer Zitronenscheibe und Misopaste, gegrilltes Gemüse mit Paprikaschoten und Knoblauch, Süßkartoffelschnitze und irgendein Grünzeug. Einfach, sättigend und man braucht kein Rezept.

**5 DIE EINKAUFSLISTE.** Wenn dein Wochenplan steht, geht's an die Einkaufsliste. Schreibe die Sachen am besten in der Reihenfolge auf, in der du sie in den Einkaufswagen legen wirst. Klingt nach einer echten Aufgabe, aber bevor ich damit angefangen habe, hab ich immer die Eier vergessen. VERDAMMTE EIER! Gehe nicht vom Eingang aus vor, sondern fang hinten im Laden bei den Putzsachen an, arbeite dich zu den Trockenwaren bis zu den frischen Lebensmitteln wie Obst und Gemüse vor, dann zur Milch- und Fleischabteilung und ganz am Schluss zur Tiefkühlware. So hat dein Ben & Jerry's-Eis nicht die Konsistenz eines Milchshakes, wenn du es nach Hause geschafft hast. Obwohl: LECKER! Halt dich an die Liste. Einfach nach und nach die Sachen auf der Liste abhaken! Und noch eins: NIE hungrig einkaufen gehen - iss etwas, bevor du losgehst, sonst geht das Ganze für dich und dein Bankkonto nach hinten los. Ignoriere die Reihe mit Angeboten im peripheren Sichtwinkel: Widerstehe der Versuchung!

**SO KAUFE ICH IM SUPERMARKT EIN:**

1 Putzmittel
2 Dosen & Grundausstattung fürs Regal
3 Backwaren
4 Frisches Obst & Gemüse
5 Milchprodukte, Fleisch & Fisch
6 Tiefkühlware

**6 VORBEREITEN.** Wenn du wieder daheim bist, packst du alles weg und legst dich kurz hin. Das ganze Taschenschleppen war schließlich ein echtes Work-out. Hast du 30 Minuten Zeit, dann bereite etwas vor. Eine super Idee - so vermeidet man »Matschgemüse«! Ich bereite eigentlich nichts früher als einen Tag vorher vor, versuche aber einen süßen Snack vorzubereiten, weil ich immer um 15 Uhr Verlangen nach Schokolade verspüre. Meist mach ich Bällchen aus Trockenfrüchten/Proteinen und verstaue sie im Kühlschrank. Mit denen am Start und allen Zutaten für die Woche bin ich keine Stammkundin mehr beim Pizzalieferservice.

Es gehört zwar nicht zum 6-Stufen-Programm, aber trotzdem zur Info: Wir planen nur für Montag bis Freitag. Natürlich gibt es 1.000 Gründe (zirka!), warum es besser fürs Konto wäre, nur einmal die Woche in den Supermarkt zu gehen, aber in Wahrheit bin ich faul. Deshalb versuche ich den Plan von Montag bis Freitag im Griff zu behalten, aber am Wochenende flaniere ich gerne mal die Straße runter zum Brunchen, husche in einen Pub fürs Mittagessen oder ergattere eine Einladung von meinen Eltern, wenn meine Mutter kocht. Wenn wir am Wochenende kurz in den Laden müssen, um ein paar Sachen einzufangen, dann ist das okay. Außerdem nimmt das den Druck raus. Entweder gibt's Reste oder Lasagne von Mama.

## ESSENSPLAN, EIN BEISPIEL

| | FRÜHSTÜCK | MITTAGSESSEN | ABENDESSEN |
|---|---|---|---|
| **Montag** (beide daheim) | Apfel- & Zimt-Porridge | selbstgemachte Suppe (hält sich im Gefrierfach ewig) | Chili (Riesenmenge, super fürs Resteessen) mit Reis, Guacamole & Sauerrahm |
| **Dienstag** (beide daheim, aber wegen des Pilates-Kurses kommen wir spät) | Apfel- & Zimt-Porridge | Avocado auf Toast (übrig gebliebene Avocado vom Vortag) | selbstgemachte Suppe (schnell und einfach aufzuwärmen) |
| **Mittwoch** (beide daheim) | Apfel- & Zimt-Porridge | Chili (aus dem Gefrierfach, Rest von Montag) mit Reis | Lachs mit mediterranem Gemüse und Grünzeug |
| **Donnerstag** (beide daheim) | Apfel- & Zimt-Porridge | selbstgemachte Suppe (hält im Gefrierfach einfach super) | Veggie-Burger mit selbstgemachten Süßkartoffel-schnitzen |
| **Freitag** (nur ich) | Äpfel & Joghurt (Joghurt aufbrauchen, was Mark nicht geschafft hat) | Avocado auf Toast mit einem Ei (Avocados kurz vorm Kippen!) | Chilli (aus dem Gefrierfach, Resteverwertung) mit Reis |

## KOSTENSPARENDE TIPPS

Da gesunde Ernährung nicht unbedingt die günstigste Art ist, habe ich hier 10 Tipps, wie gutes Essen prima ins Budget passt und lange hält, sodass du keine schimmeligen Reste im Kühlschrank hast:

- Tiefgekühltes Obst und Gemüse eignen sich ebenso, um aufs Grün im Nahrungsplan zu kommen. Das Gemüse lässt sich super fix zubereiten und das Obst kann man für Porridge verwenden oder im Smoothie verarbeiten.

- Ein gut bestücktes Gewürzregal ist klasse – aus einer bescheidenen Kartoffel kann man mit wenigen Handgriffen eine rauchig gewürzte Kartoffelschnitte zaubern. Zuerst musst du ein bisschen investieren, damit Salz, Pfeffer, Olivenöl, Rotweinessig, Sojasauce, Knoblauchpulver, Paprika, Kreuzkümmel, Chilipulver, Zimt, Oregano und Senf als Grundausstattung da sind – und dann kannst du aufstocken, wie du möchtest.

- Schimmeliges Brot war Standard in unserem Küchenregal, bis ich über folgenden Tipp gestolpert bin: Pack 2 Scheiben Brot (oder so viele, wie du am Tag brauchst) in wieder verschließbare Aufbewahrungsbeutel und leg ihn in den Kühlschrank. Der Rest wandert ins Gefrierfach. Wenn die Scheiben im Kühlschrank alle sind, ersetz sie durch welche aus dem Gefrierfach. Schimmel weg! ZAUBEREI!

- Wenn guter Fisch oder Fleisch im Angebot sind, dann weißt du, was zu tun ist (bei meinem Supermarkt um die Ecke gibt's grandiose »Fisch-Freitag«-Schnäppchen). Pack die Einkäufe direkt ins Gefrierfach und taue sie am Abend vor dem Tag, für den sie vorgesehen sind, auf. Dann nicht mehr einfrieren. Die gefrorenen Sachen innerhalb eines Monats aufbrauchen!

- Übrigens kann man auch Käse einfrieren! Wer hätt's gedacht? Dadurch verändert sich die Textur zwar, also plane nichts Ausgefallenes wie eine Käseplatte, aber zum Kochen ist er super. Schneide die Stücke vor, bevor du sie in Sandwichbeuteln ins Fach schiebst, und hol das Stück zum Auftauen raus, das du am nächsten Tag brauchst.

- Salattüten und Blattgrün wie Spinat neigen dazu, innerhalb von Stunden zu vermatschen. Wasche die Blätter oder übrig gebliebenen Salattütenreste und pack sie in einen Sandwichbeutel mit Küchenrolle, die die Feuchtigkeit aufsaugt. Dann sollten sie sich zwei Tage halten. Und? Wie oft habe ich jetzt schon diese tollen Aufbewahrungsbeutel zum Wiederverschließen erwähnt? Sie sind super praktisch und eignen sich für alles Mögliche, besonders in der Küche. Ich packe geschnittene Zwiebeln und Gewürze rein, Einzelportionen an Essensresten, Fleisch oder Fisch fürs Gefrierfach und sie sind genauso klasse, um eine halbe Frucht oder Gemüse für später aufzuheben.

- Eier kaufe ich in größeren Einheiten, aber sie schmecken am besten, wenn man sie innerhalb von zwei Wochen verbraucht. Wenn sie bei dir länger im Kühlschrank dümpeln, dann kauf kleinere Mengen, und dafür einfach öfter.

- Wenn der Inhalt deines Gemüsefachs schon bessere Tage gesehen hat, dann schnippel alles klein, röste es im Ofen mit etwas Öl, Salz, Pfeffer und Gewürzen und wirf dann den Mixer an, um darin alles mit ein bisschen Gemüsebrühe zu einer Suppe zu verarbeiten. Fülle diese in einzelne Boxen oder Beutel und heb sie im Gefrierfach bis zum nächsten winterlichen Aufwärmmoment auf.

- Spart zwar nicht unbedingt Geld, aber der wöchentliche Lieferservice von HelloFresh oder Gusto funktioniert für all diejenigen, die weder Zeit noch Lust fürs Vorausplanen aufbringen. Die meisten Lieferungen sind teurer (ein paar Euro) als die Zutaten an sich, aber es reduziert mögliche Resteverschwendung und ist bequem – und schließlich gibt's auch Rabattaktionen online!

Deine Ernährung ist geklärt – geplant und vorbereitet – und sie verschlingt nicht länger Geld und Zeit auf deinem Heimweg. Perfekt! Deshalb ist es an der Zeit, die letzte Säule der Self Care im leichten Leben anzugehen – körperliche Aktivität. Nach deinem Spinning-Kurs hast du eine leichte, schnell zubereitete Mahlzeit eingeplant – also musst du jetzt wirklich hingehen! Mit den vorgenommenen Anpassungen für mentale Gesundheit, besseren Schlaf und gesunde Ernährung ist dein Körper bereit für die Bewegung. Du glaubst auch nicht mehr, dass schweißtreibende Beschäftigungen einfach nur furchtbar sind. Schließlich sind die Vorteile sportlicher Betätigung unglaublich vielfältig. Kraft und Muskelmasse werden aufgebaut, die Durchblutung gefördert und du erhältst einen Zusatzkick in Sachen Self Care. Und falls du noch etwas mehr überzeugt werden willst, tauchen wir jetzt mal so richtig ein …

# Sport und Bewegung

Wir alle haben noch Mr Motivator aus dem Frühstückfernsehen vor Augen. Der wusste schon: Sport sollte ganz oben auf der To-do-Liste stehen, selbst wenn man keine Lust hat. Selbst ein Koriander-Avocado-Toast erscheint dann attraktiver (und Koriander ist Teufelszeug, nur dass das klar ist!). Aber das Training hat nicht nur körperliche Vorteile, sondern hilft auch mental und pusht die Self Care. *Das* sollten wir wirklich nutzen und uns selbst einen Tritt in den Hintern verpassen.

*Klar* kann es eklig sein. Schweißflecke, durch die das Top urplötzlich eine andere Farbe hat: Da bedauere ich sofort, mich für Grau entschieden zu haben. Oder das Gefühl, nach den Liegestützsprüngen in alle Ewigkeit nur noch keuchen zu können. Trotz alledem: Dein Training, egal ob mit oder ohne Liegestützsprünge, verpasst dir einen Endorphinschub, der sich genial anfühlt. Außerdem zwingt er uns zur einstündigen Handy-Abstinenz – eine Art Mini-Detox! – und zur mentalen Auszeit von allem, was zu Hause, auf der Arbeit oder sonstwo im Leben vor sich geht. Der Geist schiebt die alltäglichen Stressmomente von sich und konzentriert sich ganz darauf, die drei Sekunden Liegestütz durchzuhalten. Ich sage dir eins: Wenn du deine Trainingsroutine in dein leichtes Leben integriert hast, dann hüpfst du heim. *Falls du überhaupt noch deine Waden spürst …*

## ENTWICKLE ROUTINEN

Manche empfinden Routinen zum Gähnen langweilig, ein Konstrukt, das uns zu Zeiten und Aktivitäten zwingt, die schwierig durchzuhalten sind. Und ja, das stimmt für manche – und für meinen Mann und mich ist es höchste Zeit, dass wir sonntagabends mal die Wohnung verlassen, statt uns nur anzuschauen, je eine Augenbraue zu heben und dann den Laptop zu schnappen und Take-away zu bestellen. Aber eine Routine ist auch etwas, was uns zur Rechenschaft zwingt und dabei hilft, etwas in Schwung zu kriegen, und am Anfang Struktur und Motivation liefert, wenn du noch mit diesen »*mehr bewegen*« rumzackerst.

Ich trainiere gerade am Pilates-Reformergerät und dann am Pilates-Reformergerät und dann noch eine Runde am Pilates-Reformergerät, obwohl ich vorher alles ausprobiert habe. Ich bin doch nicht etwa ein Gewohnheitstier? NIEMALS. Ich hatte mal für 18 Monate einen Personal Trainer, wo ich mir einen Hintern antrainiert habe. Ich habe täglich Yogasitzungen in meinen Flur absolviert, die ich auf YouTube rausgesucht hatte, und Frieden im herabschauenden Hund gefunden. Mit meinem Papa hab ich einen Spinning-Kurs besucht und gelernt, dass man seinen kompletten Wasserhaushalt in 45 Minuten rausschwitzen kann. Ich hab einen Barré-Kurs besucht und gespürt, dass ich über die staksige Eleganz eines neugeborenen Lämmchens verfüge.

Dann hab ich's mit Laufen probiert, hab aber solche Seitenstechen bekommen, dass ich heulend abbrechen musste, und mein Papa mich mit dem Auto eingesammelt und heimgebracht hat (zugegeben, das war ein Tiefpunkt). Ich hab geschwitzt, gekeucht, aber ich hab mich auch gut gefühlt. Am längsten dabeigeblieben bin ich natürlich bei jenen Sachen, die mir Spaß gemacht haben.

Und das möchte ich betonen: Eine Fitness-Routine kriegt man nur hin, wenn sie auch Spaß macht. Wenn die Vorstellung, sich aus dem Bett zu quälen, um in Eiseskälte zum Studio zu stiefeln, dich körperlich abstößt (Respekt, wenn das nicht der Fall ist!), dann stehen die Chancen gut, dass du wirklich jede Ausrede auspackst, um dich rauszuwinden. Natürlich gibt es Tage, an denen man null Bock hat, aber wenn man es zu 80 % hinkriegt, das Training durchzuziehen, dann ist alles gut.

Wie findet man also das Richtige? Na ja, denk mal ein bisschen nach – hast du früher irgendwas gerne gemacht, was du aus den Augen verloren hast und jetzt wieder anfangen könntest? Willst du durchstarten, wenn ein Läufer an dir vorbeizieht? Schwärmen deine Freundinnen von einem neuen Kurs (meine Freundin hat mich mal zu einem Kurs überredet, der dann ein Rave war). Gefällt dir das Studio, an dem du auf dem Heimweg vorbeikommst? Sammle einfach Infos, google ein bisschen und schau, was dich anspricht. Hier findest du ein paar Sachen, die ich getestet habe:

- **AERIAL YOGA:** Yoga, bei dem man in einer Seidenschlaufe hängt, ungefähr so wie in einer Hängematte. Macht unglaublich viel Spaß. Dabei muss man aber drauf vertrauen, dass die Seide hält und man nicht rauspurzelt - eher ungeeignet für Leute, die leicht seekrank werden!

- **BARRÉ:** eine Mischung aus Pilates, Tanz und Yoga-Moves, die hauptsächlich an der klassischen Ballettstange ausgeführt werden. Hier wurde mir gnadenlos aufgezeigt, dass mir jegliche Eleganz abgeht, und am nächsten Tag tat mir echt alles weh.

- **BOOTCAMP:** eine funktionelle Trainingseinheit, die normalerweise draußen stattfindet, hier arbeitet man mit dem eigenen Körpergewicht und Outdoor-Ausrüstung. Wenn ihr gerne angeschrien werdet (ich find's seltsamerweise gut) und euch gerne schmutzig macht, seid ihr hier richtig! Was für Naturliebhaber!

- **BOXEN:** bei diesen Techniken und Übungen ist Ganzkörpereinsatz gefragt. Aber stell dich auf mehr als einen Schwinger ein. Härtestes. Training. ÜBERHAUPT. Da fühlt man sich wie ein knallharter Typ.

- **CLUBBERCISE:** ein Aerobic-Training, ähnlich wie Zumba - bei den Dance Moves schwenkst du diese leuchtenden Knicklichter herum. Ich bin mit meiner Mama und ihren Freundinnen hin und habe selten so gelacht. Allein die Knicklichter sind das Geld wert.

- **WANDERN:** Auf einen Hügel rauf, weil du es willst, und nicht, weil deine Eltern dich dazu zwingen! Ich hab inzwischen das Alter erreicht, wo ich gerne wandern gehe, und wenn du auf dem Land oder in einer schönen Gegend wohnst, dann bietet sich Spazierengehen als kostenlose und umweltfreundliche Möglichkeit an.

- **MUAY THAI:** der Nationalsport Thailands, der Nahkampfübungen umfasst und zum Teil mit Partner durchgeführt wird. Vergiss, was ich oben gesagt habe. DAS ist das härteste Training. Der Schweiß ist mir dabei sogar aus den Augen geronnen!!!!

- **PILATES REFORMER:** Übungen, die am Pilates-Reformergerät durchgeführt werden, das Joseph Pilates entwickelt hat. Fördert Kraft und Flexibilität und ist mein aktueller Top-Favorit! Ich hab mich richtig verliebt in das lange Liegen und darin, dass ich seit Urzeiten meine Zehen mal wieder berühren konnte – das konnte ich zuletzt als Baby!

- **KRAFTTRAINING:** speziell zum Aufbau von Kraft, Muskeln und anaerober Ausdauer. Du bestimmst selbst, wie hart es wird. Die Ergebnisse von regelmäßigem Training sind bemerkenswert. ICH HATTE EINEN HINTERN. Zwar nur kurz, aber es fühlte sich großartig an.

- **JOGGEN:** Du setzt einen Fuß vor den anderen und bewegst dich, als würde jemand schreien: »LAUF, FORREST, LAUF!« Kostet nix! Außerdem findet man schnell andere, mit denen man laufen kann, und die mit deinem Zeitplan harmonieren.

- **SPINNING:** Indoor-Cycling, bei dem die Ausdauer im Vordergrund steht. Du kannst dir vorstellen, dass ich auf dem Fahrrad saß und literweise geschwitzt habe!

- **SCHWIMMEN:** Dabei werden jedes Mal die Haare nass, auch mit der weltbesten Schwimmkappe. Nur für Menschen, die sich jeden Tag die Haare waschen. Zu denen gehöre ich nicht.

- **YOGA:** spirituelle Lehre, die ihren Ursprung im alten Indien hat, und körperliche und mentale Übungen umfasst. Entspannende Trainingsmethode, die überraschend hart ist. Ich fühlte mich biegsam und entspannt, als ich regelmäßig dabei war.

Wenn du schon ungefähr weißt, was dich anspricht, dann schau deinen Zeitplan an und finde heraus, wo du etwas einbauen könntest. »Ich hab keine Zeit!«, hab ich jahrelang als Ausrede benutzt, obwohl ich selbstständig bin und keine Kinder habe. Ich schätze mal, 99,95 % hätten Zeit, und wenn es nur für eine einstündige Einheit in der Woche ist. Man muss nur jene Zeitfenster finden, die man bisher auf andere Aktivitäten verschwendet hat, die nicht unbedingt guttun. Diese eine Stunde, die man am Handy rumscrollt, bevor man ins Bett geht, die Abende, an denen man zum gefühlt 76. Mal alle Folgen von *Friends* am Stück anschaut, die Mittagspause, in der man den Twitterfeed überfliegt, ohne irgendwas zu lesen? Fang klein an und arbeite dich hoch, indem du die Einheiten erhöhst, wenn dir etwas Spaß macht und du Ergebnisse siehst. Versuch für einen Monat bei einer bestimmten Routine zu bleiben. Wenn du das geschafft hast, dann schau dir an, wie es gelaufen ist: Bist du deswegen zu etwas zu spät gekommen, hat dir alles weh getan? Fühlt sich der Kurs um 6 Uhr wie die Hölle an? Bewerte, passe an und schwitz den nächsten Monat durch. Und? Ups – da hat sich ja eine Routine eingeschlichen, ohne dass du's gemerkt hast!

Es gibt diesen blödsinnigen Spruch, der online kursiert: »Training bereust du nie!« – es klingt so wahr. Als meine Freundin und ich Muay Thai ausprobiert haben, ist sie zwar mit verdrehtem Knie im Krankenhaus gelandet, aber meist fühlt man sich nach dem Training geschafft und gleichzeitig energiegeladen. Im Wartesaal der Notaufnahme landet man eher selten. Wenn dir nicht nur die Zeit, sondern auch das Geld im Weg steht, dann schnapp dir eine Freundin, die joggt und dich auf eine ihrer Strecken mitnimmt! Oder lade übers Wochenende eine Freundin ein und sag ihr, sie soll die Yogamatte mitbringen, damit ihr euch beide zu einem Video dehnen könnt (ein flauschiges Handtuch ist eine prima Alternative für eine Yogamatte, besonders auf Teppichboden). Oder vielleicht steht deine bessere Hälfte auf Fitnessstudio-Übungen und kann mit dir im Park ein Zirkeltraining durchziehen? Es muss nicht teuer sein, Stunden dauern und vor allem muss es nicht ätzend sein. *Versprochen*!

## WIE BLEIBE ICH DABEI?

Du hast dir einen Aktionsplan ausgearbeitet, hältst dich dran und hast (manchmal) sogar Spaß? Wie bleibst du am Ball? Und damit meine ich, dass du länger als einen Monat deine Fitness-Neujahrsvorsätze durchziehst. Ich hätte da ein paar Ideen …

## SUCHE DIR MITSTREITER

Ich hab immer gedacht, dass ich eine Allein-Schwitzerin bin, da ich früher allein oder allerhöchstens mit meinem PT vor mich hin geschwitzt habe (der hat übrigens gesagt, dass ich direkt nach dem kompakten Typen, der das Zweifache seines Körpergewichts stemmen konnte, komme, wenn's um die Schweißmengen geht!). Wegen meiner fünf linken Arme und Beine und weil ich nach spätestens einer Minute Joggen wie ein Quietschespielzeug klinge, ging ich davon aus, dass ich nur schweißgebadet auf dem Boden liegen würde. Dann habe ich begriffen, dass das VOLLKOMMEN EGAL ist. Niemand achtet darauf, ob man sein Pilates-Gerät schon nach dem Aufwärmen abwischen muss, weil Schweißperlen draufgetropft sind. Alle sind auf sich selbst konzentriert, und wenn man zu kämpfen hat, gibt's eher aufmunternde Zurufe. Außerdem lernt man so neue Leute kennen. Da ich selbstständig arbeite und oft nur mit dem Postboten interagiere, finde ich es super, wenn ich mir ordentliche Klamotten (na ja, *Lycra*!) überwerfen, das Haus verlassen und mit anderen Smalltalk führen kann. Ich dehne mich also nicht nur, sondern auch das Miteinander tut mir oft richtig gut.

## GIB DEINEN EINHEITEN GEWICHT

Erinnerst du dich an deinen super strukturierten Terminplaner? Wenn du erst mal deine Einträge – Meetings, Abgabefristen, Treffen – im Griff hast, dann versuche auch deine Trainingseinheiten einzuplanen. Ich trage meine Pilates-Stunden in den privaten Teil ein, und zwar genau wie jeden anderen Termin – mit festen Zeiten und einer Erinnerung am Tag zuvor. So vergesse ich nichts und kann schnell umstellen, wenn ich mir am Abend vorher (nach 23 Uhr!) den Rücken ausgerechnet beim Versuch, den Wurm zu mimen, verrenkt habe. Gib den Einheiten Priorität – das ist etwas, was wir zu selten machen. Wir melden uns an, verbraten unser Budget und wenn das Training ansteht, versuchen wir gerade nicht in der Terminflut unterzugehen (das gehen wir später noch an) und kippen deshalb als Erstes das Training über Bord. Manchmal sind wir körperlich nicht fit, und das ist absolut okay. Manchmal verbringen wir Zeit mit Wichtigerem, und das ist auch in Ordnung. Aber neun von zehn Mal wäre es einfach von Vorteil, den Arsch in Bewegung zu setzen und HINZUGEHEN, also stell das Training nicht hinten an, sonst bleibt der Erfolg aus.

## NEUE AUSRÜSTUNG

Klingt total materialistisch (und ist es auch!), aber manchmal ist ein neues Outfit das Einzige, was mich motiviert, meine Routine durchzuziehen.

Natürlich passt das nicht so gut zu meiner Philosophie der Basis-Garderobe, aber diese super genialen neuen Leggings oder der Sport-BH, der ein schönes Dekolletee zaubert und stützt, geben mir dann den Kick weiterzumachen, und sei es nur, weil ich das neue Outfit ausführen möchte. Man fühlt sich gut und selbstbewusst, viel besser als in den ausgeleierten Leggings oder den löchrigen alten T-Shirts. Außerdem brauchen wir das richtige Outfit. Es gibt nichts Schlimmeres als Nähte, die scheuern. Ich spreche aus Erfahrung! Wir strapazieren diese Art Kleidung – dehnen, reiben, regelmäßig waschen: Logisch, dass wir manchmal von vorne anfangen müssen. Halt nach Folgendem Ausschau:

**SPORT-BH**

Wenn ihr obenrum besser ausgestattet seid, wählt einen mit Stützkraft, verstellbaren Trägern und Verschlüssen auf der Vorderseite! Unbedingt auf so wenig Nähte wie möglich (auch verdeckte) achten; prüfe direkt, ob es irgendwo scheuert oder kratzt, indem du die Arme wie beim Laufen schwingst.

**T-SHIRT**

Mit dünnen, schweißabsorbierenden Materialien überhitzt du nicht beim Training, und dein Oberteil klebt nicht an, wenn du Gewichte stemmst. Wichtig ist, dass du dich wohlfühlst. Etwas enger sitzende Tops rutschen nicht hoch, wenn du Übungen ausführst, bei denen du dich vorbeugen musst. HALLO, HERABSCHAUENDER HUND!

**LEGGINGS**

Leggings dürfen ruhig etwas kosten, wenn die Qualität stimmt. Schau nach schweißabsorbierenden, atmungsaktiven Materialien und Schnitten mit hohem, aber weichem Bund, damit deine Mitte geschützt ist. Probier sie richtig aus, indem du herumhüpfst, Ausfallschritte testest und schaust, ob alles bedeckt bleibt und es keine unangenehmen Reibe-Stellen gibt.

**SPORTSCHUHE**

Die Wahl der Sportschuhe hängt von der gewählten Sportart und davon ab, wie deine Füße sich bewegen, wenn du läufst, rennst oder trainierst. Mein Rat? Wenn du anfängst zu joggen, dann lass dich BITTE von einem Profi beraten. Deine Schienbeine, Waden, Gesäßmuskeln, Knie – im Grunde genommen dein ganzer Körper – werden es dir danken.

## MELDE DICH AN

Wie schon gesagt: Mir hilft es, wenn ich Einheiten vorab gebucht habe und angemeldet bin. Wenn ich den Kurs bezahlt habe, dann gehe ich eher hin und es entwickelt sich eine Routine. Das liegt daran, dass ich es gerne jedem recht mache und niemanden hängen lassen möchte, aber auch, weil ich das Geld sonst auch gleich im Klo runterspülen könnte. Falls dir die Runde Joggen nach der Arbeit mit deiner Freundin nicht schwerfällt oder die Bootcamp-Session am Wochenende: GROSSARTIG! Dann vergiss meinen Ansatz. Denn bei mir funktioniert es vor allem, wenn ich für etwas bezahlt habe (besonders, wenn ich nicht kurzfristig absagen kann). Dann GEHE ICH HIN: Ich will kein Geld verschwenden. Meine Schuldenliste sieht nicht rosig aus, aber das Motto »*Investiere in dich selbst*« unterschreibe ich ungesehen. Plane die Kurse im Budget ein, dann klappt das irgendwie.

## BLEIBE FLEXIBEL

Ich liebe Routinen (die Autorin eines Buches über Lebensorga mag feste Terminpläne? HAMMER!). Und natürlich finde ich es super, wenn man sich einen bestimmten Rhythmus angeeignet hat, aber manchmal muss man auch flexibel sein. Lege die Anzahl von Stunden oder Einheiten fest, die du innerhalb von zwei Wochen schaffen willst. Zum Beispiel fünf Studio-Einheiten in zwei Wochen. Trage ein Feld zum Abhaken pro Session in deinen Planer ein und streiche sie durch, wenn du alle geschafft hast. So bist du nicht auf Montag, Mittwoch und Freitag festgelegt, wenn das nicht passt und deine Planung durcheinandergewirbelt würde – und deine Trainings-Routine bleibt trotzdem nicht auf der Strecke. Manchmal wähle ich Kurse mit neuen Trainern aus, die ich dann liebe; neue Übungen, Tipps zur Fitness oder zum Testen der eigenen Grenzen – klasse! Wenn sich das nächste Hindernis auftürmt, dann schüttel dich kurz, und vielleicht findest du etwas Besonderes.

## MISCH MAL DURCH

Wenn nichts mehr funktioniert, dann misch alles auf. Wenn du nicht mehr für deine Routine brennst, dann bleib nicht dabei. Das ist mir auch passiert. 18 Monate lang habe ich mich drei Mal die Woche mit meinem PT getroffen, mit meinen Gewichten und an den Kniebeugen gearbeitet, aber dann hat mir das nichts mehr gegeben. Deshalb habe ich das Reformerteil in meine Routine aufgenommen, und sechs Monate später war die Fitnessstudiomitgliedschaft Geschichte. Ich LIEBE mein Pilates-Studio (erkennbar daran, dass ich mich rundum mit deren Werbe-Sachen eingekleidet habe). Tritt einen Schritt zurück und wage dann den Sprung in etwas Neues. Vielleicht reicht es, die Tage zu tauschen, oder den Trainer, oder du hast deine Studio-Routine gerade zum 568. Mal durchgezogen und musst schwerere Gewichte nehmen oder dir andere Übungen suchen. Oder du begräbst deine aktuelle Routine ganz und fängst etwas Neues an. Klettern! Zirkusakrobatik! Yoga auf dem Kopf, während du wie in einer Hängematte von der Decke hängst! Kick die Fitness nicht ganz raus, so lange du nicht alles versucht hast.

## Leicht gesagt

*Hab ich nicht recht?* Self Care ist viel mehr als Luxusbadesalze und Kaschmirsocken. Sie umfasst so viel davon, was das leichte Leben ausmacht. Warum machen wir es uns so schwer? Stressgeplagt finden wir keinen Schlaf und stopfen uns mit Junkfood voll oder toppen die niedrigste Schrittzahl am Tag. Verrückt: Wir tun das alles und erwarten dann, dass wir auf einem Niveau funktionieren, das wir nicht erreichen können, wenn die Luft raus ist. Wenn wir uns ein paar Stunden pro Woche, oder Minuten am Tag, nehmen und schauen, wie es uns geht und im Kopf die vier Säulen durchgehen - mentale Gesundheit, Schlaf, gut essen, körperliche Aktivität - und abhaken, ob wir ein, zwei Dinge gerade tun/getan haben/noch tun wollen, dann sollte es auch gelingen, das Glücks-Niveau in Sachen Self Care zu halten.

Natürlich stehen diese vier Säulen nie gleich solide und beständig. Das eine oder andere Teil wackelt schon mal, und wenn es das tut, sollte man nicht zu hart mit sich selbst sein: Hol tief Luft und bring sie wieder ins Gleichgewicht. Vielleicht hilft ein Gespräch mit einer Freundin, ein selbst kreiertes Schlafspray, Suppe kochen mit den Gemüsen, die gerade noch gut sind, oder ein Spaziergang, bei dem du während der Mittagpause ein bisschen die Orientierung verlierst. All diese Aktivitäten zusammengenommen oder einzeln helfen, neue Standfestigkeit und einen Hauch Self Care in dein Leben zurückzubringen.

Andere Kapitel fokussieren auf das Optimieren und Automatisieren von Abläufen. Bei Self Care sage ich nur: Nimm mit, was du kriegen kannst! Genieße die kostbaren Momente, setz es ganz oben auf den Zettel und fühl dich bloß nie schuldig, weil du dir Zeit für dich selbst nimmst. Deine Gesundheit und dein Glück sind die Hauptsachen in deinem Leben, da müssen andere zur Not zurückstehen. Familie kommt auch weit vorne, und die Arbeit - da bist du sicher dran, aber wie sieht es mit dem Privatleben aus? **einfügen von Zikadenzirpen** Fällt dir das auch schwer? Na ja, beim Jonglieren deiner Freizeit müssen ja nicht unbedingt alle Bälle kreuz und quer fliegen.

So geht's ...

# So funktioniert das Privatleben

Mit der Familie oder Freund*innen Zeit verbringen sollte Spaß machen und nicht zum logistischen Albtraum werden, bei dem der Stresspegel neue Höhen erklimmt. Hier geht's deshalb darum, wie man freie Zeit am besten gestaltet.

In unserer Kindheit haben wir etwa sieben Stunden am Tag mit Freundinnen verbracht – in der Schule. Wir haben gemeinsam gelernt, gespielt und die kostenlosen Zugangszeiten zum Rechner in der Bibliothek fürs Ausdrucken von Liedtexten verbraten, damit wir unsere Übungshefte gemeinsam damit bekleben konnten. Dann ging's heim, wo wir uns das Telefon schnappten und die Zeit bis zum Abendessen noch mit ein, zwei Freundinnen verplapperten, mit Gesprächen über Jungs oder dass wir den Concealer morgen mal als Lippenstift ausprobieren würden. *Nach* dem Essen ging's mit Messenger weiter (oder wir hingen so lange an der Strippe, wie unsere Eltern das mitgemacht haben), wobei man krampfhaft versuchte zeitgleich mit seinem Schwarm online zu sein und dann sein Icon ganz schnell auf »Busy« umzustellen, um abgeklärt zu wirken. Wir waren ständig in Kontakt mit Freundinnen und Freunden. Unsere Welt drehte sich um unsere sozialen Kontakte, denn wir lernen durchs Interagieren mit anderen. Und erst wenn die Prüfungen durch, die Schulbücher weggepackt sind (sodass sie nie wieder das Licht der Welt erblicken) und die Abschlussarbeit abgeheftet ist, verlagert sich der Fokus vom sozialen Umfeld auf den Arbeitsbereich.

Keine megalangen Clubnächte mehr, kein Durchfeiern – das scheint mit der Ausbildung auch abgeschlossen zu sein. Leber und Konto danken es zwar, aber von 100 auf gefühlte 5 runterzufahren, ist schon heftig. Nicht jeder reagiert gleich, aber ich hatte schon das Gefühl, dass die Party-Einladungen nach und nach ausdünnten. Wobei meine Antworten auch immer ausweichender klangen – »versinke in E-Mails/hatte eine super HEFTIGE Woche/hab mir gerade Arbeit mit nach Hause genommen/**hier neue Ausrede einfügen**«. Arbeit ist anstrengend (wobei du nach dem letzten Kapitel sicher sowas von tiefenentspannt bist!) und die Verantwortlichkeiten türmen sich. Verständlich, dass wir dicht machen und Freizeitaktivitäten radikal einschränken. Schwups, fällt so der Mädelsabend – und der Sportkurs nach der Arbeit – flach.

Ich bin ja immer dafür, in Bewegung zu bleiben, aber ich häng mich mal weit aus dem Fenster und behaupte, dass es wichtiger ist, Freundschaften zu pflegen als einen wohlgeformten Hintern sein Eigen zu nennen. Je älter wir werden, umso weiter schrumpft unser Freundeskreis und rückt zusammen. Jetzt gehen wir ernsthafte Beziehungen ein, sodass die Beziehungen zu den Freundinnen in den Hintergrund geraten. Wenn man darauf achtet, kann man beides hegen und pflegen. Schließlich sollten wir unseren Freundeskreis nicht aus den Augen verlieren, denn Neuzugänge sind rar.

Wann hast du das letzte Mal ein Essen geplant oder warst Gastgeberin? Ganz schön lange her? Hier ist eine Aufgabe, die du direkt umsetzen kannst:

- Nimm dir eine kurze Auszeit von diesem Buch, schwing dich im Netz zu Doodle rüber und starte eine Umfrage (auf der Seite können deine Freundinnen und du die Termine koordinieren).
- Du kannst das Event benennen, einen Treffpunkt angeben und Anmerkungen hinzufügen. Wähle Terminvorschläge aus, an denen du selbst kannst, und füge die Mailadressen deiner Freundinnen hinzu, sodass sie benachrichtigt werden und Tage/Uhrzeiten aussuchen können.
- Nimm den Termin, an dem die meisten können, und - jippieh - schon ist der Mädelstreff wieder gebongt!

Zeit mit Freundinnen zu verbringen ist das Beste! Wie du sicher inzwischen mitbekommen hast, hocke ich gerne allein auf meinem Sofa und lese, aber ich brauche auch unbedingt den Frischekick von Freundinnen. Sie bringen mich zum Lachen und zum Weinen. Sie lassen mich in Vergangenem schwelgen. Wir teilen Witze, die so brüllkomisch sind, dass ich besser Ausschau nach den Binden aus der Tena-Werbung halte! Sie sind quasi die fünfte Säule der Self Care, die dich aufmuntert und stärkt, egal, was das Leben so austeilt. Im leichten Leben reduziert die Zeit mit Freunden und Familie Stress, sie helfen Probleme zu lösen und bieten einen sicheren Ort, wo man Gedanken, Gefühle und Pläne mit Menschen teilen kann, die dich gut kennen und vielleicht einen guten Rat in der Tasche haben. Hier kannst du du selbst sein, was nicht immer so einfach ist – und deshalb sollte man diese »freie« Zeit nicht aus den Augen verlieren.

Freundinnen sind großartig – im Partnerlook die gleichen Topshop-Blazer tragen und so! Aber wie zur Hölle sollen wir Treffen einplanen, wenn der Terminplaner eher nach einem kniffligen Tetris-Spiel aussieht?

## Beste Freundinnen – auf immer und ewig! Nicht nachlassen

Auf diesen Seiten findest du kurzfristige Lösungen. Es ist wichtig, Freundschaften zu pflegen, damit sie nicht eingehen. Aus eigener Erfahrung kann ich sagen, dass du nichts falsch machst, wenn du ab und an nachhakst, was der/die andere so macht, und dein Gegenüber weiß, dass du da bist, wenn's drauf ankommt, und umgekehrt genauso – dann braucht's nicht viel. Ich schicke gerne kleine Zeichen, Nachrichten oder Geschenke, nur um kurz Hallo/du bist klasse/denk an dich zu sagen. Manchmal sind es Blumen, eine Postkarte oder ein Buch, das jemand unbedingt lesen wollte und das bei mir im Regal steht. Manchmal sind es selbstgebackene Kekse oder Ohrringe, die ich entdeckt habe und von denen ich weiß, dass sie HAMMERMÄSSIG passen. Wenn's mein Budget erlaubt, dann sind ein Geschenk oder eine Postkarte ab und an drin; ich fühle mich gut beim Schenken, und die Gesten entsprechen dem »BFF«-Freundschaftsbändchen von Elizabeth Duke für meine beste Freundin in der Grundschule – nur für Erwachsene eben.

Zu einem gesunden sozialen Umfeld gehören Treffen zum Quatschen und überhaupt Aktivitäten, bei denen du dich gut fühlst. Stressig oder gezwungen sollte daran nichts sein. Und unglücklich solltest du dich auch nicht fühlen. Wenn du dich so fühlst, musst du dringend an deinen Freundschaften arbeiten. Denn unsere Zeit ist kostbar, und wir sollten sie weise nutzen, Spaß haben und uns gut fühlen. Schluss zu machen ist nie einfach, aber etwas loszulassen, was uns zurückhält und mental und physisch auslaugt, verschafft uns die Chance, diese Ketten zu lösen und uns zu befreien. ICH BIN EIN VOGEL! Frei, neue Menschen kennenzulernen, Neues zu tun und meine Zeit mit Dingen zu verbringen, bei denen ich mich großartig fühle.

## FÜNF TIPPS ZUM AUFPIMPEN DES PRIVATLEBENS

1 Essen mit Freunden ist der Klassiker, in unserer Gruppe packen wir ihn oft aus. Und man muss sich gar nicht unbedingt abends treffen! Da verschlingen Kurse schon eine Menge Zeit, das Pendeln von der Arbeit zurück ist ein einziger Albtraum oder man muss spät noch arbeiten. Zum Glück gibt's jede Menge anderer Möglichkeiten. Frühstücken, zu Mittag und Abend essen wirst du sowieso, also warum nicht deine Freundinnen dazu einladen – zu Hause oder auswärts. Es muss nichts Großes sein. Wenn du einen Frühstückstreff vor der Arbeit reinquetschen willst, such ein Café aus, das für alle günstig liegt. Gemeinsame Mittagessen bieten sich an, wenn ihr nicht weit voneinander arbeitet. Bonuspunkt: Damit nimmst du dir eine Stunde Auszeit und schaltest ab. Wir wechseln uns bei den Einladungen ab; jeder macht was, Vorspeisen, Hauptgang, Beilagen, Nachtisch: Wird alles aufgeteilt unter uns vieren, weshalb keine von uns die Arbeit bzw. die Kosten alleine stemmen muss. Mach eine WhatsApp-Gruppe auf und schreib schon mal die nächste Session von »Das perfekte Dinner« aus.

2 Wenn die Truppe zusammensitzt und alle ihre Terminplaner gezückt haben, vereinbare direkt schon das nächste Treffen. Auf ins Kino! Eine Runde Golf? Wieder gemeinsam essen? Ganz egal, leg am besten direkt einen Termin fest. Es ist einfach nett, zu wissen, wann das nächste Treffen steigt, und man vermeidet das ganze »Ich kann Montag, Mittwoch und Freitag nächste Woche«-, »Mmmh, ich kann nur Freitag von fünf bis sieben«-Gedöns (oder überzeuge deine Mädels von Doodle! Super praktisch!).

3 Wenn eure Wochenaufteilungen ziemlich konstant sind, kann es sinnvoll sein, etwas Regelmäßiges einzuplanen. Wie wär's mit Essen jeden ersten Montag im Monat? Oder vielleicht das Pubquiz am Mittwochabend, zu dem du immer wolltest? Ihr könnt auch einen Buchclub gründen. Das Buch, das du ge-

rade liest, könnte ein prima Anfang sein *unauffällig stups, zwinker*. Es macht Spaß, Traditionen einzuführen. Mit ein paar Freunden von der Uni feiere ich jedes Jahr »Faux-Mas«, unsere ureigene Fake-Version von Weihnachten, kurz bevor wir alle zu unseren Familien aufbrechen. Wir wechseln uns ab, wo das Ganze steigt, und jeder bringt was zu Essen mit. Fahrt doch über die Feiertage weg oder macht einen Roadtrip! Vielleicht ist dir das zu starr? Dann hab ich den Tipp einer Freundin auf Lager: Alle paar Monate schmeißt sie eine Party, lädt aber nur eine Freundin aus ihren jeweiligen Freundeskreisen ein (z.B. beste Freundin aus Schul- oder Unizeiten, Arbeitskolleginnen) und bittet diese, jeweils eine von ihren Freundinnen mitzubringen. Jede kennt also jemanden, weshalb das nicht ganz so erschreckend klingt, und man hat die Chance, neue Menschen zu treffen, mit denen man schon eine Verbindung hat – vielleicht werdet ihr ja beste Freundinnen.

4 Dass nicht alle gleich unterwegs sind, ist normal. Deine Freundinnen kriegen vielleicht schon Kinder, während du noch auf Tinder rumspielst, oder du hast ein Kind und die Quote an Mütter-Freundinnen fällt mager aus? Mit alten Bekannten, die gerade in deiner Situation sind, wieder Kontakt aufnehmen, könnte gut kommen. Über die sozialen Medien bleibt man eh leichter in Kontakt, und du hast sicher alte Schulkameraden, deren Instagram-Posts du likst und die deine kommentieren – also frag nach, ob sie mit dir nächstes Wochenende zum Brunch wollen. Wer kann dazu schon Nein sagen?

5 Wenn es dir schwerfällt, alte Freunde zu treffen – entweder weil das Leben so spielt oder die Distanz im Weg ist – dann steig wieder aufs Karussell und reite zur nächsten Freundesgruppe. Auch hier sind die sozialen Medien dein BFF (zumindest aktuell). Versuch's mal mit der Bumble BFF App und vernetze dich mit Mädels aus deiner Gegend, die dieselben Interessen haben, such dir online Gruppen und Kurse, die dich ansprechen und wo du Gleichgesinnte treffen könntest. Stell dich vor! Tausch Nummern aus! Verabschiede dich mit einer Umarmung! HALLO PARTY-SCHMETTERLING!

Wenn alle Verabredungen sich wie eine Last anfühlen, dann liegt's vielleicht nicht an deinen Freund*innen, sondern daran, dass deine Woche zu vollgepackt ist.

Sollte dein Terminplaner bei den Freizeitaktivitäten aus allen Nähten platzen und du findest keinen freien Platz mehr für die nächste Verabredung, dann ist es höchste Zeit, sich das genauer anzuschauen und neu zu bewerten. Die rote Karte erkennst du leicht: Wenn du alle Sachen in deinem Terminplaner fürchtest, selbst die, auf die du dich sonst freust (bei mir wären das Babys halten, einen Film mit Ryan Gosling im Kino schauen, selbst wenn's wieder nur einer von den *Blade Runner*-Teilen ist, und alles, wo's was zu essen gibt) – dann ist es an der Zeit, *Nein* zu sagen …

## Nein sagen ist wichtig

Durch diese Art von Ratgebern zieht sich meist die Ansicht, dass »JA« das magische Wort sei. Es öffnet Türen und erlaubt neue Erfahrungen und Abenteuer. Das ist natürlich toll, aber denk mal dran, was in *Super Size Me* mit dem Typen passiert ist, der immer Ja zum Upgrade auf seinen sowieso schon gigantischen Burger sagte. »Ja« ist nicht immer richtig. Ich will hier nicht die Spaßbremse sein, aber es gibt Gelegenheiten, wo es total cool und sogar für dich und dein Wohlergehen gut wäre, höflich abzulehnen. Ganz ehrlich: Ich bin eine echte Verfechterin von »HELL NO!«. *Manchmal …*

- Schaffst du's zur Feier zum 18. Geburtstag der besten Freundin der Kusine meiner Schwester?

- Die Junggesellinnenfeier wird der HIT! Wir sind 30 und es kostet dich schlappe 400 Euro, ohne Unterkunft, aber sie hat gesagt, sie würde nach all den Jahren gern mal wieder erfahren, was du so treibst!

- Es ist ewig her, aber die Tochter des Arbeitskollegen meiner Mutter würde gern am Sonntag mal dein Wissen anzapfen und mit dir über ihre Geschäftsgründung reden. Kannst du sie zum Essen einladen?

Du verstehst, was ich meine? Es gibt keine Regeln oder Methoden, wie man auf solche Anfragen reagiert, aber es gibt einen Weg, die Entscheidung einzugrenzen. Es sind nicht spezielle Sachen, sondern eher eine Art Bauchgefühl – auf das ich mich, dank meines Reizdarmsyndroms, bestens verlassen kann. Schau dir deinen Terminplaner und dein Budget an – und entscheide dann, was machbar ist. Es ist quasi ein Optimierungsprozess, bei dem du dich immer besser auf dein Gefühl verlassen kannst. In deinem Privatleben geht es darum, dass DU entscheidest, ob eine Verabredung für DICH richtig ist. Soll ich kurz als Magic-8-Kristallkugel einspringen? Okay – hier ist meine Mini-Anleitung, bis dein Bauchgefühl von allein funktioniert:

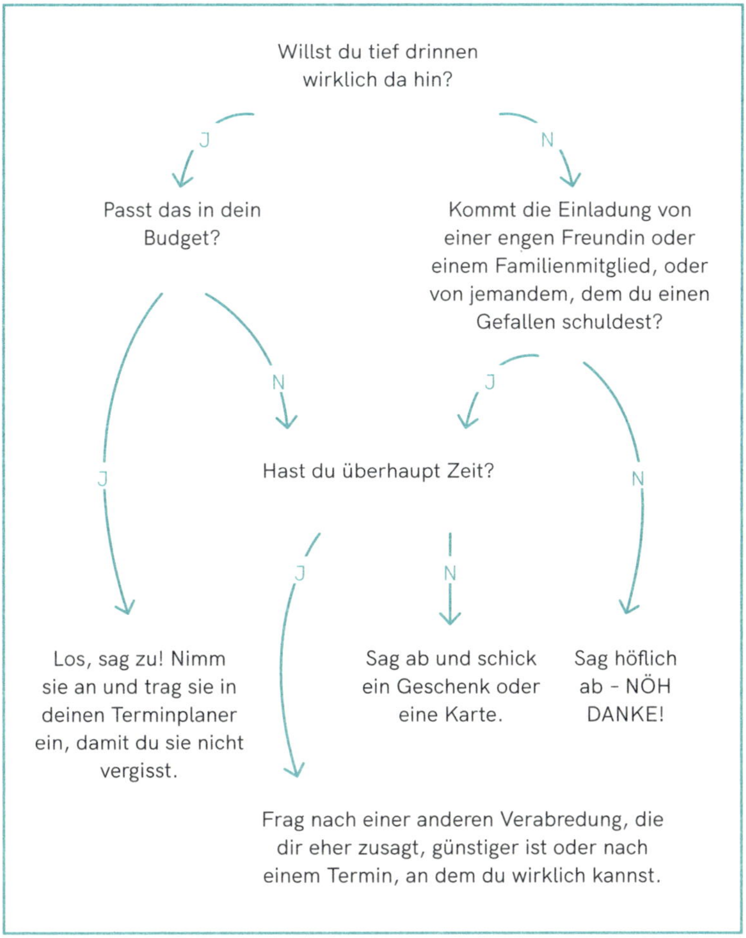

In den Beispielen ging es darum, dass du Zeit (und/oder Geld) aufwendest, ohne dass etwas zurückkommt. Bei den Einladungen verfällst du in Panik, weil du dir nichts Schrecklicheres vorstellen kannst, als dich ausgerechnet auf eine Feier zum 18. zu schleppen, noch dazu von jemand, den du nicht kennst. Was tun? Du brauchst eine Auszeit. Deshalb schickst du einen Geschenkgutschein und eine Karte. Du sagst für die Junggesellinnenparty ab, weil sie dein Budget sprengen würde – und verabredest dich auf einen Cocktail mit der Braut. Die Tochter des Arbeitskollegen deiner Mutter triffst du samstags auf einen Kaffee, wenn du eh zu Besuch bist.

Du solltest immer daran denken, dass DU dein Privatleben kontrollierst. Auch wenn es sicher Sachen gibt, bei denen du keine Wahl hast, so gibt es doch viele andere, wo du selbst entscheiden kannst.

Es geht nicht darum, alle Einladungen abzuschmettern, sondern sie so zu gestalten, dass alle Parteien zufrieden sind. Und wenn das nicht klappt – dann kommst du an erster Stelle. Oh mein Gott? Hab ich gerade ernsthaft vorgeschlagen, EGOISTISCH zu sein?! Ja. Ja, hab ich!

Und ich hab vorhin gelogen, es gibt doch zwei Methoden.

Wenn du das nächste Mal eine Einladung erhältst, frag dich zuallererst, ob du IN DIESER SEKUNDE deinen Hintern dafür hochkriegen würdest! Natürlich ist das eine fragwürdige Vorgehensweise; du kannst nämlich drauf wetten, dass ich den Hintern nicht so leicht aus den Federn bekäme, wenn ich gerade im süßen Schlummer-Kuschel-Bett versunken die Einladung zur Hochzeit meiner besten Freundin bekommen würde. Aber die Taktik wird schnell klar.

Die andere Methode besteht darin, dir eine bestimmte Anzahl an »freien Abenden« pro Woche zuzugestehen. Für dich sind das vielleicht zwei Nächte, die nur dir gehören – unverplant und ohne Verpflichtungen. Jongliere ein bisschen mit der Anzahl, bis du dich nicht wie ein Einsiedler fühlst und doch genug Zeit hast, dir was zu kochen und die Dokumentation auf Netflix zu genießen. Manchmal hilft eine Vorgabe. Mir haben beide Ansätze in der Vergangenheit geholfen, mein Privatleben so zu gestalten, dass es für alle Beteiligten befriedigend ist und nicht erdrückend wirkt.

Viele Aspekte im Leben können wir nicht kontrollieren – das montägliche Team-Meeting, die Tatsache, dass der Kaffeeladen unglaublich wässrige

Schokolade serviert (schlechte Nachrichten für die Kaffeehasser unter uns!) – aber das Privatleben liegt in unseren Händen. Es liegt an dir. Verbringe Zeit, mit wem du willst, und vor allem mit jenen, die dir guttun und wo Freundschaft keine Einbahnstraße ist; verbringe keine Zeit mit denen, bei denen es anders ist. *Es ist ganz einfach – du bist diejenige, die bestimmt.*

Wenn es darum geht, dein Privatleben anzupassen und auf dich zuzuschneiden, ist Nein-Sagen unglaublich wichtig. Sobald du Sachen absagst, die dir nicht zusagen, hast du Zeit für jene Dinge, die dich begeistern. Mittagspausen und Abende: Frei, um Leute zu treffen (ich weiß, ich weiß, wir sind wieder Studis!). Kein Ätz-Wochenende mit Autotour zur Junggesellinnenfeier, die viereinhalb Stunden entfernt steigt, wenn du eh die letzten fünf Jahre kein ernsthaftes Gespräch mit der Braut geführt hast! Deine Self Care im Privatleben wächst in neue Höhen, und du wirst dich glücklicher und entspannter fühlen, weil du die Zeit vom Schreibtisch weg und aus dem Bett raus auf die beste Art nutzt.

## WIE SAGE ICH »NEIN«?

Du willst niemanden anpinkeln und du findest es schön, wenn andere glücklich sind? Klasse. Ich gehöre zu 100 % in das Lager derer, die nett sein und anderen gefallen wollen. Wenn mich jemand aufgrund meines Verhaltens als A-loch einstuft, dann schäme ich mich in Grund und Boden. Als wär es mein »Nippel-Blitzer« beim Superbowl! Für andere mag das nicht so schlimm sein: Bitte schickt mir eine Prise »IDGAF« rüber, denn mir schlagen solche Sachen richtig auf den Magen.

Doch weißt du, was noch schlimmer ist, als eine Einladung abzusagen? Eine Einladung abzusagen, bei der man vorher zugesagt hat. Ahhhh – *ein Fähnchen im Wind.* Niemand mag Leute, die unzuverlässig sind. Niemand will unzuverlässig sein. Es ist für alle netter, wenn man von Anfang an ehrlich ist. Und hier verrate ich ein paar Tricks, wie du in potenziell schwierigen Situationen, also wenn ein »Nein« nicht leichtfällt, damit umgehen kannst.

### DU WIRST UNTER DRUCK GESETZT

In diesem Moment scheint es einfacher, alles abzunicken und zuzusagen, obwohl man keine Lust hat. Später aus der Nummer rauszukommen, ist lahm. Vermeide eine konkrete Zusage und sag erst mal unverbindlich:

»Ich muss meinen Terminplaner checken, der ist gerade nicht aktuell« – und sag später ab.

### DU FÜHLST DICH, ALS WÜRDEST DU JEMANDEN ENTTÄUSCHEN

Das fühlt sich SCHRECKLICH an. Die Ansage »ich bin enttäuscht« will niemand hören. Aber wenn du etwas nicht willst, sei ehrlich. Vielleicht versteht deine Freundin es, wenn du ihr erklärst, warum du absagst – und ihr könnt etwas ausmachen, was euch beiden zusagt.

### DU GLAUBST, DU SCHULDEST JEMAND EINEN GEFALLEN

Ahhh, einen Gefallen begleichen – der Klassiker. Wenn du der Meinung bist, du bringst dich zu viel ein, dann sag das. Vielleicht kommt man dir entgegen und schraubt die Aufgaben runter? Wenn du nichts mehr im Terminplan unterkriegst, sei ehrlich und gib offen zu, dass du weißt, dass der Gefallen noch aussteht, du aber gerade keinen Spielraum bei den Terminen hast.

### DU WILLST ETWAS GUTES TUN

Manchmal fühlst du dich verpflichtet, etwas durchzuziehen, weil es für eine gute Sache ist oder du jemandem damit hilfst. Aber eigentlich ist klar, dass du den Termin nicht unterkriegst. Vielleicht kannst du trotzdem helfen? Sag ab, schick eine Ermutigung und frag, ob du irgendwie sonst helfen kannst.

Durch die verschiedenen Situationen, die du erlebst, lernst du deinen Ja/Nein-Schalter feinzutunen. Dann ist er ein Werkzeug, um schnell zu Ergebnissen zu kommen, die zu Harmonie im Leben, auf der Arbeit und zu Hause führen und Zeit schaffen für jene Dinge, die dir ein dickes Grinsen ins Gesicht zaubern. Alles paletti!

## Leicht gesagt

Kein Wunder, dass wir glauben, unsere Freizeit aufpimpen zu müssen. Permanent wird uns vor Augen geführt, wie ein Instagram-würdiges Privatleben auszusehen hat: mehrere Urlaube im Jahr mit Freunden an exotischen Orten, wöchentliche Restaurantbesuche und Sekt im Kühler, der mehr kostet, als du je für ein paar Schuhe ausgeben wolltest! Das setzt unter Druck. Sollte dich das glücklich machen und du hast eine Vorliebe für Pyrotechnik und Grey-Goose-Wodka, dann ist das ja in Ordnung. Wenn nicht, fühl dich bloß nicht schlecht. Dein Privatleben sollte mit Glücksmomenten die gewöhnlichen Gefahren des Lebens ausgleichen. Und mit dem Selbstbewusstsein ausgestattet, »Nein« sagen zu können (dank der Methoden oben!), fühlst du dich hoffentlich optimistisch und bereit, die Zeit, die du nicht mit Arbeit zubringst, so aufzuteilen, dass es dir zusagt. Außerdem hast du sicher ein paar Ideen, wie du das nächste Treffen mit deinen Freundinnen aufmischen kannst. Hat da jemand »Disco-Party! Veganes Aerial Yoga-Treff mit Leuchtet-im-Dunklen-Glitzerkleid!« gesagt?

Unser Privatleben dreht sich um kurzfristige Pläne - Geburtstage, Mittagspausen, der wöchentliche Pilateskurs/der Mädelstreff - aber was ist, wenn wir länger vorausplanen wollen? Wie integrieren wir alles, was wir bisher in *Ein leichtes Leben* gelernt haben, in einen Plan, der uns an einen Ort katapultiert, an dem wir uns gerne in fünf Jahren sehen würden? Keine Panik, ich habe unser Ticket für die Fahrt gelöst ...

# Ziele und Zukunfts-pläne entwickeln

Langfristige Ziele im alltäglichen Leben zu verankern und damit eine klare Richtung und Absicht vorzugeben, hilft dabei, die Ziele umzusetzen und zu erkennen, was zu tun ist, wenn nicht alles nach Plan läuft.

Ich habe eine Zeit lang für das Netball-Team meiner Schule auf der Position der Hauptangreiferin gespielt, ich habe also Ahnung vom Zielen und Einlochen. Es fühlt sich großartig an, wenn man trifft, und es braucht strategisches Wissen und vor allem Übung, um einen Korb zu versenken. Als Torjägerin mitzumachen kann ich besonders empfehlen, wenn du gerne ein Schwätzchen hältst und keine großen Strecken zurücklegen willst. Für mich war die Position ideal. Obwohl ich es während der Grundschule nur ins mickrige C-Team gebracht hatte, hab ich es auf der weiterführenden Schule noch mal ausgetestet und bin dank meiner langen Arme und noch längeren Beine – damit hab ich meine Mannschaftskolleginnen alle überragt – tatsächlich in der ersten Mannschaft gelandet. Ich war von mir selbst überrascht: Ich war nicht schlecht! Und ich habe mich oft mit den Mädels angefreundet, die in der gegnerischen Mannschaft auf meiner Position spielten – vor allem, wenn das Team uns plattmachen wollte – meine Torbilanz war jedenfalls ordentlich. Und das eine hat natürlich mit dem anderen null zu tun. Wir trainierten jede Woche, bei jedem Wetter, und träumten davon, den alljährlichen Wettbewerb zu gewinnen. Wir hatten ein Ziel und taten alles dafür, auch wenn wir als Eisklötze trainieren mussten, weil wir Röcke ohne Jogginghosen trugen (die passten optisch einfach nicht). Leider hielten wir nie den Pokal in Händen, aber in einem Jahr schafften wir es auf den vierten Platz – HURRA! – und ich hab dadurch viel über Fokussierung, Entschlossenheit, die Bedeutung von klaren Zielen gelernt und – dass Faltenröcke mir einfach nicht stehen.

Ziel des Spiels war es, den Ball in den Korb zu heben oder ihn gegen das Netz zu kicken: Tor! Im leichten Leben bedeutet das Ziel das Erreichen von etwas, was man anstrebt. Es ist ein direktes Ergebnis deiner Ambitionen. Ein von dir entwickeltes Leitbild, das du speziell für dich, deinen persönlichen, körperlichen, finanziellen oder geistigen Gewinn realisieren möchtest. Vielleicht ist es nur eine kleine Veränderung, wie z.B. täglich zwei Liter Wasser trinken. Ich weiß, unglaublich originell. Das sieht zwar nach einer Kleinigkeit aus, aber ultimativ zielst du darauf ab, hydrierter zu sein und all die Vorteile, die damit einhergehen, zu ernten – WILLKOMMEN, GLATTE HAUT! Vielleicht greifst du nach den Sternen und willst dich weiterbilden, um deinen Traumjob ergattern zu können. KLASSE! Egal ob klein oder groß, deine selbst geschaffenen Ziele bieten den Rahmen, in dem dein Leben – wenn du sie verfolgst! – in die Richtung gelenkt wird, die du dir vorstellst.

Ich will's mal so sagen: Ohne Ziele bist du ziel-*los*, also ohne Richtung! Das klingt vielleicht dramatisch, aber wenn wir *für etwas* brennen, dann erfüllt uns das mit Sinn und wir arbeiten darauf hin. Aufgeschlüsselt liefern uns Ziele unsere täglichen To-dos, und diese Bausteine ergeben zusammengefügt das Gesamtbild unseres Lebens. Und wir kommen da schon irgendwann hin – sei es in einer Woche, einem Jahr oder fünf.

Deine Ziele warten vielleicht schon auf dich, ganz still und leise, und formen bereits deine Einstellungen und Entscheidungen, obwohl du die wahre Ursache nicht siehst. Oder bist du eine Könnerin im Zielesetzen und hast sie am Kühlschrank hängen, damit sie dir jeden Morgen direkt ins Auge fallen, wenn du's aus dem Bett geschafft hast? Egal was dir näher kommt – oder wenn du dich zwischen diesen beiden Polen befindest: In diesem Kapitel geht es darum, wie du zuallererst Ziele formulierst und diese dann konsequent so angehst, dass sie Teil deines täglichen Lebens werden. Zeit, den Korb anzuvisieren und zu treffen!

Du hast das letzte Kapitel im Segment *Leben* erreicht, und damit sind die meisten Grundlagen des leichten Lebens gelegt. Dein Terminplaner ist bereinigt, du hast dein Budget im Griff und ernährst dich hoffentlich gesund, hältst dich fit, schläfst gut und achtest darauf, Zeit für dich im Kalender freizuhalten. Alles abgehakt! Wie geht's weiter? Es geht vorwärts, und die Magic-8-Kristallkugel namens Anna verrät dir die Zukunft: Es ist an der Zeit, etwas tiefer zu bohren und herauszufinden, was zur Hölle du wirklich willst (außer dass Ryan Gosling zwei flauschige Kätzchen vorbeibringt).

Am Anfang des Buches habe ich verraten, dass Hausaufgaben nicht so meins sind. Aber für diesen Schritt ist es wichtig, Stift und Papier zu schnappen und in sich zu gehen. Hier ist also meine Schritt-für-Schritt-Anleitung für eine Sitzung zum Zielesetzen – für einen guten Start:

1 Stell dir vor, Ryan Gosling schreit dich an: »WAS WILLST DU?« – du weißt schon, so wie er Rachel McAdams in *Wie ein einziger Tag* anschreit? Er sagt: »Hör auf drüber nachzudenken, was ich will, er will, was deine Eltern wollen. Was willst du?«, und genau darum geht's hier. Danke, Ryan!

2 Unterteile dein Blatt in vier Teile und überschreibe jedes Segment mit den folgenden Themen: Finanzen, Wohlbefinden, Privatleben, Arbeit. Wenn eine andere Überschrift für dich besser passt, dann los! Durchs Festlegen der Rubriken kannst du die einzelnen Bereiche deines Lebens genau unter die Lupe nehmen.

3 Gibt es etwas, das dich geradezu anspringt, was du gerne angeben würdest? Was hast du bereits geschafft? Gibt es etwas, was du gerne voranbringen oder verbessern möchtest? Vielleicht will dir in ein paar Bereichen nichts einfallen, während du bei anderen ganze Romane schreiben könntest. Es gibt keine Regeln! Schreib drauflos, und wenn du fertig bist, hast du deine Antworten für Ryan parat.

Falls du ein paar Ideen brauchst, hier sind meine aktuellen Ziele:

### FINANZEN

- Mindestens 250 Euro im Monat beiseitelegen, um für unseren nächsten Umzug zu sparen.
- Die nächsten 12 Monate keine Designer-Handtasche kaufen und stattdessen meine aktuelle genießen.

### WOHLBEFINDEN

- Täglich (mindestens!) zwei Liter Wasser trinken.
- Fünf neue Fitnesskurse innerhalb der nächsten 12 Monate ausprobieren.

### PRIVATLEBEN

- Möglichst meine Bildschirmzeit unter zwei Stunden am Tag reduzieren.
- Besser darin werden, auf Nachrichten zu antworten; insgesamt: eine bessere Freundin sein.
- Ein Buch pro Monat lesen.

### ARBEIT

- Mir Fotobearbeitung aneignen, z.B. für Light Room oder Photoshop.
- Einen von mir geschriebenen Artikel in einer Zeitschrift platzieren.

Du hast ein paar Ziele zu Papier gebracht? TOP. Ryan ist sicher beeindruckt. Bei manchen ahnst du schon, dass es richtig viel Arbeit wird (ich meine nur: *keine tollen Taschen bis Jahresende* – ha!), oder du stufst sie als anstrengend, aber innerhalb eines recht kurzen Zeitrahmens erreichbar ein. Egal wie deine Ziele oder dein Zeitrahmen aussehen, du hast die Wurzeln der Motivation tief gepflanzt, und diese leiten dich in Zukunft in all deinen Planungen, Zeitvorgaben und Produktivitätsentscheidungen – selbst wenn es dir nicht auffällt. Bevor wir zum nächsten Schritt übergehen, schau dir jedes deiner Ziele noch einmal an und arbeite heraus, wie konkret es ist. »Zwei Liter Wasser pro Tag« ist sehr konkret, – schlicht und einfach, und du kannst jederzeit überprüfen, ob du das Ziel erreichst. Aber so etwas wie »eine bessere Freundin sein« klingt eher vage. Wie misst man so etwas? Und wie setzt man es um? Bevor du weitermachst, markiere die Punkte, die überarbeitet werden müssen, sodass sie funkelnde Aktionspunkte ergeben.

## Ziele setzen, die man auch erreicht

Bevor wir ans Eingemachte gehen, verrate ich dir vier Schritte, durch die du alle Ziele jagen solltest, damit sie zu Aktionspunkten werden, die du am Ende abhaken kannst. Weniger Schnickschnack, mehr Konkretes.

### MACH SIE S.M.A.R.T.

Stimm deine Ziele darauf ab, S.M.A.R.T. zu sein. Damit bügelst du Falten gleich glatt und haust Hindernisse, die sich dir in den Weg stellen könnten, mit der Karatekante weg. Du verfolgst deine Ziele:

**S**pezifisch
**M**essbar
**A**usführbar
**R**ealistisch
**T**otal zeitlich überschaubar

Falls dein Ziel: »*Ich will fit werden*« ist, läufst du vielleicht schon seit drei Jahren damit herum. Bisher hast du nur die Fitnessstudios in deiner Gegend gegoogelt und dich dann von dem Werbebanner für Leggings ablenken lassen. Garantiert sind die Leggings auch vor dem Fernseher der Hit. Aber wenn du ein Ziel festlegen möchtest, an dem du dann auch dranbleibst, brauchst du eine Dosis S.M.A.R.T.

Wie sieht es mit folgender Ansage aus: »Ich werde zwei Work-out-Kurse pro Woche für die nächsten drei Monate besuchen«? Das ist erstens **spezifisch** – kein Rumschwurbeln! Es ist **messbar**, weil du zwei Kurse pro Woche abhaken kannst und sie wahrscheinlich in deinen Terminkalender passen, ohne dass du rumjonglieren musst. Und **ausführbar** ist es auch, bei deinem aktuellen Fitnesslevel. Zwölf Wochen fühlen sich nicht wie eine Ewigkeit an, aber damit entwickelst du eine neue Gewohnheit und wirst bald erste Veränderungen erkennen, weshalb es **total zeitlich überschaubar** ist. Das ergibt doch Sinn! Wenn du so mit all deinen Zielen vorgehst, entsteht ein Aktionsplan, wie du am besten vorgehen kannst.

## SEHEN HEISST GLAUBEN

Ich weiß, das klingt wie »*Nippen am Weizengrasgetränk in meiner weißen Leinen-Loungewear, während ich den Strandblick aus dem Küchenfenster genieße*«. Dabei hatte ich versprochen, dass ich das weglasse. Aber die eigenen Ziele gut sichtbar zu platzieren, holt sie ständig ins Gedächtnis und erhöht die Wahrscheinlichkeit, dass du sie umsetzt. Früher habe ich Neujahrsvorsätze gefasst – *ja, genau, richtig altmodisch* – und spätestens Anfang Februar hätte ich nicht mehr sagen können, was das für welche waren. Was das Festlegen der Ziele ad absurdum führt und nur zeigt, dass die Ziele halbgar und nicht ernsthaft durchdacht waren. In dem Jahr, in dem ich sie abgetippt und ausgedruckt oberhalb meines Schreibtischs neben meinen Rechner aufgehängt hatte, hab ich sechs der acht Vorsätze durchgezogen. Zufall? Glaub ich nicht!

## VERMEIDE EINSCHRÄNKUNGEN

Das, was wir uns selbst verbieten, wollen wir umso mehr – das ist ganz menschlich. Ein Beispiel: Sobald ich gesundes Essen auf den Zettel setze, weil ich mal wieder zu viel Pizza bestellt habe, dauert es nur 48 Stunden, bis ich Heißhunger auf dieses super leckere Eis von Ben & Jerry's kriege, das doch noch irgendwo im Gefrierfach sein MUSS. Das ist auch der Hauptgrund, warum ich Diäten oder Einschränkungen beim Essen meide und stattdessen meine Nahrung nicht reglementiere, sondern auf den »Alles in Maßen«-Ansatz setze. EIS UND PIZZA FÜR ALLE (und Gemüse und Obst auch)! Anstatt also ein Verbot – wie z.B. »keine zuckerhaltigen Snacks mehr!« – festzulegen, versuche besser den Fokus auf das Einbeziehen von Dingen zu legen: »Ich versuche, mindestens fünf Mal am Tag Obst oder Gemüse zu essen.« So denkt das Hirn an gesundes Essen und die Willenskraft wird nicht abgelenkt oder gebrochen (und Ben & Jerry's bleibt im Eisfach!).

## ICH, ICH UND NOCHMALS ICH

Sich Ziele zu setzen ist ein einsames Geschäft. Sie sind auf dich zugeschnitten, und obwohl es nett ist, andere nach ihrer Meinung zu befragen, denk an Ryans Rat: Es geht um DEINE Erwartungen und Vorstellungen. Ich glaube nicht, dass meine Eltern sich für mich gewünscht hätten, dass ich mich selbstständig mache, aber mich macht meine Arbeit glücklich. Außerdem ist mein Papa eine meiner größten Stützen und hilft mir mit dem finanziellen Teil des Geschäfts – DANKE, DAD! – und meine Mutter liebt all die gratis Handcremeproben, die sie abstauben kann. Vom Pfad abzuweichen, auf dem ich durch mein Psychologiestudium und die damit verbundenen Erwartungen, meine Noten und die Ermutigung meiner Lehrer war, hat sich als Glücksgriff erwiesen und viele aus meinem Umfeld überrascht. Mir war gar nicht bewusst, dass es ein ziemlich riskanter Schritt war, aber zum Glück hat er sich ausgezahlt. Schalte also die Stimmen im Kopf aus, die nicht von dir stammen, und konzentriere dich auf das zarte Flüstern, das von dir selbst kommt. Setze dir außerdem Ziele, für die nur du zuständig bist – wenn du sie alleine erfolgreich umsetzen kannst, perfekt!

Okay! Deine Ziele sind ausgewählt – und hängen an einem Platz, den du täglich im Blick hast? KLASSE. Jetzt steht das Integrieren in den Alltag an. Und zwar so, dass es sich mühelos anfühlt und du deinen Erfolg immer nachvollziehen kannst. Um das zu erreichen, brauchen wir für jeden einzelnen Punkt einen Aktionsplan. Dafür benötigen wir nicht unbedingt eine ausgefeilte Tabelle, wie ich sie (ganz Strebergirl) aufgehängt habe, aber du solltest dir überlegen, was du täglich/wöchentlich/monatlich tun musst, um deine Ziele zu erreichen. Vermutlich sind die täglichen Aktionen Schritte, die sich zu Gewohnheiten ausbilden (wenn du deine Ziele täglich vor dir siehst, denkst du regelmäßig dran), aber wöchentliche oder monatliche Meilensteine sind vielleicht als Erinnerungen im Terminplaner gut aufgehoben. Damit verleihst du ihnen Gewicht und damit beendest du den Schritt eher. Hier sind drei meiner Ziele auf diese Art aufgedröselt:

| | TÄGLICH | WÖCHENTLICH | MONATLICH |
|---|---|---|---|
| **Überweise mindestens 250 Euro im Monat aufs Sparkonto.** | Vermeide sinnloses Geldausgeben für Essen oder Klamotten und bleibe bei deinem Budgetplan. | Checke dein Budget wöchentlich, damit du die Ausgaben im Blick hast. | Richte einen Dauerauftrag ein, damit Geld automatisch aufs Sparkonto geht, und versuch das Konto, wenn möglich, aufzustocken. |
| **Bring deine Bildschirmzeit unter zwei Stunden am Tag.** | Lade dir die Moment-App runter, um deine Bildschirmzeit zu checken. Schau dir das Ergebnis am nächsten Morgen an. | Analysiere die Ergebnisse über einen Zeitraum von einer Woche, schau nach Mustern und passe deine Gewohnheiten entsprechend an. | Zieh eine Runde digitales Detoxing durch, um die Handy/Hand-Verbindung etwas zu lockern. |
| **Probiere vier neue Fitnesskurse im nächsten Jahr aus.** | Halte Ausschau nach Kursen, die dich ansprechen, und lass dir welche von Freunden/der Familie empfehlen. | Bleib bei deiner Fitnessroutine und spüre nach, was für ein Work-out du als Nächstes testen willst. Recherchiere Ideen. | Grenze die Wahl ein und buche alle drei bis vier Monate einen neuen Kurs. |

Die täglichen To-dos sind Gewohnheiten, die ich mit der Zeit annehme; wöchentliche und monatliche Erinnerungen in iCal zu setzen, führen dazu, dass ich aktiv daran arbeite, und zwar 24/7 und ohne dass es sich nach zu viel anfühlt – so steigen die Chancen, dass ich es schaffe. Mein Rat: Zieh das mit dem Terminplaner durch – markiere dir Aktionspunkte im Print-Kalender oder setze Reminder im digitalen. Wenn du eher auf Bullet Point Journals stehst, dann richte dir eine Doppelseite für deine Ziele ein und trage die täglichen, wöchentlichen und monatlichen Aktionspläne auf der einen Seite und die Spalte mit Datum zum Abhaken auf der anderen ein.

Manche Ziele schafft man in einer Woche, andere brauchen Monate. Trotzdem geben wir uns oft zwölf Monate vor. Lass uns also mal über diesen Vorsatzwahn reden: Ist er es wert?

## EIN WORT ZU NEUJAHRSVORSÄTZEN

Dir sind meine dezent eingestreuten Hinweise auf den Zwölf-Monats-Rahmen sicher schon aufgefallen – was uns zu Neujahrsvorsätzen bringt. Die sind ein bisschen wie Marmite, diese braune Würzpaste, oder? Manche lieben sie und starten jedes Jahr wieder mit neuen durch. Andere finden sie null ansprechend, ja sogar so ätzend, dass sie wild drüber twittern. Ich persönlich finde sie großartig. Am ersten Tag eines Jahres eine neue Seite aufschlagen und frisch anfangen, finde ich klasse. Neuanfänge gefallen mir: erster Schultag, erster Tag auf der neuen Arbeit – damit hab ich super Ausreden, mir ein neues Mäppchen zu gönnen, meinen Besitz zu organisieren und mich frisch zu fühlen. Die Jahreszeit ist einfach ansteckend, genau wie der Start in den September nach den Sommerferien, das hat einen ähnlichen Vibe!

Dir gefallen Neujahrsvorsätze auch? Dann setz dir Ziele, nutze meine Tipps und mach dich auf! Das ist so gar nicht dein Ding? Dann hör mir zu: Manchmal erwischen uns Vorsätze auf dem falschen Fuß, wir glauben, es schon verzockt zu haben, wenn wir nicht direkt am 1. Januar durchstarten. FALSCH. Wir müssen keine 363 Tage warten, bis es wieder losgehen kann. Natürlich sind's dann keine Neujahrsvorsätze, aber wenn dir im August was auf den Nägeln brennt, was du bis Dezember fertig haben willst, dann lass dich nicht aufhalten! Vergiss die klassische Vorstellung und starte mit deinen Zielen durch, wann's dir passt.

Ich war über die Jahre unterschiedlich erfolgreich. Mal hab ich mich an vorgegebene Zeiten gehalten. Das zweijährige Techtelmechtel, das ich von 2015 bis 2017 mit dem Gewichtheben hatte, war ein Highlight. Aber manchmal hab ich schon nach zwei Wochen aufgegeben, weil es keinerlei Fortschritte gab; dann hab ich die Seite aus meinem Notizbuch gerissen und die Vorsätze aus dem Hirn getilgt, bis wieder Neujahr vor der Tür stand. Ein Beispiel: Ich bin schlicht unfähig, in einen Sprachkurs zu gehen, um mein Französisch oder Italienisch aufzupolieren (wahrscheinlich, weil ich Schiss habe, in einer Fremdsprache zu sprechen – ich sollte es wohl mal mit Einzelunterricht probieren). Und den Vorsatz, mich jeden Tag ordentlich anzuziehen, als würde ich ins Büro gehen, damit ich mich »vorbereitet« fühle (warum einen unbequemen Bund tragen, wenn man es nicht muss?), hab ich auch in den Sand gesetzt. Mir hilft es, Ziele direkt vor Augen zu haben – deshalb hängen sie bei mir überm Schreibtisch. Falls du eher ein visueller Mensch bist, könntest du auch ein Moodboard gestalten. Statt deine Ziele auf die deiner Freundinnen abzustimmen oder Smoothies zu mixen, weil es der letzte Hype ist, denk an dich. Was motiviert dich, was macht dir Spaß und was willst du im Alltag besser machen?

Vorsätze als starres Gerüst anzusehen, ist die nächste Stolperfalle. Was, wenn du ein Vierteljahr dabei bist, ein neues Instrument zu lernen – und du HASST es? Bei der Vorstellung, Ukulele üben zu müssen, würdest du den Unterricht am liebsten schwänzen und dich von deiner Mutter entschuldigen lassen? Wenn du es ausprobiert hast und es einfach nichts für dich ist, überdenke das Ganze und investiere die Zeit in etwas, was dir Spaß macht. Vielleicht musst du den Lehrer wechseln oder das Instrument, oder du versuchst es zuerst einmal mit einer Handvoll nützlicher YouTube-Tutorials. Vielleicht bist du einfach nicht der nächste Ukulele-Star. Nimm dir deine Vorsätze von Zeit zu Zeit vor – am besten alle drei Monate – und passe sie an. Flexibel zu sein, ist kein Zeichen von Schwäche oder Unzuverlässigkeit, sondern ein Zeichen für erfolgreiches Reflektieren und Optimieren.

## Der schwer zu fassende »Fünf-Jahres-Plan«

Neujahrsvorsätze sind berühmt-berüchtigt. Ein hoher Prozentsatz der Bevölkerung fasst sie jedes Jahr bzw. die meisten haben zumindest mal getestet, ob das Konzept ihnen zusagt. In der Welt des Zielesetzens sind Neujahrsvorsätze Ziele mit einjähriger Bindung. Sie sind meist klein und gehören zu einer größeren Torte, die wir gerne backen würden. Was also, wenn du mal schaust, ob dir ein Fünf-Jahres-Plan zusagt? Wir reden hier von richtig *langfristig*! Wenn wir unter die Oberfläche gehen, den Fake Tan und schnöden Schein ablegen, können wir mal vor uns hin sinnieren, was wir in fünf Jahren für ein Süppchen kochen könnten und wie es wohl mundet. Das sind die Ziele mit dem größten Zeitrahmen, die wir uns selbst setzen können. Und ob wir uns dessen bewusst sind oder nicht: Sie bestimmen dann alles andere.

Ich werde oft nach Fünf-Jahres-Plänen gefragt. Das wundert mich nicht. Online findet man nämlich Informationen in Spielfilmlänge – YouTube-Videos von mehreren Stunden oder Posts, für die man vier Stunden zum Lesen braucht. Der Prozess wird als lang und tiefschürfend geschildert, und auf den ersten Blick wirkt es so, als bräuchte man allein fünf Jahre, um einen Fünf-Jahres-Plan zu erarbeiten. Wenn ich ehrlich bin, passt das Konzept nicht zu mir. Ich bin innerhalb eines fünfjährigen Zeitfensters bei meinen Eltern ausgezogen (aus einem Minizimmer) und hatte einen Vollzeitjob. Dafür bin ich vier Stunden pro Tag gependelt, um dann unter die Hausbesitzer zu gehen und mich als Bloggerin selbstständig zu machen. Ich kann's immer noch kaum glauben. In dieser Zeit haben sich meine Ziele dauernd verändert, und ich bin heute noch in einer Phase, wo sich Endpunkte locker um einen Monat verschieben können. Sicher gibt es Ziele, für die ich fünf Jahre oder mehr brauche, aber aktuell habe ich einfach das Gefühl, genug auf dem Zettel zu haben. Ich brauche keine Zusatzbeschäftigungen, sondern bin glücklich mit meinen aktuellen Zielen, die maximal über ein Jahr geplant sind; so fühle ich mich nicht überfordert. Ich bin schon im zweiten Jahr mit meinen Pilates-Einheiten, und sie bringen mich immer noch ins Schwärmen. Perfekt! NEUJAHRSVORSATZ FTW.

Ich habe aber auch Freundinnen, die mit dem Fünf-Jahres-Plan als Methode *super* fahren; also habe ich sie mal befragt, warum das für sie besser funktioniert. Alle waren sich einig, dass sie damit eine stärkere Ausrichtung und Fokussierung als nur mit kurzfristigen Zielen haben. Den großen Plan in der Tasche zu haben, gab ihnen ein Gefühl von Kontrolle, besonders wenn sie die gerade gefühlt nicht hatten. Manche nutzten ihn, um ihre Karriere voranzubringen, während andere sich eher darauf konzentrierten, wo sie in fünf Jahren in allen Bereichen gerne wären und was genau sie in diesem Zeitrahmen dafür tun würden. In einem Punkt waren sich alle einig: Sie hatten klare Vorgaben für das jeweils anstehende Jahr, quasi eine Überschrift dafür. Ein Jahr war zum Beispiel das Jahr fürs Sparen, das nächste fürs Reisen, gefolgt von einem Jahr zum Erklimmen der Karriereleiter. Damit haben sie klar die Ziele für das jeweilige Jahr benannt und die Chancenerhöht, diese zu erreichen. Der Fünf-Jahres-Plan teilt sich damit in Jahres-Pläne, die in Mini-Neujahrsvorsätze geteilt werden können. Klingt das ansprechend? Willst du wissen, ob das etwas für dich sein könnte?

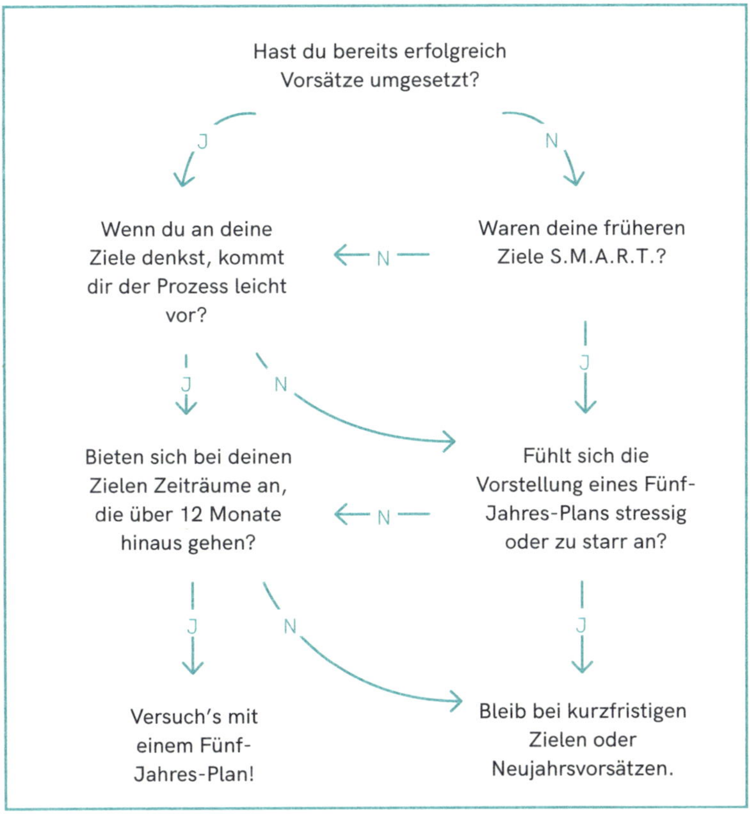

Fünf-Jahres-Pläne klingen kompliziert. Wie meine Freundinnen ihre Langfrist-Ziele zusammengestellt haben, war aber überraschend einfach, fast so einfach wie Neujahrsvorsätze – jedenfalls habe ich nie gedacht: »Jetzt bloß schnell den Schleudersitz bedienen und mich zum Mond schießen lassen.« Der Trick ist, vom Ziel aus rückwärts zu arbeiten. Die Ziele sind happig – meist in Bezug auf die Arbeit oder den Lebensstil – und oft nicht so konkret. Aber ein Fünf-Jahres-Ziel kann in kleinere Einheiten heruntergebrochen werden, die dann perfekt zur S.M.A.R.T.-Methode passen. Ich habe die Aufzeichnungen meiner Freundinnen dazu genutzt, einen Leicht-zu-befolgenden-ohne-dass-du-dabei-einschläfst-Plan in vier Schritten zu erstellen. Meinen eigenen Fünf-Jahres-Plan gestalten klingt nicht so schnittig. Schon klar …

1 **DENK AN DIE DREI WS.** Schließ die Augen, lehn dich zurück und stell dir vor, wo du in fünf Jahren sein möchtest.

**Wer** bist du? Natürlich bist du noch du selbst, es sei denn, die moderne Medizin hat einen echten Schritt getan; aber wir alle verändern und passen uns über die Jahre an, also denk an deinen Lebensstil, deine täglichen Gewohnheiten, persönliche Entwicklung – du weißt schon, das ganze Zeug, bei dem wir die Augen verdrehen, das aber richtig wichtig ist? Ja, genau das.

**Wo** bist du? Vielleicht wohnst du noch in denselben vier Wänden oder du wärst gerne umgezogen? Nur die Straße runter oder gleich ins Ausland?

**Was** tust du? Grundsätzlich das, womit du in einer idealen Welt gerne die 40+ Stunden pro Woche verbringen würdest? (Ja, ich weiß, Eistesterin zählt nicht, auch wenn das mein Traumjob ist, seit ich drei war.)

2 **VERWANDLE SIE IN ZIELE.** Wenn du das »Wer, Wo und Was« geklärt hast, werden Ziele klarer, sei es im Arbeitsbereich, finanziell, privat oder sonstwo. Grabe nicht zu tief nach ihnen. Wenn du knietief mit der Schaufel in der Hand in

der Grube stehst, solltest du dich fragen, warum sie sich so tief verstecken. Vielleicht liegt es daran, dass du dich in fünf Jahren beim Pendeln in den Big Apple siehst. Also möchtest du in New York leben und arbeiten. TA-DAH. Entwirre deine Antworten und lege die Rohdiamanten frei. Meine Freundinnen raten dazu, sich fünf Jahre als Maximum vorzunehmen. Dann bleibt noch ein bisschen Speicherkapazität im Hirn frei.

3 **FINDE JÄHRLICHE VORSÄTZE.** In New York zu leben, scheint weit hergeholt, aber wenn man auf fünf Jahre plant, erscheint es machbar - in Jahres-Etappen. Das ist der Trick dabei. Damit erscheint fast alles machbar - eine wunderbare Methode. In Bezug auf unser Beispiel sieht das dann so aus:

**1. JAHR:** Passe dein Budget an, erhöhe die Sparraten und erschließe Zusatzeinnahmen.

**2. JAHR:** Baue weiter deine Ersparnisse aus: Verkaufe alte Klamotten online, mach beim Flohmarkt mit, um den Krempel vom Dachboden loszuwerden, schau dir schon mal an, wie und wo du am besten deine Möbel verkaufst, wenn du das Land verlässt. Versuche das Doppelte vom Vorjahr zurückzulegen, wenn nicht mehr.

**3. JAHR:** Fang an, nach Jobs zu schauen, mach dich schlau, wie es mit der Logistik des Umzugs aussieht, mit dem Papierkram und kümmere dich um das Arbeits-Visum.

**4. JAHR:** Sichere Dinge vor Ort; finde eine Unterkunft und bewirb dich auf Jobs oder Praktika. Buche Flüge und bereite dein Budget für den Umzug vor, sodass du dich nicht in Schulden stürzen musst.

**5. JAHR:** Zieh um! Mach dich auf nach New York, zieh in dein neues Heim, fang mit der neuen Arbeit an und lebe deinen Sex-and-the-City-Traum. Vielleicht dauert es gar nicht so lange, oder du brauchst länger, aber dieser Zeitrahmen erlaubt dir eine gewisse Flexibilität, um Sachen geregelt zu kriegen. Feiere mit einem Manhattan (oder auch zwei!), wenn es geklappt hat.

4 **KONZENTRIERE DICH AUFS AKTUELLE JAHR:** Alles klar, stell dir folgende Ausgangslage vor: Nimm an, du hättest dir selbst drei Ziele gesetzt, die du innerhalb der nächsten fünf Jahre erreichen willst. Du hast sie in fünf Mini-Ziele für jedes einzelne Jahr runtergebrochen. Plötzlich hast du also 15 Ziele vor dir. Tief durchatmen. Meine Freundinnen haben betont, wie wichtig es ist, sich zu jedem beliebigen Zeitpunkt jeweils nur auf die Ziele, die für dieses Jahr anstehen, zu konzentrieren. Nicht schon vorspringen; Kopf runternehmen und auf die Ziele dieses Jahres konzentrieren. Damit hast du das Gefühl, dass ein Ziel machbar ist, und es frisst dich nicht auf. Wie bei einem Kurzfrist-Ziel oder einem Neujahrsvorsatz: Schau, wie sie täglich, wöchentlich oder monatlich umgesetzt werden können, und trage, wo möglich, Deadlines oder Prüftermine im Kalender ein. Fünf Jahre vergehen wie im Flug.

Natürlich läuft das Leben nicht immer rund und Hindernisse können von den Zielen ablenken. Manchmal sind es nervige, kleine, unbedeutende Schlaglöcher. Manchmal richtig fette Blockaden oder Umleitungen, bei denen du die Richtung ändern musst. Wie schütteln wir sie ab und steigen wieder in den sprichwörtlichen Sattel, wenn wir vom Pferd gefallen sind?

## Rückschläge meistern, weil das Leben manchmal kein Zuckerschlecken ist

Hast du schon mal einen Schlag ins Gesicht abbekommen, der dich aus der Bahn geworfen und schwummrig zurückgelassen hat? DAS ÄTZT! Ich schick dir meine Liebe und einen Rat:

- Heul. Dann heule noch eine Runde. Heule in der Öffentlichkeit. Heule auf den Toiletten im Büro. Heule unter der Sonnenbrille auf dem Weg zur Arbeit im Bus. Heul beim Fernsehen. Heule, weil du den Anfang von *The Great British Bake Off* verpasst hast. Ich bin eine große Heul-Verfechterin. Besonders im Stil von »Ugly-Cry«-Kim Kardashian. Heulen ist therapeutisch, und es zu unterdrücken bringt nichts, weil es trotzdem in der Kehle brennt und man sich mies fühlt. Lass. Es. Raus.

- Rede darüber, wenn du denkst, dass es dir helfen könnte. Bitte um Hilfe und schäme dich nicht dafür. Ruf deine beste Freundin an und kau ihr das Ohr ab. Lade deine Freundinnen zum Take-away ein und erzähl ihnen, was Sache ist. Frag deine Mutter, deinen Papa, Schwester, Bruder, weise Großeltern um Rat. Kick die Angst, andere zu belasten, beiseite. Du wärst auch da, wenn dich jemand brauchen würde.

- Tu, was sich für dich richtig anfühlt. Gerade sitzengelassen worden und Lust drauf, Tinder auszutesten? Ich helfe gerne bei der Auswahl des Profilbilds. Auf der Arbeit läuft es blöd und du schaffst es einfach nicht zum Training am Abend? Schon in Ordnung, nächste Woche dann wieder. Du willst jetzt einfach nur allein sein? Null Problem, sag alle Termine ab und fühl dich bloß nicht egoistisch. Hör auf dich und deine Antworten.

- Glaubst du, dass dir eine Auszeit guttun könnte oder du aus deiner Routine raus musst, um die Situation klarer zu sehen? Buche einen Wochenendtrip mit Freundinnen, um rauszukommen. Oder nimm dir ein paar Tage frei und übernachte bei einer Freundin auf dem Sofa. Ich LIEBE es, wenn mich jemand besucht, und ich gebe mir richtig Mühe – als würde ich ein 5-Sterne-B&B führen. Hoffentlich sind deine Freundinnen auch so. Besuch deine Eltern. Ein Tapetenwechsel kann Wunder wirken.

- Du musst doch noch ne Runde Heulen? Tu's! Halte die angefeuchteten Pads im Aufbewahrungsbeutel im Gefrierfach parat, deine verquollenen Lider werden es danken.

- Dir wird aufgefallen sein, dass all diese Situationen unmittelbares Handeln beinhalten. Das liegt daran, dass du einfach den Tag überstehen musst. Mach dir keinen Kopf über morgen oder nächste Woche. Konzentriere dich auf die nächsten 24 Stunden. Dir schwebt eine Kombi aus Heulen und Fastfood-Trips vor? TOLL. Du stürzt dich in ein Megaprojekt, damit du beschäftigst bist. GROSSARTIG. Du kommst nicht aus dem Bett und schaust den ganzen Tag im Schlafi Chick-Flicks aus den 90ern? ICH MACH MIT!

Wenn du fertig mit Heulen bist und *10 Things I Hate About You* zum 24. Mal durch hast, fühlst du dich vielleicht bereit, deine Ziele neu anzugehen. Durch den Rückschlag haben sie sich möglicherweise verändert. Vielleicht willst du sie nicht weiterverfolgen, und das ist in Ordnung. Vergiss sie, wenn du nicht länger für sie brennst. Sich einzugestehen, dass man nicht mehr mit Herzblut bei einer Sache ist, ist kein Scheitern. Sei nicht zu hart mit dir selbst. Manchmal muss man einfach den Stecker ziehen und eine Idee aufgeben.

Manchmal muss man einfach weggehen. Manchmal haben wir uns verändert, und damit verändert sich auch die Ziellinie. Es gibt immer neue Ziele, für die wir brennen und die uns motivieren. Vielleicht musst du deine Perspektive verändern oder deinen Ansatz anpassen, aber ein Rückschlag hält dich nicht vom Punkten ab.

## Leicht gesagt

Klar, dieser Abschnitt hätte auch nur aus zehn Worten bestehen können - schreib ein paar Ziele auf und zieh sie diesmal durch - aber wir alle sind richtig schlecht bei so etwas, weshalb ich es lieber aufgedröselt habe. Wir sind schlecht in der Umsetzung, weil wir uns unrealistische Ziele setzen, die uns noch nicht mal mitreißen, von denen wir aber glauben, wir müssten sie angehen. Das kann nicht gutgehen: Wir fühlen uns blöd und demotiviert, weil wir uns als Versager fühlen, die nie etwas zu Ende bringen.

Das hört jetzt auf! Klar? Du kennst die Regeln, wie man die Ziele bewältigen kann. Du wirst es S.M.A.R.T. angehen. Cool, oder? Du weißt, wie du deine Ziele in Zukunft strukturieren und welche Zeitrahmen du dir stecken musst. Vielleicht nimmst du dir nächsten Dezember wieder was fürs Neue Jahr vor, oder du versuchst dich an einem Fünf-Jahres-Plan. Vielleicht willst du aber einfach nur deine Vorsatz-Muskeln stärken und dich auf eine Sache für den nächsten Monat stürzen. Wenn es sich wie ein Kampf anfühlt - wie die Jeans, in die du dich nach Weihnachten quälen musst - dann tausch dieses Ziel gegen eins, das besser zu dir passt. Hab keine Angst, dein Ziel oder den Weg dahin anzupassen.

Hoffentlich liegen wir auf derselben Wellenlänge bei der Einschätzung der Bedeutung von Zielen. Vielleicht denkst du, dass du alles geregelt hast. Aber wenn du ein wenig Zeit in diesen Bereich investierst und alle Karten auf den Tisch legst, kannst du erkennen, wie sich die Puzzleteile zusammenfügen. Dieses Wissen hilft dir nicht nur dabei, alles andere geschmeidig durchzuziehen, sondern wird noch relevant, wenn wir ins nächste Segment starten. Bisher hast du gelernt, dein Leben zu optimieren und es leicht zu gestalten, jetzt ist es soweit, das Ganze auch in der Arbeitswelt anzugehen.

# CHECK-LISTE

# FÜR EIN LEICHTES LEBEN

- [ ] Entrümple deinen Terminplaner und suche eine Methode, die gut für dich und dein Leben funktioniert. Trage alle wichtigen Termine, Treffen und Abgabefristen ein.

- [ ] Fang an, am Budget zu arbeiten. Checke deine Einnahmen und Ausgaben, damit du innerhalb von sechs Monaten einen Budgetplan festlegen kannst.

- [ ] SEI NETT ZU DIR SELBST! So wie du es zu einer Freundin wärst, die gerade sitzengelassen worden ist. Ruh dich aus, wenn du es nötig hast, ernähre dich gesund und bewege dich jeden Tag. Plane deine Mahlzeiten im Voraus und geh früh ins Bett.

- [ ] Mach ein digitales Detoxing und widerstehe dem Impuls, dein Handy hinterher ins Meer zu werfen (die Wahrscheinlichkeit ist hoch). Entgifte regelmäßig.

- [ ] Sag das nächste Mal *Nein*, wenn eine Gelegenheit auftaucht, bei der du sehr, sehr gerne *Nein* sagen würdest. Das befreit und du findest Ruhe und Glück in deinem Zeitplan.

- [ ] Schalte den Lärm für 15 Minuten aus und denk über die Ziele nach, die du dir selbst gerne stecken würdest. Häng sie auf, schau jeden Tag drauf und benutze sie als Motivationskick!

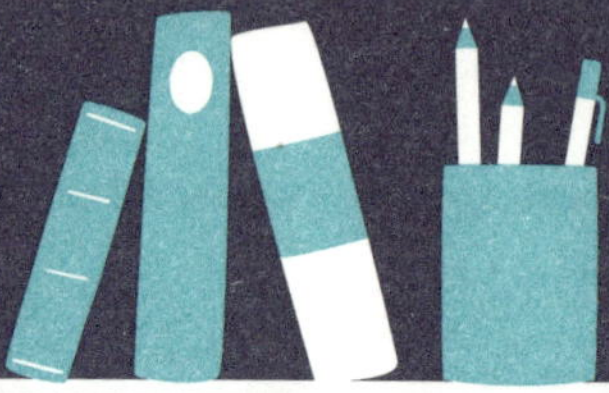

# ARBEIT

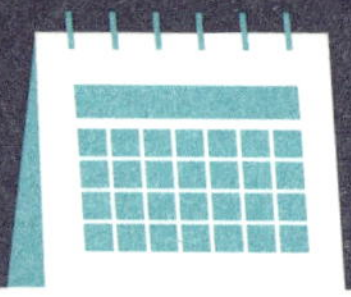

Beschäftigen wir uns jetzt damit, womit wir 40+ Stunden pro Woche verbringen – *Arbeit*. Karriere leidet unter einem schlechten Ruf. Oft wird unsere Generation als davon besessen dargestellt, nah am Burn-out, weil wir uns ganz der Arbeit verschrieben haben und den Druck spüren, den diese Rolle mit sich bringt. Ich will nicht behaupten, dass Arbeit ein komplett stressfreies Umfeld sein sollte – wir alle kommen ab und an aus der Nummer nicht raus – aber ich bin mir sicher, dass uns ein paar Methoden, die wir alle leicht in die Arbeit integrieren könnten, Raum zum Atmen verschaffen können.

Zieh einen Frühjahrsputz für deinen Schreibtisch durch, denn wie mein persönliches Mantra *»Gute Arbeit schafft man nicht in Jeans«* gilt auch: *»Die Arbeit leidet, wenn du die Oberfläche deines Schreibtischs nicht mehr siehst«*.

Mal schauen, wie wir den Stresspegel runterregeln können, indem wir unsere Zeit effektiver strukturieren. Werde am besten ein Vollprofi in Sachen Mail und lege ein paar Grundregeln und Automatismen für deinen digitalen Posteingang fest.

Prokrastination ist ein Dämon, den man leicht verscheuchen kann. Also treib ihn aus und bring dein Motivationslevel auf ein neues Hoch.

Und jetzt schauen wir uns an, wie du deine Aufgaben auf eine Art weggeschafft bekommst, die dich nicht dauernd auslaugt, sondern du stattdessen befriedigt auf deine Arbeitsergebnisse schaust …

# Wie strukturiere ich meinen Arbeitsplatz

Indem du Unordnung auf dem Schreibtisch reduzierst und dir einen Raum schaffst, der frei von Ablenkungen ist, fallen dir Zeitplanung und das Erledigen der Arbeitsaufgaben wesentlich leichter. Versprochen.

Du kennst sicher den Spruch: ordentliches Haus, ordentlicher Geist. Das Gleiche gilt für den Schreibtisch. Ein aufgeräumter und strukturierter Arbeitsplatz bedeutet weniger visuelle Unordnung und Ablenkung, was wiederum deinem Hirn mehr Raum für die Arbeit lässt. Das ist sicher keine bahnbrechende Erkenntnis, aber sie geht manchmal unter, vor allem wenn die Papierberge sich immer höher stapeln und sich weltweit auf Schreibtischen breitmachen. Manche Jobs hinterlassen eine Papierspur, der man kaum Herr wird, während andere mehr digital ausgerichtet sind. Vielleicht erschaffst du weniger Papierberge als Pret-A-Manger-Porridge-Schüsselstapel? Manche haben gar keinen eigenen Arbeitsplatz, andere haben ein eigenes Büro. Vielleicht hast du deine Ecke im Großraumbüro, bist Springer ohne eigenen Schreibtisch oder du gehörst zur Riege »Arbeitet von zu Hause und sieht tagsüber nur den Postboten« (dazu gehöre ich!).

Egal wie deine Arbeit aussieht: Du hast mit Sicherheit irgendeine Form von Arbeitsplatz, und um gelungene Rituale in die Arbeitsroutine und die Montags-bis-Freitags-Mühle zu integrieren, ist es eine gute Idee, den Arbeitsplatz so praktisch wie möglich für dich und deine Position zu gestalten – mit minimalen Ablenkungen, damit du das nachmittägliche Abtauchen auf YouTube abwenden kannst. Das ist der Schlüssel zu einem leichten, strukturierten Arbeitsleben.

Während meiner Karrierelaufbahn hatte ich verschiedene Positionen und Arbeitsplätze. Ich habe im Verkauf angefangen (ohne Schreibtisch, nur mit einem Spind, in dem ich meinen Keksvorrat gebunkert habe), dann habe ich als Bedienung gearbeitet (null Platz für mich, außer der Mini-Ecke neben der Spülmaschine für meine Tasche), schließlich landete ich im PR-Bereich und für die Büro-Jobs hatte ich natürlich einen eigenen Schreibtisch und fühlte mich entsprechend erwachsen. Ich habe alle Klischees ausgepackt: Topfpflanze, gerahmtes Bild, Bücher, Ersatzjacke über der Stuhllehne – ich bin quasi eingezogen. Das Einzige, was gefehlt hat, war dieses sitcom-mäßige, amerikanische Ausräumen aller Besitztümer in einen Pappkarton beim Gehen. Als der Moment dann da war und ich meinen letzten Job im PR-Bereich hinter mir gelassen habe, habe ich meinen Schreibtisch verkleinert: von einem Tisch, der groß genug für eine Dinner-Party für vier war, hin zu einem wackligen IKEA-Laptop-Tisch, auf den wirklich nur mein Laptop passte und der neben dem Mülleimer in der Küche stand. Das war schon eine Umstellung, aber dank eines bequemen Stuhls, einer Blumenvase, die ich jede Woche frisch bestückt habe, und durch das Reduzieren meiner Schreibtischutensilien habe ich ein paar meiner besten Arbeiten in dieser Küchenecke verfasst.

Inzwischen habe ich es zu einem Home-Office geschafft. EIN GANZES ZIMMER! Da komm ich jetzt noch nicht drüber weg. Ich habe einen richtigen, ausgewachsenen Schreibtisch und einen Drucker! Ein Sofa, falls ich einen Blogeintrag im Liegen schreiben will! Eine Schublade, um meine Post-it-Sucht zu verbergen. Heute ist meine Ausgangslage viel geräumiger und praktischer, aber ganz ehrlich, mein Arbeitspensum ist das gleiche geblieben – und das ist die Moral von der Geschicht! Es ist egal, wie groß oder winzig dein Arbeitsbereich ist, und es hat nichts mit teurer Ausstattung, dem Drehmoment deines Stuhls oder der Sitzmöglichkeiten an deinem Schreibtisch zu tun. Wichtig ist vielmehr, dass dein Arbeitsplatz sauber und aufgeräumt, leicht zu navigieren, funktional, aber trotzdem bequem ist (vor allem, wenn du lange sitzen musst), dir entgegenkommt und dir ein Umfeld bietet, in dem du dich produktiv fühlst. Wenn das Leben dir einen Schreibtisch zuschustert, auf den kaum der Laptop passt und der insgesamt blöd ist (besonders, wenn's am Vortag Fisch gab!), dann sorge dafür, dass er wenigstens ordentlich und aufgeräumt ist. Besorge dir eine schöne Zimmerpflanze, um alles ein bisschen aufzuhübschen, und leg los. Egal ob Schreibtisch oder Bistrotisch im Café: ein Platz, der bequem und ruhig ist, genügt! Dein Schreibtisch ist zugerümpelt und chaotisch? So entgiftest du ihn:

## SCHREIBTISCH-FRÜHJAHRSPUTZ: 1 STUNDE AUFRÄUMROUTINE

1 **RÄUM DEN SCHREIBTISCH FREI.** Spätestens wenn wir zum Kapitel »Werd deinen Scheiß los« kommen, wirst du sehen, was für ein Mega-Fan ich von Riesenhaufen am Anfang einer Aufräumaktion bin. Hol alles raus. Wirf's auf einen Haufen und fang mit dem Aussortieren an. Vermutlich reagierst du auf den gigantischen Stapel an Besitztümern zunächst mit Erschrecken. Und bei dieser Aktion kannst du deinem komplett freigeräumten Schreibtisch auch gleich einen Frühjahrsputz gönnen. Falls du keinen Schreibtisch, sondern nur einen Spind oder eine Laptoptasche hast, in der du dein ganzes Arbeitszeugs rumschleppst, gelten die gleichen Regeln.

2 **JEDE MENGE STAPEL.** Sortiere deine Arbeitssachen in unterschiedliche Stapel.

**PAPIER.** Sortiere deinen Papierkram auf folgende drei Stapel: einen für Müll, den du direkt im Papiermüll entsorgen kannst. Einen weiteren für Papierkram, den du aufheben musst und der nicht digital aufbewahrt werden kann (z.B. Verträge, die unterschrieben werden müssen, oder Kunden-Akten, die manuell verstaut gehören). Sowie einen Stapel für Papierkram, der am besten gescannt und als PDF auf dem Laptop abgelegt werden könnte (also so ziemlich alles andere).

**DEKOZEUGS** (was du schon längst nicht mehr anschauen magst!). Hast du auch Krempel, der einfach nur unordentlich aussieht und keinen Spaß macht? Entsorge ihn direkt - vergiss den Stapel!

**DINGE, DIE DU TATSÄCHLICH BENUTZT.** Reserviere diesen Stapel für Dinge, die du oft benutzt - mindestens einmal die Woche - und die du deshalb sinnvollerweise in Reichweite haben möchtest.

**DINGE, DIE DU NICHT NUTZT.** Fass die Gegenstände zusammen, die du spenden oder an Kolleg*innen weiterreichen kannst (Dinge wie Lesematerial, das du nicht mehr brauchst, oder ungenutzte Büromaterialien). Je weniger auf deinem Schreibtisch lagert, umso geringer die Chance, dass du deine Arbeit aus den Augen verlierst, weil dich etwas ablenkt.

3 **PUZZLE DEIN ARBEITSFELD NEU ZUSAMMEN.** Bereit für eine Regel? Hier ist eine *ganz kleine*, der man leicht folgen kann, bei der ich mich nicht wie eine absolute Tyrannin anhöre und die deinen neu aufgeräumten und strukturierten Schreibtisch unter Kontrolle hält. Wenn du einen Gegenstand täglich benutzt, darf er in der Nähe bleiben - entweder verstaut oder ordentlich auf dem Schreibtisch. Wenn du den Gegenstand nicht tagtäglich, von Montag bis Freitag, nutzt, dann muss er woanders unterkommen. Probier es eine Wo-

che lang aus. Für 90 % von dem, was du brauchst, solltest du deinen Hintern nicht aus dem Sessel schwingen müssen, sondern direkt darauf zugreifen können. Falls du für bestimmte Sachen aufstehen musst, räum sie um, bis sie einen passenden Platz gefunden haben - du solltest nur für das Croissant zwischendurch deinen Platz verlassen müssen, nicht weil du einen Stift brauchst.

4 **SORTIER DEINE AUFBEWAHRUNG.** Ich bin normalerweise kein Fan davon, Aufbewahrungsboxen etc. schon zuzuweisen, bevor klar ist, was aufbewahrt werden muss. Aber du hast ja schon die Grundlage gelegt. Ausgehend von dem Krempel, den du regelmäßig verwendest, weißt du sicher inzwischen, ob du eine Art Aufbewahrung brauchst. Vielleicht wären ein paar Schubladen bzw. Fächer neben deinem Schreibtisch nützlich, um deine Unterlagen strukturiert und leicht im Zugriff zu haben. Oder du brauchst eine Stiftebox für deine Stifte und Büroklammern? Ein Mäppchen! Eine Fächer-Mappe! Eine Papierablage! Du weißt schon, was ich meine! Sie mögen total nach Klischee klingen, sind aber wirklich praktisch, um den Schreibtisch aufgeräumt und ordentlich zu halten und allen Gegenständen ein Zuhause zu geben. Damit besteht auch nicht länger die Gefahr, dass der verdächtig schief gestapelte Papierberg wieder auftaucht. Hol dir aus deinen Beständen, was du schon hast, und mach dann eine Einkaufsliste, damit du in der nächsten Mittagspause mal kurz bei Paperchase vorbeihüpfen oder im nächsten Kaufhaus die Schreibwarenabteilung durchstöbern kannst.

## Das Wichtigste auf meinem Schreibtisch

### BULLET JOURNAL

Details dazu erwarten dich im nächsten Kapitel; dort erfährst du auch, dass ich gar nicht von einem *klassischen* Bullet Journal rede, sondern nur einige der Bullet-Journal-Techniken benutze, die mir bei der Planung helfen. Allerdings habe ich mir tatsächlich ein richtiges Bullet Journal angeschafft (im Ernst: das mit den Punkten wird dein Leben verändern). Ich schleppe es überall mit hin, da ich da alle meine Redaktionspläne und täglichen To-do-Listen drin habe.

### SCHREIBWAREN

Obwohl ich ein echter Schreibwaren-Freak bin, besitze ich nur wenige Artikel. Ich neige nämlich dazu, schön gebundene Notizbücher zu horten, weshalb ich gar nicht erst nach ihnen Ausschau halte. Ich habe einen blauen Kugelschreiber, eine Schere, ein Lineal (praktisch für die Orga im Bullet Journal), ein Päckchen Post-its sowie einen rosa und einen gelben Textmarker zum Markieren im Planer auf dem Schreibtisch – das war's. Siehst du? Alles an Büromaterial optimiert? ERLEDIGT!

### LESESTOFF

Viel Lesestoff habe ich nicht auf meinem Schreibtisch. Das liegt daran, dass ich ca. 80% von dem, was ich lese, online lese. Allerdings dümpeln immer ein oder zwei von den »VORWÄRTS, DU SCHAFFST DAS, MÄDEL«-Ratgebern auf meinem Tisch, zum schnellen Nachschlagen und Durcharbeiten. Beim Lesen markiere ich gerne die Seiten, von denen ich denke, dass sie mir später helfen werden. Damit breche ich die Regel, dass nur Dinge auf dem Tisch liegen dürfen, die man mindestens einmal am Tag in die Hand nimmt. Ich blättere die Ratgeber aber mindestens einmal pro Woche durch, um einen Punkt nachzuschlagen oder Ratschläge nachzuschauen. Klar versuche ich das jetzt zu rechtfertigen, aber ich muss schon zugeben, dass es meinen Schreibtisch aufpimpt! Und hey – so ein Mini-Stapel Bücher hat noch nie jemandem geschadet.

### PAPIERE

Was ich beruflich mache, ist online gespeichert oder da oben **zeigt zum Himmel, hat aber keine Ahnung, wie das alles funktioniert**. Manchmal muss ich einen Vertrag unterschreiben oder ein Formular ausfüllen, die Dokumente lasse ich direkt mitten auf dem Tisch liegen, damit ich sie ASAP ausfülle. Meistens sind aber die einzigen Papiere auf meinem Schreibtisch der wachsende Stapel Abhol-Benachrichtigungen des Postboten, da ich nicht da war und meine Päckchen nun in der Filiale einsammeln darf.

### KOSMETIKZEUGS

Da ich ja ursprünglich aus dem Lager der Beauty-Bloggerinnen stamme, könnte man denken, dass meine Schubladen vor Make-up-Artikeln überquellen. Aber ganz ehrlich: Ich arbeite von zu Hause aus, sehe tagsüber nur den Postboten und trage höchstens drei Mal die Woche Make-up, wenn ich mich mit Leuten treffe, die weder der Postbote noch mein Mann sind. Deshalb habe ich als einzigen Kosmetikartikel einen Lippenbalsam auf meinem Schreibtisch liegen, denn das ist wirklich alles, was ich tagsüber brauche. Wenn ich in einem Büro arbeiten würde, kämen wahrscheinlich ein Abdeckstift, ein Augenbrauenkamm, Gesichtsspray (Klimaanlagen sind einfach *Schrott*) und ein Lippenstift dazu, um mich für abends aufzuhübschen.

### MÖBEL

Klar reden wir hier über den Schreibtisch, aber zu meinem Arbeitsplatz gehören noch ein paar Sachen. Mir gehört ein Drucker, den ich so gut es geht unter meinem Schreibtisch verstecke (es gibt keine schicken Drucker!), ich habe einen gepolsterten Bürodrehstuhl (Drehfunktion MUSS sein, weil's einfach Spaß macht) und eine Schreibtischlampe, die, wenn's in den Wintermonaten um 15 Uhr schon dunkel wird, äußerst praktisch ist, und die außerdem ein schönes Licht spendet, wenn das Büro als zweites Schlafzimmer für Gäste dient.

## Du arbeitest von zu Hause aus?

Da die Zahl derer, die nicht ins Büro pendeln müssen, parallel zu flexiblen Arbeitsmodellen steigt, möchte ich kurz auch auf diejenigen eingehen, die von zu Hause aus arbeiten – egal ob Voll- oder Teilzeit. Nachdem ich über zwei Jahre in Büros von Start-up-Unternehmen gearbeitet habe, konnte ich gar nicht glauben, dass man im Morgenmantel herumlungern kann und das dann Arbeit ist. Niemand schert es, ob ich meinen Laptop um sieben Uhr morgens aufklappe und zwölf Stunden später zuklappe. ICH KANN ARBEITEN, OHNE DASS ICH RICHTIGE HOSEN TRAGEN MUSS! Von zu Hause arbeiten, und das auch noch allein, ist schon seltsam. Es ist eine Welt der elastischen Hosenbünde, aber ohne Weihnachtsfeiern oder Betriebsausflüge. Es ist ein Leben, wo alle glauben, dass du rund um die Uhr verfügbar bist, 24/7! – und du alle unbedingt an ihren freien Tagen treffen willst.

Stell dir also meine »*Wann war ich eigentlich zum letzten Mal vor der Tür?*«-Phase vor – als ich mir die Jeremy-Kyle-Talkshow reinzog, Kekse mampfte, mich aufgebläht und benebelt fühlte und ganz dringend hätte duschen müssen. Genau: Das ist weder niedlich noch motivierend. Wir alle kennen diese Tage, an denen es einfach nicht zündet oder wir uns fühlen, als hätten wir eine Wassermelone verschluckt, wir nur mal sehen wollen, was für abstruse Themen Holly und Phil in ihrer Frühstücksfernsehshow ausgegraben haben, und dabei die wachsende To-do-Liste geflissentlich ignorieren – egal, wo wir arbeiten. Aber je weniger Tage wir davon erleben, umso besser. Nachdem ich jetzt seit sieben Jahren zur Heimarbeiterfraktion gehöre, verrate ich hier meine drei goldenen Regeln:

1 Denk noch nicht mal drüber nach, tagsüber den Fernseher anzuschalten. Weg von der Fernbedienung!

2 Nutze die Zeit zu Hause, um dich mit richtigem Essen und nicht nur ein paar Kekspackungen zu versorgen. Ganz schön verlockend, schon klar, ich habe selbst die eine oder andere Packung Kekse vertilgt. Also: Widerstehe der Versuchung und kauf erst gar keine Kekspackungen, sondern füll deine Vorratsregale mit Nährstoffen ohne Ende auf. Ich bin wie so ein Weidegänger, ich brauche dringend meine selbstgemachten Snacks über den Tag verteilt, also um 11, um 14, um 15 und um 16 Uhr! Ich liebe Snacks.

3 Geh jeden Tag vor die Tür. KEINE AUSREDEN! Selbst wenn du nur einmal um den Block gehst. Es tut geistig und physisch gut und hilft dir, Verspannungen zu lösen und deine verkleisterten kreativen Zellen wieder durchzupusten.

## Damit's funktioniert!

Egal ob du zu Hause oder in einem Büro arbeitest, du arbeitest, und damit geht jeder unterschiedlich um. Aber ein paar grundlegende Dinge helfen, die Arbeit geschafft zu bekommen, egal wo oder was die Ausgangssituation ist. Und natürlich kannst du die Tipps so anpassen, dass sie für dich funktionieren.

## GESUNDHEIT GEHT VOR

Klingt jetzt sicher nach einer öden Gesundheits- und Sicherheitsvorgaben-PowerPoint-Präsentation, aber richtig zu sitzen, ist enorm wichtig. Du kennst garantiert die Abbildung von der Person, die gerade vor dem Bildschirm auf Augenhöhe sitzt? Die trifft's 1A, und deshalb achte drauf, dass du, egal wo du sitzt, bequem und nicht verkrampft sitzt und deine Lendenwirbel dich stützen. Stell außerdem die Bildschirmhelligkeit nicht höher als 75 % ein.

**ZU HAUSE:** Stell sicher, dass du pro Stunde, wenn nicht sogar alle 30 Minuten, eine fünfminütige Pause einlegst. Ich wechsele gerne zwischen Aufgaben, die ich am Rechner erledigen muss, und denen, für die ich keinen brauche. Dann habe ich nicht das Gefühl, als hätte ich außer dem Bildschirm den ganzen Tag nichts gesehen, wenn ich ins Bett wanke.

**IM BÜRO:** Regelmäßige Meetings sind ein Geschenk. DU DARFST ANDERE MENSCHEN TREFFEN! Nutze diese Zeit als Unterbrechung der Bildschirmzeit und mach deine Notizen, wenn möglich, mit Stift auf einem Blatt Papier, dann wirst du auch den starren Blick los.

## NUTZE DEINE MITTAGSPAUSE SINNVOLL

Als ich noch im Verkauf gearbeitet habe, waren die Mittagspausen Gold! Denn sie waren erstens: Pausen. Und zweitens: Ich konnte mir ein Stück Pizza am Verkaufswagen vor dem Einkaufszentrum kaufen. Heutzutage übergehen wir Pausen viel zu rasch, weil unsere To-do-Liste überquillt oder uns die Zeit fehlt. Ich will jetzt nicht vorschlagen, dass du ein Drei-Gänge-Menü kochen sollst, aber man sollte Pausen schon schätzen – und sie nicht vom Schreibtisch verschlingen lassen.

**ZU HAUSE:** Klink dich aus. Egal wo du arbeitest, und wenn du dich nur aus dem Bürostuhl hievst und in den Sessel im Wohnzimmer setzt – ein Tapetenwechsel hilft, den Tag zu strukturieren. Widerstehe der Versuchung, nur blödes Zeugs in dich reinzustopfen, sodass du dich eine halbe Stunde später schon wieder hungrig fühlst. Die Reste vom Abendessen? Perfekt!

**IM BÜRO:** Auch hier gilt: Beweg dich vom Schreibtisch weg und nutze zum Beispiel die Büroküche oder die Pausenräume. Schau nicht nach

Mails, während du isst, oder falls du doch rumscrollst, dann nutze die Zeit wenigstens nicht für Arbeitskrempel. Nimm dein eigenes Essen mit, das schont den Geldbeutel, und wenn du Zeit dafür hast, dann geh zehn Minuten raus, einfach nur um die Beine zu strecken, eine Vitamin-D-Dosis für die Knochen durch die Sonne und frische Luft einzufangen.

## HÖR AUF DEINEN KÖRPER

Neben der Abgabe der Kündigung ist das Krankmelden eine der Sachen, die Herzrasen verursacht; du fühlst dich wie eine Versagerin. Aber hör auf deinen Körper. Dich durch die Grippe- oder Magen-Darm-Viren-Attacke zu quälen, während du dich durch die To-do-Liste ackerst, bedeutet einfach, dass du deinem Körper nicht die Zeit zugestehst, die er braucht, um wieder fit zu werden; und die Arbeit, die du erledigst, hat garantiert nicht die Qualität wie sonst.

**ZU HAUSE:** Sich krankheitsbedingt einen Tag frei zu nehmen, fällt schwer, aber es ist wichtig, dass du dir die Zeit zum Gesundwerden nimmst, egal wie lange es dauert. Wir alle werden von Zeit zu Zeit krank, und wenn wir es sind, brauchen wir Ruhe. Also leg den Laptop beiseite, sei nett zu dir selbst und tu, was dein Körper dir sagt – tu, was notwendig ist: Schalt ab!

**IM BÜRO:** Niemand sitzt gern neben einer Bazillenschleuder, also sag deinem Chef Bescheid, dass du dich wie ausgekotzt fühlst, und nimm entweder einen Tag frei oder vereinbare, dass du von zu Hause arbeiten kannst, damit du nicht deine Kolleginnen und Kollegen mit Nies-Attacken im Zehn-Minuten-Takt ansteckst. Sie werden es dir danken.

## DEIN ARBEITSTEAM

Kolleg*innen sind ein bisschen wie Lottozahlen. Entweder sind sie ein Glücksfall. Oder eben nicht. Egal wie es aussieht, ihr müsst zusammenarbeiten. Jedenfalls kannst du mir glauben, dass man sogar die vermisst, auf die man seine Ausflüge in die Büroküche abgestimmt hat, um ihnen ja nie über den Weg zu laufen. Also respektiere alle, baue Beziehungen auf, denn wenn's drauf ankommt, sind sie die Einzigen, die wissen, was du auf der Arbeit mitmachst. Ihr sitzt im selben Boot! Also arbeite an deinen Fähigkeiten, an einem Strang zu ziehen, und bring dich ins Team ein.

**ZU HAUSE:** Selbstständig zu arbeiten heißt ohne Kolleg*innen zu arbeiten (mal abgesehen von deinem Steuerberater und deinen Kund*innen). Die Wahrscheinlichkeit ist aber hoch, dass es in deiner Stadt Menschen gibt, die im selben Boot sitzen – also vernetz dich! Schau auf Facebook nach Gruppen vor Ort oder benutze Apps wie Bumble Bizz, um dich zu verbinden und zu vernetzen. Bau eine Mannschaft auf, die sich untereinander unterstützt, Rat gibt und zusammen Weihnachten feiert.

**IM BÜRO:** Feedback gehört zum Teamwork dazu – wenn du also Rückmeldung gibst, tu das ruhig und sachlich, und wenn du Feedback erhältst, nimm es mit Würde an und versuche die Hinweise umzusetzen. Wie bei Freundinnen kommt Wertschätzung auch bei Arbeitskollegen gut an; wenn du als Dankeschön für eine Gefälligkeit einen Kuchen mitbringst oder eine kleine Dankeskarte schreibst, ist das garantiert nicht verkehrt.

## FEIERABEND!

Egal in welchem Umfeld du arbeitest: Feierabend sollte auch Feierabend sein. In unserer aktuellen Welt schwappt die Arbeitszeit auch in die Stunden davor und danach, und oft erwischen wir uns dabei, schon mal schnell die Mails zu checken, sobald wir aufwachen, oder noch rasch auf die letzten Überbleibsel im Posteingang zu antworten, bevor wir einschlafen. DAMIT MUSS SCHLUSS SEIN! Sich auszuklinken und auszustempeln ist für alle gesund.

**ZU HAUSE:** Beschränke, wenn möglich, dein Arbeitsumfeld auf ein Zimmer, denn damit kannst du zum Feierabend die Tür zuziehen. Wenn das nicht geht, dann könntest du einen festen Platz einrichten, indem du einen Tisch in eine Ecke stellst oder einen Teil des Küchentischs umfunktionierst. Pack zum Feierabend alles beiseite, damit du der Versuchung widerstehst, *noch eine Mail* zu beantworten. Du könntest auch versuchen, deine To-do-Liste außer Haus abzuarbeiten und zum Beispiel in einem Café oder in der Bücherei zu arbeiten. Oder du mietest dich zeitweise in einem Gemeinschaftsbüro ein.

**IM BÜRO:** Hier wird die Arbeit ganz klassisch am Schreibtisch erledigt, und abends kannst du gehen und bist raus. Zumindest in der Theorie. Versuche Ausnahmen nicht zur Gewohnheit werden zu lassen: Der Laptop sollte nicht fürs Wochenende mit nach Hause genommen werden, wenn kein Land unter ist!

## Leicht gesagt

Der echte Orga-Krempel hat also ANGEFANGEN! Zu den guten Sachen kommen wir später noch, also lass den Müllbeutel ruhig in der Nähe - ich hoffe nämlich schwer, dass dich das Entrümpeln deines Schreibtisches von all dem unnötigen Papierkram und Nippes in gute Laune versetzt hat. Mit kleinen Plätzen anzufangen und sich hochzuarbeiten, macht Sinn, und wenn du hier Zeit investierst, siehst du während deines Arbeitstages schon erste Veränderungen - du hast weniger Ablenkungen vor dir und fühlst dich, als könntest du es effektiv mit deinem Arbeitspensum aufnehmen. Du kommst nicht mehr aus dem Tritt, weil du 15 Minuten lang verzweifelt nach einem Dokument suchst. Ich weiß, dass die Umstellung auf PDFs zunächst wie Zeitverschwendung klingt, und du brauchst sicher mindestens einen Nachmittag dafür, aber wenn du diese Stunden einplanst und die Arbeitsabläufe optimierst, dann tust du dir damit selbst den größten Gefallen. Dein zukünftiges Ich wird dir dankbar für die geleistete Laufarbeit sein, im Ernst.

Du fühlst dich aufgeräumt und strukturiert? Das physische Chaos ist beseitigt, also wenden wir jetzt denselben Prozess auf deinen Arbeitstag und deine Techniken zur Planung an. Jetzt steht an, wie man den Weg frei macht und Raum schafft, damit du Abgabefristen einhältst, ohne dass du dich zwei Tage vor Abgabe einsperren musst, um fertig zu werden. Gehen wir zuerst ein großes Thema an - MAILS. Dein Schreibtisch sieht wie der Traum jeder Jungfrau aus, und bald wird auch dein Posteingang folgen ...

# Wie plane ich den Arbeitstag

Hier geht es darum, Zeitmanagement und Aufgabeneinteilung auf den Punkt zu bringen. Nur damit können die Pläne für den Arbeitstag realistisch, stressfrei und leicht ausfallen, ganz so, wie es zu dir, deiner Position und deinem Energieniveau passt.

Wenn ich mich auf eine besondere Stärke im leichten Leben festlegen müsste, dann wäre das Zeitmanagement. Sicher komm ich mit dem Budget klar, kann Essen vorbereiten und mag meine Self-Care-Sonntagnachmittage – aber meine Woche planen? Sagen wir's mal so: Wenn das eine olympische Disziplin wäre, könntest du mich direkt ins Trainingslager verfrachten. Bei dieser Aufgabe fühl ich mich fähig. In den letzten Jahren habe ich meine Fähigkeiten, meinen Tag einzuteilen und Aufgaben zu erledigen, verfeinert, und zwar so, dass mir die Zunge nicht wie bei einem hechelnden Hund auf dem Boden hängt, weil der Weg *einen Tick* zu weit erscheint. Inzwischen hast du deinen Kalender aufgeräumt, dir Ziele gesteckt, die du in Stufen unterteilt hast, und daran gearbeitet, das Gleichgewicht zwischen Self Care und Unternehmungen auszubalancieren – jetzt ist dein Arbeitsleben dran und die Frage, wie du deine Arbeitszeit strukturierst.

Zwei Fähigkeiten gilt es dabei zu schulen: Zunächst einmal müssen die Aufgaben eingeteilt und zeitlich eingeordnet werden. Vielleicht werden dir dein Arbeitspensum und der Tagesablauf vorgegeben? Du bist in einer Position, wo du genau weißt, was du wann zu tun hast, und viel Spielraum gibt es dabei nicht? Vollkommen in Ordnung. Manche Abschnitte dieses Kapitels treffen dann nicht auf dich zu, könnten aber auf die Planung deiner freien Zeit übertragen werden. Und selbst wenn Ziel und Umfang der Arbeit feststehen, bleibt der Weg zum Erreichen des Ergebnisses doch immer der jeweiligen Person überlassen. Die Abgabefrist steht, aber der Ablauf, wie man das Ziel erreicht, ist nur lose umrissen. Genau hier setzen die Methoden ein, die ich nun vorstelle.

Wenn du die Zeiteinteilung drauf hast, rückt das Einhalten von Fristen in den Mittelpunkt, und zwar so, dass es für dich funktioniert. Wie oft ist die Woche rum und du hast das Gefühl, nichts geschafft zu haben? Oder nicht genug getan zu haben? Dagegen hilft ein realistisch strukturierter Plan, und wenn der abgearbeitet ist, dann erinnert das Abgehakte dich: HALLO – SCHAU MAL, WAS DU ALLES GELEISTET HAST! Ein gut durchdachter Plan, der halbwegs perfekt ausgeführt wird, ist ungefähr so befriedigend wie der Anruf von jemand, der durchgibt, dass er sich leicht verspätet, während du dich gerade verspätest. *Wunderbar*. Aber bis zum Ende des Kapitels wirst du natürlich eine *Meisterin* im Fristen-Einhalten sein. Ja, genau, auch du da hinten, bei der die Freundinnen immer behaupten, dass das Abendessen eine Stunde früher anfängt, damit du es vielleicht bis zum Nachtisch schaffst. Deine Zeit effektiv einzuteilen, bekämpft nicht nur dieses »Ankunft-zum-Nachtisch«-*Dingens*, – wenn du diese Routine im Tagesablauf durchziehst, kannst du die Ziele der vorangegangenen Kapitel leicht integrieren. Damit hast du einen echten Vorsprung, wenn's darum geht, der Prokrastination in den Hintern zu treten – was wir als Nächstes angehen.

In Sachen Planung war ich nicht immer erfolgreich. Versteh mich nicht falsch, ich habe schon immer geplant. Ich bin schließlich ein Kind der 90er, und mein flauschiges Tagebuch mit Vorhängeschloss war gerammelt voll mit Orga-Kleinkram, Oden an Jungs, die selbst mit Brechstange nicht in meine Nähe gekommen wären, und Skizzen, wie mein Zimmer aussehen könnte (damals hat mich die Heimwerkersendung *Changing Rooms* geprägt – ich sag doch: *Kind der 90er*!). Aber während meiner Schulzeit, dann im Berufsleben und schließlich in meiner Selbständigkeit habe ich's mit dem Planen übertrieben. Zu viel zu planen ist genauso schrecklich wie nicht vorbereitet zu sein, denn es kommt einer Dauerüberwachung gleich. Und wer mag schon den Vorgesetzten, der einem den ganzen Tag im Nacken sitzt, und dann auch noch IM KOPF RUMSTOCHERT? Das ist echt Schrott. Pro Tag war in meinem Notizbuch eine Seite nur für meine To-do-Liste reserviert, und die habe ich dann komplett gefüllt. Statt kleinere Aufgaben zu bündeln, die abgehakt ein größeres Ziel abdecken, habe ich alle Einzelschritte detailliert erfasst. Eine Aufgabe, die mich fünf Minuten gekostet und prima zu einer anderen Sache hinzugefügt hätte werden können? Logo, aufgeschrieben! Meine tägliche To-do-Liste war gigantisch, und daher war es nicht sonderlich überraschend, dass ich sie nie schaffte. NIE. Mir fällt echt kein Tag ein, an dem ich sie geschafft hätte. Zwei Drittel von den 25 Punkten auf der Liste, höchstens, und ich fühlte mich wie eine Versagerin. Ich blieb länger auf. Ich stand früher auf. Ich beschränkte meine Mittagspause auf zehn Minuten und verpasste mir eine leckere Episode Magenverstimmung. Was ich auch tat, ich hatte einfach keine Chance.

Meine Liste war unrealistisch, zu detailliert und ich fühlte mich unfähig, weil ich nie mein Ziel erreichte. Noch nicht mal annähernd.

Dann lernte ich das Optimieren. Ich fragte mich, was passieren würde, wenn ich die Liste eindampfen würde. Weniger Punkte zum Abhaken entsprach einer größeren Wahrscheinlichkeit, sie fertigzubekommen, dachte ich mir (SPOILER: Es funktioniert!). Statt alle Schritte aufzudröseln, die es braucht, um ein Video hochzuladen und den Veröffentlichungszeitpunkt festzulegen, schrieb ich nur »Video hochladen und Veröffentlichungstermin festlegen«. Die bisher acht To-do-Punkte schrumpften auf einen, und obwohl das Endergebnis dasselbe war, fühlte es sich weniger beängstigend, dafür jedoch überschaubarer an. Manchmal müssen wir unser Hirn überlisten. Das funktioniert zum Glück öfter, als man denkt. Plötzlich sah es so aus, als hätte ich viel weniger zu tun, und meine Pläne waren nicht mehr so erdrückend. Innerhalb der nächsten Tage passte ich die Aufgaben an und spielte mit den Formulierungen, und bevor ich mich umsah, war der Tag vorbei und ich hatte alle Aufgaben abgearbeitet. Statt mich zu verzetteln und von jeder Kleinigkeit erdrücken zu lassen, konzentrierte ich mich auf drei übergreifende Aufgaben, die ich erledigen musste – und die ich dann erledigte. Easy peasy!

Video aufnehmen
Video in der Bearbeitungssoftware abspeichern
Video bearbeiten
Video exportieren
Video auf YouTube hochladen
Beschreibung und Überschrift ausfüllen
Thumbnails fürs Video anlegen und einfügen
Zeitpunkt der Veröffentlichung des Videos und aller Social-Media-Posts festlegen

}

Video hochladen und Zeitpunkt für die Veröffentlichung festlegen

Ich habe eine Weile gebraucht, um mein Zeitmanagement und meine Planung auf die Reihe zu bekommen – sowohl was die Arbeit als auch meine freie Zeit betraf – und vielleicht sieht es bei dir genauso aus. Scheu dich nicht, deine Methoden komplett aufzumischen, und probiere was Neues aus. Vielleicht powerst du dich ja bald durch deine Aufgaben. Was gibt's schon zu verlieren?

Ein unproduktiver Tag, oder auch zwei? Die haben wir alle! Die Arbeitseinstellung von Beyoncé zu 100% durchzuziehen, ist ein unrealistisches

Ziel, also peile stattdessen 80 % an. Mehr Tage, an denen du dich produktiv fühlst, statt Tage, an denen du nicht aus den Startlöchern zu kommen scheinst, ist hier das Ziel. Vielleicht bist du ja wie ich eine übertriebene Planerin, die ihre Aufgabenlisten vereinfachen muss, vielleichst stellst du aber auch fest, dass du mit einer ausgebauten To-do-Liste als Motivationsschub besser fährst. Ich mag klare Zeitvorgaben (*was für eine Überraschung*!) und arbeite am besten, wenn ich Aufgaben bestimmten Tagen zuordne und einen ungefähren Plan der Abfolge habe, in der sie abzuarbeiten sind. Ich habe aber Freundinnen, die Aufgaben innerhalb einer Woche erledigen wollen und sie auf keinen Fall auf spezielle Tage festlegen; wieder andere takten ihre Stunden durch. AUF DIE STUNDE GEPLANT!!! Aber hey, ich urteile nicht, denn Zeiteinteilung ist eine wirklich individuelle Angelegenheit. Und deshalb zeig ich dir jetzt ein paar Optionen, die du anwenden, auf dich anpassen und optimieren kannst.

## Wie strukturiere ich meinen Tag?

### SCHRITT #1: WIE SIEHT DEINE ENERGIEKURVE AUS

Ein Faktor, den wir unbedingt in Planungsprozesse einbinden sollten, egal wie wir letztlich den Tag einteilen, ist die persönliche Energiekurve. Ich rede jetzt sicher nicht über *»Chakren und Auren«*. Mir geht es um die Energie und die Konzentrationsfähigkeit. Unsere Energie läuft nicht immer auf Hochtouren, nicht einmal bei Beyoncé. Stattdessen befinden wir uns im Fluss, und unser Energiepegel schwankt im Laufe des Tages, der Woche, eines Monats. Ich bin zum Beispiel ein Morgenmensch, und deshalb erziele ich vor meiner Mittagspause die besten Ergebnisse. Um 15 Uhr lande ich im dunklen Prokrastinations-Loch, Richtung 17-Uhr-Marke wird's dann noch mal ein bisschen besser und in der Endspurtphase vor Feierabend presse ich noch ein letztes Stück Arbeit aus mir heraus. So ist das bei mir, so habe ich schon immer funktioniert – und heute plane ich meinen Tagesablauf entsprechend.

Halt also am besten während der nächsten Woche fest (entweder auf einem Notizzettel oder digital, wenn dir das leichter fällt), zu welchen Zeiten du dich wie fühlst. Wann fühlst du dich:

- Energiegeladen und voll dabei, die wichtigsten Aufgaben und jene, die Hirnschmalz erfordern, anzugehen. Übersprudelnd vor Kreativität und Inspiration.

- Immer kurz davor, in das endlose Meer an Videos, die bei der Suchanfrage »Vocal Coach Reviews Lady Gaga's Best Performance«/»Vocal Coach bewertet Lady Gagas beste Auftritte« erscheinen, abzutauchen.

- Als müsstest du deinen besten Freundinnen alle je gefassten oder anstehenden Pläne absagen, weil das Sofa einfach SO verlockend ist.

Sobald dir die Ergebnisse vorliegen, nutze sie, um deinen Tagesablauf entsprechend einzuteilen. Für mich gelten folgende Regeln bei meiner Tagesplanung:

### MORGENS (7–12 UHR)

Reserviert für Aufgaben mit hoher Priorität, die einen klaren Kopf erfordern, da ich hier am produktivsten bin.

### FRÜHER NACHMITTAG (13–16 UHR)

Ich versuch mich an kreativen Aufgaben, die Spaß machen, um bei der Sache zu bleiben.

### TAGESAUSKLANG (16–18 UHR)

Ich beantworte Mails und arbeite Orga-Aufgaben ab, um das Beste aus dem letzten Aufbäumen an Energie rauszuholen.

Kenne dich selbst, höre auf deine Energiekurve und stelle dich darauf ein, wo dein Kopf zu bestimmten Tageszeiten ist. Wenn möglich, integriere dieses Wissen in deinen Tagesplan. Du bist kein Morgenmensch? Dann fang langsam mit mundgerechten Häppchen an, die leicht zu bewältigen sind und keine intensive Konzentration erfordern. Gehe später an die happigeren Aufgaben. Wenn neue Ideen nur so sprudeln und die Mittagspause dir neue Energie schenkt, dann plane die kreativen Aktivitäten für die

Zeit, in der du an deinen Schreibtisch zurückkehrst. Du kämpfst damit, beim Abendessen mit Freund*innen unter der Woche die Augen aufzuhalten? Dann plane Verabredungen fürs Wochenende. Vielleicht fühlst du dich montags am dynamischsten? Oder sind eher mittwochs deine Hochphasen? Schau dir deine Kurve an und achte auf Höhen und Tiefen. Dieser Dialog zwischen dir, deiner Aufmerksamkeit und deinem Energieniveau wird dir helfen, deinen Tag, deine Woche oder deinen Monat im Voraus und mit einer hohen Wahrscheinlichkeit auf Erfolg zu planen.

## SCHRITT #2: SEI REALISTISCH

Dein Zeitplan sollte dir innere Ruhe bescheren. Ich weiß, dass das einfach zu gut klingt, um wahr zu sein, und es wird garantiert immer Zeiten geben, wo du innerlich nach Ausgeglichenheit *schreist*, aber wenn es dir gelingt, einen Punkt zu erreichen, an dem die meisten Tage ohne Stress und erhöhten Blutdruck ablaufen, dann ist alles gut. Denk an deinen Plan wie an eine gute Freundin, die netten, durchdachten und sanften Rat verteilt, und nicht wie die, die »WARUM ZUR HÖLLE WILLST DU DAS DENN TUN?« schreit. Obwohl Letztere super praktisch ist, wenn du gerade dabei bist, eine vollkommen blödsinnige Entscheidung zu treffen, fühlt sich die Erste wie eine warmherzige, wunderbare Umarmung an. Stimmt doch? Also, mit dem Plan solltest du dich organisierter und zielorientierter fühlen, wie mit einer wohlwollenden Hand auf deiner Schulter und nicht diesem fingerquetschenden Mörder-Handschlag. Und die Säulen der Self Care dürfen wir auf keinen Fall vergessen: Sei nett zu dir selbst! Am besten klappt das, wenn du realistische Ziele für den jeweiligen Zeitrahmen setzt. Das klingt einfach, aber meistens sind wir zu optimistisch und denken, wir sind schneller mit etwas durch. Die Fähigkeit, den Zeitrahmen richtig einzuschätzen, lernt man nur durch Üben und Ausprobieren. Und perfekt ist er nie. Aber wenn du nah dran bist, dann garantiere ich dir, dass du dir die Zeit so einteilst, dass du wenig Stress hast, er auf deine Energiekurve abgestimmt ist und du mit deinen Aufgaben gut durchkommst.

Wenn du nicht klar sagen kannst, wie lange du für eine Aufgabe brauchst, dann mach deine Hausaufgaben, bevor du einen Zeitplan erstellst:

1 Teile deinen Arbeitstag in einer Excel-, Numbers-Datei oder einem Google-Dokument in Zeitfenster ein, je stundenweise, die vertikal in die erste Spalte eingetragen werden. Zieh das für alle Werktage durch und erstelle so einen Stundenzettel.

2 Trage eine Woche lang ein, wie lange du zum Abschließen einer Aufgabe gebraucht hast. Wenn du eine Stunde fürs Abarbeiten deines Posteingangs brauchst und das Schreiben und Umsetzen der Besprechungsprotokolle drei dauert, dann füge diese Zahlen hinzu.

3 Wirf zum Wochenabschluss einen Blick auf den Stundenzettel und schau dir an, was wie lange gedauert hat. Überrascht vom Ergebnis? Notiere dir die Aufgaben, die länger dauern oder schneller gehen als erwartet, und nutze diese Info, um den konzentrierten Plan für die kommende Woche zu erstellen.

## SCHRITT #3: ÜBERBLICK VERSCHAFFEN UND HERANZOOMEN

Die Grundlagen haben wir ja schon abgedeckt, jetzt tauchen wir tiefer in die Planung ein. Also keine Zeit vergeuden und direkt loslegen: Strukturiere deinen Arbeitstag so, wie es für dich optimal ist. Folgendes wollen wir erreichen …

Mit einem guten Plan für den Arbeitstag:

- Fühlst du dich cool, ruhig und ausgeglichen, nicht panisch.

- Hast du Aufgaben, die du in einem realistischen Zeitrahmen schaffen kannst.

- Wird auch deine Energiekurve berücksichtigt.

Bei deiner Einteilung fängst du am besten mit den größeren Blöcken an und arbeitest dich zu den kleineren vor, wie du es auch bei deinen Zielen getan hast. Das ist ungefähr so wie bei Lego-Klötzchen, wo die kleinsten so wehtun, wenn man auf sie tritt. Folgendes machen wir also:

- Monatlich: Wir schauen im Terminplaner nach größeren Projekten, Veranstaltungen oder langfristigen Abgabefristen.

- Wöchentlich: Wir behalten die monatlichen Aufgaben im Blick (und stellen eine wiederkehrende Erinnerung im Terminplaner ein, falls wir das bisher noch nicht gemacht haben).

- Einmal die Woche: Wir schauen in unsere Notizbücher, was für die kommenden sieben Tage ansteht, und planen die täglichen Aufgaben entsprechend. Nicht vergessen: Realistisch planen und, wenn möglich, Energieniveau im Blick behalten!

### PRO WOCHE – ÜBERPRÜFE WIEDERKEHRENDE AUFGABEN

Wenn du den Jahresüberblick aufgesaugt hast, dann zoom den kommenden Monat ran. Ich schätze, dass arbeitsrelevante Aufgaben anstehen, die festgesetzt sind und monatlich erledigt werden müssen. Bei mir sind das solche Dinge wie Buchhaltung oder Finanzen, bestimmte Updates für meinen Blog, die ich monatlich mache, das Zusammenstellen meines monatlichen Newsletters und zusätzliche Projekte, die anfallen. Obwohl sie eigentlich fast klassische To-do-Listen-Punkte sind, nehme ich sie im Kalender auf, da sie immer wiederkehren. Meinen digitalen Terminplaner stelle ich so ein, dass sie jeden Monat eingetragen werden. So erhalte ich eine Erinnerung, und sie rutschen mir nicht durch; und wenn ich meine Woche einteile, schaue ich auch in den Kalender, damit ich weiß, wann ich sie auf der aktuellen To-do-Liste hinzufügen muss.

### EINMAL PRO WOCHE – ZOOM DIE KOMMENDEN 7 TAGE RAN

Hier nimmt die To-do-Liste Form an. Bisher ging es um die groben Züge, die wir entweder im digitalen oder im Print-Terminplaner zur Planung vornehmen. Wir haben die wichtigsten Abgabefristen, die im laufenden Jahr anstehen, eingetragen und die zu erledigenden Aufgaben, die monatlich immer wieder anstehen, auf Erinnerung gesetzt. Jetzt geht's zur nächstkleineren Einheit: zur Momentaufnahme der kommenden Woche. Was für Meetings stehen an? Irgendwelche Aufgaben? Mittagessen? Abendessen? Trainingseinheiten? Ich bin richtig old school, wenn's ums Planen geht, und kritzele meine To-do-Liste auf meinen Notizblock, aber wenn's dir digital lieber ist, dann empfehle ich Evernote oder Todoist; monday.com funktioniert online und ist klasse, wenn du etwas mit deinem Team teilen möchtest.

Diese tägliche Planungsebene zu erreichen ist eine universelle Technik. Sie ist sinnvoll, denn das Ranzoomen ins Detail bedeutet, dass nichts durchs Netz rutscht. Und zu wissen, was ansteht, senkt den Stresspegel. Beim Einteilen von Wochen- oder Tagesplänen geht jede anders vor – wie bei der Terminplaner-Auswahl aus dem ersten Kapitel dauert es ein bisschen, bis man den *richtigen* Ansatz gefunden hat.

## SCHRITT #4: ERSTELLE DEINEN PLANUNGSRAHMEN

Ich muss meine Aufgaben oft zügig und kurzfristig angehen, weshalb eine Liste auf einem Blatt Papier im Bullet-Journal-Format (keine Angst, zu denen kommen wir auch noch) für mich richtig gut funktioniert. Wenn du Langfrist-Projekte hast, könnte ein System wie Trello – wo du verschiedene To-do-Listen über einen bestimmten Zeitraum im Auge behältst – etwas für dich sein. Eine Freundin von mir plant ihren Tag super spontan, sie hat einen Block auf einem Klemmbrett und überträgt einfach nicht Erledigtes auf den nächsten Tag bzw. fügt Punkte hinzu, wenn sie ihr einfallen. Die App *Notes* auf dem Smartphone ist ein prima Planungs-Tool; vor allem, wenn du häufig unterwegs bist, nicht oft am Schreibtisch sitzt und dir die Orga mit Papier und Stift suspekt ist. Du könntest natürlich wie ich die »Zirka drei Aufgaben pro Tag«-Methode verwenden, oder du planst den Tag nach Stunden durch. Meine Freundin setzt sich am Abend vorher hin und tippt ihre Agenda für den kommenden Tag mit den Aktionspunkten, die sie in ihren Terminplaner eingetragen hat, ab und erstellt sich eine To-do-Liste für die kommenden 24 Stunden auf Stundenbasis. All diese Methoden funktionieren für diese jeweiligen Personen; es gibt kein Falsch oder Richtig! Hier sind ein paar Optionen zum Ausprobieren:

| AUF PAPIER | APPS | ANDERE METHODEN |
|---|---|---|
| Plane eine **Woche pro Seite**, setz dir selbst eine Handvoll konzentrierter Aufgaben, die du täglich erledigst. | **Asana** - Mit der App hast du als Einzelperson oder als Team deinen Workflow, deine Zeitfenster und To-do-Listen-Punkte im Blick. | Sicher ist **Notes** als App nicht unbedingt sexy, aber so kannst du schnell und einfach To-do-Listen erstellen. |
| Plane einen **Tag pro Seite** und schlüssele dafür die Punkte der To-do-Liste auf. | **Todoist** - Klasse, um chaotische Aktionspläne in etwas Machbares zu verwandeln, sodass das Ganze wirklich wie ein Plan aussieht. Perfekt zur Planung größerer Projekte | **Monday** ist eine Plattform, auf der Teams ihre Projekte koordinieren und planen können: Du legst Termine fest und weist Aufgaben zu, kannst den Fortschritt nachvollziehen und Zeitvorgaben für die Teammitglieder einfügen. |
| Benutze eine Seite für deine **tägliche To-do-Liste**, so kannst du Aufgaben abhaken und Punkte auf die nächste Seite über-tragen, die noch nicht fertig sind. | **Evernote** - Richtig einfach; quasi wie ein Bullet Journal (To-do-Liste und Kalendar in einem), nur digital. So sieht Orga auf hohem Niveau aus. | **Trello** - Klasse Tool für alle, die mehrere Projekte gleichzeitig im Blick behalten wollen. Top in Sachen To-do-Listen und leicht zu verfolgen. |

Probiere aus, was dich anspricht. Vielleicht revolutioniert das ja deine Planung. Du fühlst dich großartig! Du kriegst Sachen erledigt! Du entdeckst deine Begeisterung für Abhaklisten! Oder vielleicht auch nicht. Wenn das der Fall ist und es für dich nicht funktioniert, dann pass die Vorgehensweisen an, optimiere oder leg sie beiseite – und versuch's mit was Neuem.

## Wie ich meinen Arbeitstag strukturiere

Ich habe meine Techniken mit den Jahren verfeinert, und heute plane ich meist freitagabends (wenn ich mich *richtig* organisiert fühle), manchmal übers Wochenende, wenn mich der Planungsvirus beißt, oder an einem Montagmorgen.

Zuerst schau ich in meinen iCal-Kalender, dann leg ich meinen Wochenplan auf einem Notizblock an, der *einer Art* Bullet Journal entspricht. Ich schreibe die Wochentage auf eine Seite und jeden To-do-Punkt mit einem Bullet Point unter den entsprechenden Tag. Der Bullet Point kann durchgestrichen werden, wenn die Aufgabe erledigt ist. Wie schon gesagt: Für mich funktionieren eher weniger spezifische, übergreifende Punkte besser als detaillierte Listen, da mein Hirn dann denkt, die Arbeitslast des Tages wäre machbar. Ich schreibe deshalb höchstens vier, fünf Aktionspunkte auf. Ich versuche dabei zu beachten, wie ich in der Woche motivationsmäßig drauf sein werde, und plane Aufgaben, bei denen ich konzentrierter ran muss, morgens ein und kreative Aufgaben eher nachmittags. Wenn Meetings anstehen und ich weiß, dass das Energiefresser sind, dann plane ich für den Rest des Tages Dinge ein, bei denen ich mich nicht mehr vom Schreibtisch wegbewegen muss. Wenn ich einen Tag in London unterwegs bin und die meiste Zeit nicht am Laptop arbeiten kann, dann plane ich morgens Aufgaben ein, die ich vor dem Abflug erledigen kann, oder Aufgaben, die ich auch vom Handy von unterwegs aus schaffe. Es geht vor allem darum, die Aufgaben und ihre Abfolge rund um die zur Verfügung stehenden Zeitfenster zu formen und anzupassen. So sieht meine To-do-Liste für die Woche aus:

### MONTAG

- Festlegen, wann Social-Media-Posts nächste Woche online gehen
- Arbeitsplatz-Kapitel von *Ein leichtes Leben* überarbeiten
- Ideen fürs Fotoshooting morgen ausdenken und vorbereiten

### DIENSTAG

- Fotos für Blog machen
- Ausgaben klären
- Planungs-Kapitel von *Ein leichtes Leben* überarbeiten

### MITTWOCH

- 1000 Wörter fürs nächste Kapitel von *Ein leichtes Leben* schreiben
- Posteingang bis Feierabend abgearbeitet haben
- Fotos zu Posts hinzufügen und festlegen, wann Social-Media-Posts online gehen

### DONNERSTAG

- Blog-Post »BTS of the Podcast/Hinter den Podcast-Kulissen« schreiben
- Blog-Post »Summer Dressing/Sommerkleider« schreiben
- Blog-Post »Reading Recommendations/Lesetipps« schreiben
- Notizen zum nächsten »At Home With…/Zuhause bei …«-Podcast-Gast machen

### FREITAG

- Vlogen für das anstehende YouTube-Video
- Das Video bearbeiten und den Veröffentlichungszeitpunkt festlegen
- Kapitel Produktivität für *Ein leichtes Leben* fertig schreiben

Du rockst das ganze Planungsding, wenn du deine Zeit so einteilst, dass du sie selbst kontrollierst und dein Stresspegel niedrig bleibt. Ab da ist alles fast schon ein Selbstläufer. Na ja fast. Es gibt immer Faktoren, die uns aus der Bahn werfen, und für jeden gibt es andere Auslöser dafür. Hier verrate ich, wie man die häufigsten Rückschläge umschifft, die das Zeitmanagement ernsthaft zerschießen können – Abgabefristen und der Posteingang der Hölle.

## Wie halte ich Fristen ein?

Alle Aufgaben, die sich uns stellen, haben eine Art Frist. Die ist vielleicht selbst auferlegt – ohne den Druck dahinter kommt man nicht aus den Startlöchern – oder die Abgabe wird durch externe Faktoren bestimmt. Aber etwas an dem Wort Frist versetzt uns automatisch in Panik. Das kommt nur dem Abend gleich, als deine Freundinnen dich gezwungen haben, *Shining* bis zum bitteren Ende mitzuschauen, dabei warst du erst elf (ich kann's dir so nachempfinden! Feel you!). Wir alle haben aber regelmäßige Fristen, über die wir nicht wirklich nachdenken.

Ich poste drei Mal die Woche auf meinem Blog, also muss ich spätestens um 9 Uhr montags, mittwochs und freitags etwas zum Veröffentlichen fertig haben. Diese Routine halte ich jetzt schon so lange ein, dass sich schon mal Stapel bilden können, ohne dass ich mir ernsthaft Gedanken mache und ins Schwitzen gerate, da die Fristen so regelmäßig getaktet sind. Bei größeren Projekten kann es mir aber durchaus die Luft abschnüren, besonders bei solchen, die ich zum ersten Mal durchziehe. Wie zum Beispiel ein Buch schreiben ... Dir geht es vielleicht genauso. Bei Aufgaben, die regelmäßig auftauchen, kannst du auf Automatik-Modus stellen, aber wenn neue Projekte anstehen, werden die Abgabefristen plötzlich wichtig. Sie stehen drohend im Raum, man fühlt sich ängstlich und es beschleicht einen das Gefühl: »*Vielleicht ist es an der Zeit, das Meditieren wieder mal auszuprobieren?*«

### HAST DU EINE ABGABEFRIST?

**ERSTENS** Deadlines müssen realistisch sein. Wenn du schon drüber nachdenkst, mit wie wenig Schlaf du bis zur Abgabe überleben kannst, solltest du das Ganze noch mal überdenken. Natürlich gibt es bestimme Vorgaben; es gehört vielleicht zum Job oder der Zeitrahmen kann nicht angepasst werden. In diesen Fällen empfehle ich, die Woche umzuplanen, die wichtigen Aufgaben vorzuziehen und weniger wichtige erst einmal vom Zettel zu streichen, damit du dich voll und ganz auf eine Sache konzentrieren kannst. Hab keine Angst, klar anzusprechen, was Sache ist, und die Erwartungen von Anfang an zu managen sowie Feedback zu liefern, sobald der Job abgeschlossen ist, damit beim nächsten Mal der Zeitrahmen verbessert werden kann.

**ZWEITENS** Sobald der Termin feststeht, fügst du wichtige Zeitabschnitte mit Zwischenzielen zum Terminplaner hinzu. Jetzt ist ein guter Zeitpunkt für eine Bestandsaufnahme: Tritt einen Schritt zurück, um dir das große Ganze anzuschauen. Teile es dann in Häppchen und To-do-Listen-Punkte ein, die abgearbeitet werden müssen. Finde heraus, wie du diese im Wochenplan unterkriegst, damit der Zeitrahmen eingehalten wird und du fristgerecht fertig wirst. Schreibe die konkreten Aufgaben auf, – als Teil einer separaten Unter-Liste, auf einer Extraseite im Bullet Journal oder einem Blatt Papier, oder erfasse sie in der App, die du benutzt. So kannst du dir anhand der Master-Liste immer wieder einen Überblick verschaffen, was wiederum hilft, wenn du ans Wochenplanen gehst. Um ein Projekt zeitlich effektiv zu managen, füge ich monatliche oder wöchentliche Erinnerungen zu meinem Kalender hinzu. Für alle Aufgaben, die einen Monat oder länger andauern, füge ich gerne wöchentliche Meilensteine ein, die ich erreichen möchte, damit ich nicht hinter meinen Plan zurückfalle; und wenn wir von einem Projekt reden, das Monate oder möglicherweise sogar ein Jahr in Anspruch nimmt, dann schlage ich monatliche Erinnerungen vor – zusätzlich mit einer Notiz zu den Aufgaben, die bis dahin erledigt sein sollten.

**DRITTENS** Fang sofort an, wenn du kannst. Die Sache mit Fristen in ferner Zukunft ist die: Dein Hirn vergisst sie nur zu gerne, bis sie direkt vor der Tür stehen, also quasi *nächste Woche* – und dann ist Panik angesagt. Also verschaff dir einen soliden Vorsprung. Warum nicht? Anzufangen ist nämlich der schwierigste Teil. Das Ganze so schnell wie möglich ins Rollen zu bringen, verringert die Chancen, dass sich die Prokrastination einschleicht.

Wenn es darum geht, Fristen innerhalb eines Zeitrahmens einzuhalten und Aufgaben fertigzustellen, dreht sich viel um Sichtbarkeit. Denn Nachtschichten fahren oder gigantische Berge innerhalb einer viel zu kurzen Zeit abtragen müssen, sind nicht gerade attraktive Aussichten. Je öfter du an eine Aufgabe erinnert wirst, umso weniger kannst du sie verdrängen oder beiseite schieben. Die Kombi aus Kalender-Erinnerungen, getrennten To-do-Listen und Vorsprung dank des Direkt-Durchstartens hilft, den Stress rund um die Fristen im Zaum zu halten. Wenn du sie immer präsent hast, organisiert bist und Schritt für Schritt vorgehst sowie das Hindernis des Anfangens überwindest, sind geplatzte Termine überhaupt kein Thema. Vergrab sie nicht irgendwo – sondern pick dich immer ein Stückchen weiter voran. Und wo wir beim Vergraben sind: Bist du gerade dabei, dich aus der Posteingangs-Hölle herauszuschaufeln? Ich hätte da ein paar Ideen!

## Wie gehe ich mit Mails um

Oh, Mails. Sie sind die beste und gleichzeitig die schlimmste Erfindung des modernen Arbeitsplatzes. Sie verbinden uns mit anderen und erlauben klare Kommunikation, aber sie verbinden uns auch mit denen, die uns dauernd diese Penisvergrößerungspillen verkaufen wollen.

Sie sind zum einem großartig und zum anderen abstoßend. Über Mails herrscht Einigkeit. Wir alle verfügen über ein paar Adressen (inklusive dieser »lil_miss_minx_69«, die wir mit 15 angelegt haben) und wir alle haben einen Posteingang. Selbst mein 78-jähriger Opa! Aber dass es bei *Ein leichtes Leben* einen ganzen Abschnitt darüber gibt, liegt daran, dass dieser Teufelskreis aus »Empfangen« und »Antworten« einen echten Zeit- und Ressourcenfresser darstellt. Nimmt man noch Skype, Facetime, WhatsApp und Telefonkonferenzen hinzu, grenzt es an ein Wunder, dass wir überhaupt etwas gebacken bekommen.

Wir alle mögen einen Posteingang haben, aber wie wir damit umgehen, teilt uns in drei unterschiedliche Lager. Da gibt's diejenigen, die schon schwer atmen, wenn ihr Posteingang zweistellige Posteingänge aufweist, und die nicht schlafen können, bis sie wieder auf Null sind. Dazu gehöre ich. Was für eine Überraschung. Dann gibt's die, die immer noch ungefähr auf 20-30 Mails antworten müssten – und obwohl ihr Prozess schon ein bisschen optimiert werden könnte, ist das für sie vollkommen im Rahmen und machbar. Und dann gibt's die, die 12.387 ungelesene Mails im Postfach haben und keinen Dunst, wo sie überhaupt anfangen sollen. An dieser Stelle möchte ich meine Freundin Flora grüßen, die diese Anzahl ungelesener Mails hat, und die nur von meiner Freundin Katie übertrumpft wird, die es einmal auf 20.000+ geschafft hatte. Ich habe es mit eigenen Augen gesehen und, ja, ich bin fast tot umgefallen.

Sobald du diesen Punkt erreicht hast, gibt es kein Entrinnen mehr. Du kannst nur noch die Suchfunktion nutzen, um die wichtigsten Mails herauszufischen und abzuspeichern – und dann drückst du den »Löschen«-Knopf für alle anderen. Wenn du damit fertig bist, dann kehr zurück und schließ dich einem der anderen Lager an. Denn egal wie dein Posteingang aussieht, ich habe ein paar Methoden auf Lager, mit denen du die Bürde minimieren kannst.

Bevor du eine neue Methode einführst, geht's erst mal an die Posteingang-Reinigung. Hake die folgenden Punkte ab. Hast du im Posteingang:

- Ordner, durch die Mails leicht aufzufinden sind, wenn du sie brauchst, und die sie mit ähnlichen zum gleichen Thema am selben Ort ablegen?
- Etiketten oder Markierungen für die Mails, auf die noch reagiert werden muss - sodass sie eine Priorität erhalten und im Blick bleiben?
- Eine Signatur mit deinem Namen und den relevanten Daten und Links? SO PROFIMÄSSIG!
- Einen strukturierten Posteingang, in dem nur die Mails der letzten 24 Stunden sind?
- Abgespeicherte Vorlagen für Mails, auf die du die gleiche Antwort schickst (im Ernst, die retten Leben!)?
- Eine automatische Abwesenheitsnotiz, die klar, präzise und leicht an- und auszuschalten ist?

Wenn eine deiner Antworten Nein lauten sollte, weißt du, was zu tun ist. Dieser Frühjahrsputz in Sachen Mails stellt sicher, dass du von Anfang an strukturiert vorgehst und nicht nur oberflächlich aufpolierst. Manche der Anwendungen brauchen ihre Zeit und sind am Anfang schwierig umzusetzen, aber sie erlauben eine höhere Form der Automatisierung und sparen langfristig Zeit. So geht weniger Zeit drauf, den Posteingang in Ordnung zu bringen, und es bleibt mehr Zeit, sich durch die To-do-Liste zu hangeln.

Wenn du erst mal die Spinnweben aus den Tiefen des Posteingangs entfernt und ein paar Ordner angelegt hast, stehen die Methoden auf dem Plan, mit der das Senden und Empfangen von Mails wie am Schnürchen läuft. Je nach deiner Position, der Frequenz der Mails und der Priorität, die sie im Arbeitsalltag einnehmen, variiert der Umgang mit dem Posteingang ein bisschen, aber die folgenden drei Methoden warten nur darauf, von dir angepasst und abgestimmt zu werden.

Wir sind uns sicher einig, dass wir Sklaven unseres Maileingangs sind. Das leise Pling oder der rote Punkt mit Zahl zeigen an, dass etwas angekommen ist und unbedingt gelesen werden möchte – so wird unser Arbeitsfluss unterbrochen und unsere Konzentration gestört. Wenn wir nicht gerade auf eine lebenswichtige Mail warten, kann die Antwort eine Stunde warten, bis du mit der aktuellen Aufgabe durch bist, stimmt's? Die folgenden drei Techniken helfen dir dabei, deine Zeit besser zu managen; also wende sie auch auf deinen Posteingang an …

### WENN DU DEINE AUFGABEN NICHT FERTIG KRIEGST, WEIL DU DICH VON JEDER REINFLATTERNDEN MAIL ABLENKEN LÄSST: STELL PUSH AUS/ABRUFEN EIN

Ich empfehle diesen Schritt auf jeden Fall, egal welchen Pfad du beim Managen deines Posteingangs einschlagen willst. Mails nur dann abzurufen, wenn man die App öffnet, statt dass sie den ganzen Tag durchgängig hereinflattern, hilft beim Abgrenzen der Aufgaben. Ich stelle mein Handy auf Stromsparmodus, das bedeutet, dass ich meinen Posteingang manuell abrufen muss.

Auf meinem Rechner habe ich die App geschlossen und öffne sie nur, wenn ich wirklich Zeit für das habe, was ich dort finden könnte. Allein die Tatsache, dass ich keine roten Zähler auf meinem Bildschirm angezeigt bekomme oder Mitteilungen am Bildschirmrand reinschweben, wenn ich gerade in etwas anderem drin bin, erleichtert den Umgang mit Mails. Einfach und effektiv!

## WENN MAILS REINFLUTEN UND DU DICH NICHT AUF EINE AUFGABE KONZENTRIEREN KANNST: DIE »DREI MAL AM TAG«-REGEL

Wenn dein Posteingang nur Mails abruft, wenn du es ihm sagst, kannst du auch einen Schritt weitergehen und festlegen, wann du sie abrufst. Falls du mit deinem eigenen Zeitplan gut klarkommst, dann mach weiter wie bisher. Falls du das Gefühl hast, immer noch zu oft reinzuschauen und auf den Haufen unbeantworteter Mails zu starren, dann ist es an der Zeit, eine Zusatzstufe Orga einzuführen. In diesem Fall empfehle ich die *»Drei Mal am Tag«*-Regel. Du checkst deine Mailbox morgens und antwortest auf alles, was am vorangegangenen Nachmittag oder Abend reingekommen ist. Dann checkst du zur Mittagszeit, um die dringenden Morgenmails zu versorgen, und einen letzten Check schiebst du vor Feierabend ein, um auf die restlichen Mails zu antworten. So gehe ich persönlich mit meinen Mails um. Indem ich drei Mal am Tag reinschaue, bleibe ich am Ball und fühle mich trotzdem nicht überfordert. Kurze, zackige Arbeitseinheiten passen besser zu mir, außerdem kann ich auf alles, was online anliegt, zeitnah reagieren. Es geht vorrangig darum, Zeitfenster zu finden, die dir zusagen – es geht darum, den Posteingang zu bewältigen, ohne hinterher schlapp und energielos für andere Aufgaben durchzuhängen. Das Checken sollte kurz und schmerzlos sein und nicht die Zeit fressen, die für die happige To-do-Liste reserviert ist.

## WENN DAS BEANTWORTEN VON MAILS DEN GANZEN TAG KOSTET UND DU NICHTS ANDERES GEBACKEN BEKOMMST: EINE KLAR ZUGEWIESENE ANTWORTZEIT

Ich bekomme immer öfter automatische Antworten auf Mails, die ich versendet habe. Sie stammen von Empfängern, die ein bestimmtes Zeitfenster für das Beantworten ihrer Mails festgelegt haben. Manche beantworten ihre Mails nur montags, mittwochs und freitags.

Oder nur zwei Mal die Woche? Oder um 9 Uhr morgens? Wie auch immer die Regeln sind, sie fügen einen Abbinder in ihre Signatur und schicken eine automatisierte Antwort – ein bisschen wie eine Abwesenheitsnotiz – so wissen die Leute, wie die Vorgehensweise aussieht und wann sie mit einer Antwort rechnen können. Manchmal steht auch eine Telefonnummer für dringende Angelegenheiten dabei. Ich finde, das ist eine Win-win-Situation für alle. Diejenigen, die diese Regeln für sich aufstellen, tun dies, um den Stress zu minimieren oder mehr Zeit für andere Unternehmungen zu haben; und diejenigen, die solche Mails erhalten, wissen Bescheid und müssen sich keine Gedanken machen, wenn die Antwort nicht prompt reinkommt. Wenn du meinst, das könnte was für dich in deiner Position sein, dann denk dran, deine Mails so einzustellen, dass deine automatische Antwort mit den Details deiner Vorgehensweise auch an alle rausgeht, die dich anschreiben. Ein einfaches: *»Nur kurz zur Info: Um möglichst produktiv zu sein, rufe ich meine Mails nur montags, mittwochs und freitags ab; ich bitte also um Geduld. Ihr Anliegen ist mir sehr wichtig und ich komme so schnell wie möglich auf Sie zurück.«* – oder etwas Ähnliches ist eine gute Vorlage.

Setze die Methode ein, die dir am meisten zusagt. Eine Mail-Routine im Arbeitsalltag zu etablieren hilft, Zeiten effektiv zu nutzen und konzentriert bei der Sache zu bleiben. Man muss nicht jeden Tag stundenlang im Meer der Mails ertrinken!

Du hast jetzt den Entwurf für deine Planung in der Hand und Tipps, um mögliche Hindernisse auf dem Weg auszuräumen, aber gibt es eigentlich etwas, was all das, was wir in Sachen Zeitmanagement und Zeiteinteilung abgedeckt haben, verbindet? Witzig, dass du gerade jetzt fragst …

## Was zur Hölle sind Bullet Journals?

Sie sind ganz schön angesagte alte Dinger, diese Bullet Journals. Wenn du schon ein Vollprofi in Sachen Orga bist, dann hast du sicher schon davon gehört oder dich schon durch etliche durchgejournalt. Falls du neu dabei bist, erklär ich gerne, wie sie funktionieren.

Der Kern des Bullet Journals ist To-do-Liste, Planer und Tagebuch in einem, aber primär setzt man durchgängig Bullet-Point-Listen zur Organisation ein – daher der Name. Wenn dir die Idee eines solchen Planers zusagt, du Schreibwarengeschäfte (oder Buchhandlungen, wo's die oft auch gibt) seltsam anregend findest und ohnehin immer eine ganze Sammlung von To-do-Listen um dich herumschwirren hast, dann könnte das eine Lösung für dich sein. Du brauchst nur einen Stift und ein leeres Notizbuch – und kannst loslegen.

Es gibt stapelweise Bücher, die sich der Methode verschrieben haben, die von Ryder Carroll erfunden wurde. Ich habe sie schon gesichtet, gelesen und ein paar Notizen dazu vorbereitet; ich versuche mich kurz zu fassen. Wenn du selbst gerne reinlesen möchtest, findest du bei den »Quellen« hinten im Buch meine Empfehlungen. In Bezug auf die Gestaltung findet sich die Langfrist-Planung vorne im Bullet Journal, gefolgt von der Kurzfrist-Planung und dann den täglichen To-do-Listen. Du fängst mit dem großen Ganzen an und arbeitest dich zu den Details vor – wie in den anderen Kapiteln geht man auch dabei vom Großen zum Kleinen vor. Hier ist mein Fünf-Stufen-Plan:

## WIE LEGE ICH EIN BULLET JOURNAL AN

1 Nummeriere jede einzelne Seite des Notizbuchs wie in einem Buch. Easy peasy.

2 Lege eine Inhaltsverzeichnisseite am Anfang des Buchs an, indem du die Seitenzahlen vertikal am Rand aufschreibst. Wenn du das Bullet Journal nach und nach füllst, dann fang jede Seite mit einer gut wiedererkennbaren Überschrift an, füge diese in der entsprechenden Zeile mit der Seitenzahl vorne im Verzeichnis ein und violá - all deine Aufzeichnungen, Listen und Anmerkungen sollten leicht zu finden sein.

3 Deine »Übersicht für die Zukunft« steht als Nächstes an, und hier sammelst du Infos zu allen Langfrist-Projekten. Nimm die nächsten vier Seiten und teile jede Seite in drei Abschnitte. So hast du 12 Spalten, über die du die Monate schreiben kannst. Lass die Spalten darunter erst einmal frei. Trage sie ins Inhaltsverzeichnis ein.

4 Die nächste Doppelseite ist für die »Monatsübersicht«, die anzeigt, was du in den kommenden vier Wochen zu erledigen hast. Auf der linken Seite schreibst du den Monat in die Überschrift und fügst die Daten am Rand ein. In der Originalversion wird die Übersicht nur als eine Art visueller Kalender

verwendet, aber ich finde es praktischer, gleich wichtige Termine wie Geburtstage und Veranstaltungen mit einzutragen. Auf der rechten Seite stehen die wichtigsten anstehenden Aufgaben, gleich mit der Frist versehen, bis wann sie fertig sein müssen. Denk dran, dir die Seitenzahlen zu merken und sie ins Inhaltsverzeichnis zu übertragen, zum Beispiel: Seiten 12-13 »Monatsübersicht« - **füge Monat ein**.

5 Blättere um und fang mit der ersten »Tagesübersicht« an. Das ist die Liste an Aufgaben, die in den nächsten 24 Stunden anstehen. Überschreibe die Seite mit dem Datum und schreibe deine To-do-Liste für den kommenden Tag auf. Denk dran, zwischendurch einen Blick auf die »Monatsübersicht« zu werfen und alles abzuhaken, was du an monatlichen Fortschritten geschafft hast. Mach das regelmäßig jeden Tag, bis du am Ende des Monats gelandet bist. Hier geht's dann weiter mit der neuen »Monatsübersicht« - denk dran, die alte noch mal zu checken und zu prüfen, ob alte Aufgaben für den neuen Monat relevant sind und übertragen werden müssen. Nicht abgeschlossene Aufgaben wandern z.B. in die »Übersicht für die Zukunft« oder in den neuen Monat; mach dann weiter mit deiner »Tagesübersicht«.

6 Hierbei kannst du es belassen, du kannst aber auch eigene Übersichten und Listen, die ganz auf dich zugeschnitten sind, einfügen. Bullet Journals sind so attraktiv, weil sie eine flexible, komplett anpassungsfähige Organisationsmethode darstellen. Eine Übersicht für die Essensplanung? Eine Einkaufsliste für die Basis-Garderobe? Ein Work-out-Plan? Eine Liste an Fernsehserien, die du noch sehen willst? Restaurants, die du gerne ausprobieren möchtest? Ein Bullet Journal nimmt all die Informations-Häppchen auf, und je mehr du es auf dich zuschneidest, umso hilfreicher ist es in deinem leichten Leben.

Bis hierher klingt alles nach einem ziemlich normalen, gut organisierten Notizbuch. Die Methode kommt erst richtig zum Tragen, wenn man mit einem speziellen Schlüssel arbeitet. Natürlich kannst du dir deinen eigenen erstellen, aber ich gehe hier mal die offizielle Bullet-Journal-Version durch, falls du dich an diese Regeln halten möchtest. Eine To-do-Liste wird in allen dreien der Übersichten durch Bullet Points symbolisiert, die du durchstreichen kannst, wenn eine Aufgabe erledigt ist. Das »Größer als«-Zeichen (>) kann über den Bullet gezeichnet werden, wenn die Aufgabe erst in ein paar Monaten ansteht und du noch keine Frist festgelegt hast. Zeichne das Zeichen über den Bullet und trage die Aufgabe in den relevanten Monat in der »Übersicht für die Zukunft« ein, sodass du sie nicht vergisst. Alles klar? Das »Kleiner als«-Zeichen (<) setzt du ein, wenn du eine Aufgabe noch nicht abgeschlossen hast und sie deshalb auf einen anderen Tag überträgst und dort der »Tagesübersicht« hinzufügst. Striche (–) können für Anmerkungen benutzt werden und unausgefüllte Kreise (o) für Termine wie Geburtstage oder Treffen mit Freundinnen.

- • Gegenstand auf der To-do-Liste
- × erledigt
- > nicht abgeschlossen, ohne festen Termin
- < nicht abgeschlossen, mit festem Termin
- – Anmerkungen
- ○ Ereignisse

## BULLET DO'S:

- Die Seiten fürs Inhaltsverzeichnis erscheinen dröge, aber sie helfen enorm, sich zurechtzufinden und verschollene Aufzeichnungen wieder zu lokalisieren. Mach es dir zur Gewohnheit, immer auf dem Laufenden zu bleiben.

- Ein Lineal ist super. Das mag seltsam klingen, aber ich benutze meins fast täglich, um eine Seite zu teilen oder eine Überschrift zu unterstreichen. Ja, ich weiß, ich könnte das auch freihändig - aber ich bin nun mal MONICA!

- Sei kreativ. Wenn ein Doodle hier und da oder das Schreiben mit unterschiedlichen Farben für verschiedene Listen deine Produktivität steigert und die Prokrastinationsskala in die richtige Richtung lenkt, dann mach das. Wenn du das Ganze lieber wie ich komplett mit blauem Kuli durchziehst: Willkommen im Club.

## BULLET DON'TS:

- Du hast vorrangig Aufgaben, die kurzfristig anstehen? Dann vergiss die »Übersicht für die Zukunft«. Bei mir hat sie unbeachtet ihr mickriges Dasein gefristet, da ich nicht so weit im Voraus plane.

- Fühl dich nicht an die Regeln gebunden. Für mich funktioniert der Schlüssel, den ich selbst entwickelt habe, perfekt. Obwohl ich Bullets, Striche und Kreuze mag, habe ich die Größer-/Kleiner-als-Zeichen schnell weggelassen, da ich nicht mit der »Übersicht für die Zukunft« arbeite.

- Versuche, nicht über-ordentlich zu sein. Andererseits willst du deine Sachen entziffern können und die Listen sollten lesbar sein, also häng auch nicht deinen inneren Picasso raus.

Das ist nun eine ganze Menge, die verdaut werden muss. Und auch hier gilt die Sache mit Marmite, dem zähen braunen Brotaufstrich, den manche heiß und innig lieben, andere null ansprechend finden, während wieder andere ganze drei Tage drauf stehen und es dann gut sein lassen. Ich persönlich setze eine Mischung aus iCal und Bullet Journal ein, um mein Leben und meine Arbeit zu planen. Alle termin-spezifischen Infos wandern tendenziell eher in meinen digitalen Kalender, da sie so leicht zu schieben sind und man sie auf einen Blick erfassen kann, die meisten arbeitsrelevanten Projekte oder Inhalte wandern dagegen ins Bullet Journal, ich bin einfach ein gigantischer Fan vom altmodischen Abhaken – *tut mir leid, Kreuz* – wenn eine Aufgabe erledigt ist. Nachdem ich jahrelang unterschiedliche Methoden durchprobiert habe und halbausgefüllte Tagebücher und vergessene Geburtstage hinter mir liegen, habe ich jetzt das gefunden, was für mich funktioniert – so bin ich mein bestes, effizientestes und Nicht-Geburtstage-vergessendes Selbst.

Wir sollten beim Planen flexibel sein, und natürlich läuft es nicht immer so, wie wir uns das vorstellen. Aber ich glaube fest daran, dass es hilft, wenn wir uns mit einem Plan aufmuntern. Denn damit setzen wir dem Gefühl der Schwere, das manchmal auf uns lastet, etwas entgegen. Diese Erleichterung ist das Ergebnis der Summe der meisten, wenn nicht sogar aller Kapitel dieses Buches – denn Planen hilft, den Grundstein fürs leichte Leben zu legen.

## Leicht gesagt

Das heißt auch: Planung ist das Schlüsselelement für ein leichtes Leben, und ein essentielles Puzzleteil, ohne das ich ernsthaft aufgeschmissen wäre. Kein Wunder, dass dieses Kapitel richtig happig ausgefallen ist.

Wenn du die Techniken aus diesem Kapitel in dein Leben integrierst, erkennst du bald, wie gut durchdacht und realistisch ein Plan ist. Du kannst die meisten To-dos aus dem Hirn tilgen und stattdessen aufs Papier bannen oder in einer App ablegen. Damit bleibt mehr Raum, um die anstehenden Aufgaben anzugehen. An den Abschnitt über unsere Energiekurven solltest du öfter denken, ganz besonders, wenn sich deine Arbeit so anfühlt, als müsstet du krampfhaft die Quadratur des Kreises lösen. Die Vorgabe ist einfach, aber oft übersehen wir sie. Das passiert uns allen. Aber wenn wir öfter darauf achten und auf uns hören, halten wir uns öfter an das, was wir uns vorgenommen haben. Natürlich bist du inzwischen ein Posteingangs-Crack mit einer ganz persönlichen Mailbox-Routine! Ich bin garantiert keine Superverfechterin von Regeln (wenn du das sein solltest, dann schau mir bitte niemals beim Backen zu - meine laxe Einstellung beim Abwiegen der Zutaten wird mich wahrscheinlich irgendwann meine Ehe kosten), aber strikt im Umgang mit meinem Posteingang zu sein, hat meine Welt verändert. Hier diszipliniert zu sein hilft, sich durch Pläne ohne großes Tamtam zu ackern und läuft wie ein persönlicher Background-Track mit.

Jetzt, wo du die Planungsseite des Arbeitslebens gemeistert hast, geht's munter weiter und wir wenden unsere Aufmerksamkeit den Prozessen zu, die es wert sind, eingeführt und umgesetzt zu werden. Es ist ja schön und gut, wenn man sagen kann - du, ich hab das farbcodierte Zeitsystem drauf und überhaupt! - aber manchmal fällt es doch schwer, das Anstehende durchzuziehen. Uns fehlt die Motivation. Zum Glück habe ich ein paar Tricks zur Hand, die der Prokrastination die Tür weisen. Lass es uns also angehen und das P in ein anderes Wort verwandeln - damit Produktivität gewinnt!

So hakst du im Nullkommanichts Aufgaben ab ...

# Wie erledige ich meine Aufgaben

Der gut durchdachte, ausgeklügelte Zeitplan steht – und jetzt geht es darum, ihn in die Praxis umzusetzen, und zwar mit maximaler Produktivität bei minimaler Prokrastination.

Du hast dir Ziele gesetzt, sie in einen Plan verwandelt, einen Zeitplan aufgestellt und die Aufgaben auf deiner To-do-Liste geordnet – jetzt geht's dran, sie nacheinander abzuhaken. Die Tabellen, Textdokumente, Überarbeitungen, Telefonanrufe, Meetings, Recherchen, Fachliteratur, die letzte Durchsicht … Planen ist der leichte Teil, ab jetzt geht's in die Vollen. Das folgende Kapitel bringt mir übrigens genauso viel wie dir. Pläne sind meine Stärke – mein Hausaufgabenheft war MAKELLOS – aber das Träumen gehörte von Anfang an auch dazu. Leider treffen die *»Anna ist schnell abgelenkt«*-Kommentare aus meinen Schulzeugnissen von vor 20 Jahren heute noch zu. Bevor ich mich hingesetzt und dieses Kapitel geschrieben habe, bin ich erst mal auf YouTube abgetaucht, um mir die Highlights einer drei Jahre alten Folge von *Love Island* anzusehen. Die hat mich inspiriert, eine halbe Stunde lang online nach passenden Bikinis zu suchen und anschließend eine extra Stunde Pilates zu buchen. HILFE. Den Laptop habe ich erst hochgefahren, als der Akku von meinem Smartphone den Geist aufgegeben hat und das Universum quasi den Zaunpfahl vor meiner Nase schwenkte, dass ich mich gefälligst an die Arbeit machen sollte (hat funktioniert, da ich zu faul bin, mich quer durchs Zimmer zur Steckdose zu schleppen, um mein Handy aufzuladen – Faulheit und Prokrastination! Dream Team!)

Wenn Prokrastination nicht zu deinen Problemen zählt und du einfach nur effizient bist, wie meine Freundin Mel, die ganz sicher der schönste, strebsamste, liebste und lustigste Roboter ist, den ich kennenlernen durfte, dann HERZLICHEN GLÜCKWUNSCH! Wenn du jedoch deinen Bauch als Laptop-Unterlage benutzt und zum vierten Mal »Wer wird Millionär?« im Internet daddelst, dann findest du in diesem Kapitel jede Menge Ratschläge, wie ich mir beigebracht habe, den zeitverschwenderischen Kram einzuschränken, damit ich endlich dazu komme, meine Arbeit zu machen. Na ja, *manchmal.* Ich habe das alles schon erlebt und durchgemacht und die sechs Staffeln von *RuPaul's Drag Race* in zwei Wochen durchgehechelt, damit du das nicht machen musst. *Mach. Dich. Also. Besser. An. Die. Arbeit.*

## Fehlende Motivation + Ablenkung = Prokrastination

## Hohe Motivation + geringe Ablenkung = Produktivität

Die Prokrastination erhebt ihr hässliches Haupt immer dann, wenn uns Motivation fehlt, – aber das allein ist nicht das Problem. In unserer modernen Welt tauchen Ablenkungen wie diese wuchernden, dunklen Haare am Kinn auf und wir werden dazu verleitet, die Arbeit links liegen zu lassen, und Minuten, Stunden, ja ganze Nachmittage an Nichtigkeiten zu verlieren. Du verschwendest nicht länger nur Zeit darauf, darüber nachzugrübeln, ob deine Mutter die Tamagotchi-Kacke weggeräumt hat, während du in der Schule warst; unsere Konzentration wird längst millionenfach auf die Probe gestellt – *Hab ich den Haarglätter ausgestellt? Warum sind Ein-Zimmer-Apartments so überirdisch teuer? Gibt's schon ein neues »Ryan Gosling Best Bits«-Video auf YouTube? Wann hören Eltern endlich damit auf, uns auf Facebook befreunden zu wollen?* Fügt man fehlende Motivation zu den Ablenkungen hinzu, dann erscheint das Aufschieben von Aufgaben geradezu unausweichlich. Das schwarze Loch, vertreten durch mein heißgeliebtes *»Ryan Gosling Best Bits«*-Video, tut sich genau hier auf und verschluckt dich, und die Chancen, dass du es bis abends wieder rausschaffst, sind gering.

Also müssen wir die Gleichung auf den Kopf stellen. Wenn es uns gelingt, hohe, fast übersprudelnde Motivation mit minimaler Ablenkung zu kombinieren, dann finden wir den idealen Ausgangspunkt für unsere Arbeitsabläufe. Dieses Kapitel gibt dir das Rüstzeug, um Motivations-Kickstarter identifizieren zu können und Methoden zu lernen, die der Prokrastination von Anfang an Paroli bieten und sie in die erwünschte Produktivität verwandeln. Weniger Videos mit Wuschel-Hunden gucken und stattdessen Aufgaben abhaken, ist die Devise. Das ist vielleicht nicht so unterhaltsam und niedlich, aber es fühlt sich verdammt gut an, mit der Arbeit voranzukommen …

# Fehlende Motivation? Hier geht's lang!

Mit der Motivation ist das manchmal so eine Sache. Sie gleicht den Katzen, die nur auftauchen, wenn es Futter gibt, und die sich, sobald der Napf leer ist, wieder in die hinterste Ecke unter dem Bett verziehen. Oder dem Moment direkt nach einem Bikini-Waxing, wo du dich so frei und dynamisch fühlst, als könntest du einen Weltrekord im Sprint aufstellen, nur um zwei Tage später wieder sichtbare Stoppeln zu entdecken *(hab ich dir schon verraten, dass Wolverine mein Vater ist?)*. Sie ist nur schwer zu fassen, manchmal fühlen wir sie und manchmal eben nicht. Deshalb versuchen wir hier, sie in etwas zu verwandeln, was wir mit beiden Händen festhalten können, damit sie uns nicht wieder durch die Finger schlüpft. Dafür musst du herausfinden, was deine persönliche Motivation ist – und in welchen Situationen du sie einsetzen kannst und musst –, damit du praktisch eine Rückversicherung für die Momente hast, in denen dein Schaffensdrang nicht so ausgeprägt – oder sollen wir lieber sagen, faktisch nicht vorhanden – ist?

Das funktioniert wie eine Art Nachvollziehen der eigenen Schritte. Wenn du deine Schlüssel verloren hast, versuchst du dich zu erinnern, wo du warst, wann du sie zuletzt hattest, was du getan hast etc. Du gehst die Sachen durch, die du verwendet hast, durchsuchst die Zimmer, in denen du dich aufgehalten hast, und dann dämmert dir, dass sie für immer weg sind. Nachdem du die 20 Euro für ein neues Paar Schlüssel ausgegeben hast und vom Schlüsseldienst nach Hause kommst, findest du sie natürlich im hintersten Fach deiner Handtasche. Ich habe dieses Fach seitdem nie wieder benutzt, – aber ich habe meine Lektion gelernt! Wenn wir die gleiche Vorgehensweise anwenden und analysieren, wann unsere Motivation hoch ist und wann nicht, dann erkennen wir ein Muster und können bestimmen, welche Faktoren beide Situationen beeinflussen.

Sobald du dich das nächste Mal hoch motiviert fühlst, und die Wellen wie ein Profi-Surfer nimmst statt wie ich noch nicht mal vom Paddel-Board hochzukommen (ja, ich weiß!), dann nimm dir ein paar Minuten Zeit, mache dir Notizen, egal ob auf einem Blatt Papier oder auf dem Handy, und halt die Gründe fest. Bezieh dabei interne wie externe Faktoren mit ein.

- Liegt es an der Aufgabe, die du gerade erledigst?
- Hast du dich gut ernährt?
- Hast du letzte Nacht genug Schlaf abbekommen?
- Hast du deinen Posteingang abgearbeitet?
- Hast du dich gestern Abend mit Freundinnen getroffen und bist einfach gut gelaunt?
- Liegt's am schönen Wetter?
- Ist der Geräuschpegel im Büro in Ordnung?
- Oder liegt es daran, dass himmlische Ruhe herrscht

Versinkst du sowieso voll im Prokrastinationsmodus und schaust seit drei Stunden YouTube-Videos von Shane Dawson? Zeit für die anderen Fragen!!!

- Verwirren dich die Aufgaben, die dir gestellt wurden?
- Hast du heute schon etwas Vernünftiges gegessen?
- Hast du letzte Nacht schlecht geschlafen?
- STRESSEN DICH die Mails im Posteingang?
- Hast du in den letzten Tagen andere Menschen gesehen und gesprochen?
- Ist das Wetter scheiße?
- Ist der Geräuschpegel im Büro zu hoch?
- Kannst du dich nicht konzentrieren, weil es einfach zu ruhig ist und das seltsam wirkt?

Indem du herausfindest, was dich motiviert und wann du eher den Drang verspürst, alles auf die lange Bank zu schieben, kannst du dir eine persönliche Zutatenliste für beide Situationen erstellen. Gut ist, wenn du fünf Punkte auf der Liste hast, um dich selbst zu motivieren, bzw. wenn du fünf Punkte identifizieren kannst, die du vermeiden solltest, da dir sonst die Motivation abhanden kommt.

Natürlich gibt es Faktoren, die du nicht kontrollieren kannst – schönes Wetter ist nicht planbar. Aber es sind garantiert einige dabei, die du beeinflussen kannst – und genau die hebst du mit Textmarker hervor. Beim nächsten Motivationstief suchst du dir einen der Faktoren raus und versuchst, deine Motivation wieder anzukurbeln. Selbst wenn du dich nur zu 25 % motivieren kannst, ist das besser als nichts!

Die Ansätze fallen für jeden anders aus. Ich arbeite zum Beispiel am allerliebsten in kompletter Stille (absolut super, wenn mein Nachbar gerade renoviert!), mein Mann hingegen hört laut Rock über Kopfhörer **schüttel**. Vielleicht funktionierst du am besten, wenn dir der Druck einer Abgabefrist im Nacken hängt, oder verursacht genau diese Situation einen spontanen Ausbruch des Reizdarmsyndroms? Wir sind alle verschieden, also werden meine optimalen Rahmenbedingungen wahrscheinlich nicht mit deinen übereinstimmen. Aber um die Gedanken in Schwung zu bringen und ein paar Dinge anzustoßen, verrate ich dir hier die Plätze, die ich aufsuche, um mich zu motivieren, wenn meine Arbeitsmoral gegen null geht …

## Was tun, wenn …

### … DIE MOTIVATION FEHLT, UM KREATIV ZU SEIN

Wenn meine Kreativität nicht so fließt, wie sie soll, dann verwandle ich mich in eine Art Schwamm und sauge alles auf, was mich inspirieren könnte. Ich nehme mir 30 Minuten Zeit, um ausschließlich zu konsumieren: Ich surfe im Internet, lese ein Buch, blättere eine Zeitschrift durch, lese einen Blog, sehe mir ein Video an oder höre einen Podcast. In diesen 30 Minuten mache ich nichts anderes, konzentriere mich nur auf eine Sache, ohne nebenher noch andere Dinge zu erledigen. Ich gönne mir diese Zeit bewusst, denn damit halte ich mich davon ab, etwas aufschieben zu wollen. Ich suche fokussiert und konzentriert nach Inspiration und schiebe alles andere beiseite. Den großen Zeh in den riesigen Ozean der Kreativität einzustippen, muntert mich auf.

Manchmal erinnere ich mich dabei an eine Idee, die mir entfallen war, oder ich finde etwas Neues, das ich noch nie gemacht habe. Das ist für mich nicht nur unterhaltsam und entspannend, sondern in neun von zehn Fällen entwickle ich dabei auch eine neue Idee.

**ALTERNATIVE ANSÄTZE:**

- Wechsle die Räumlichkeiten, also arbeite zu Hause in anderen Zimmern oder zur Abwechslung z.B. im Café.

- Verpflichte dich selbst dazu jeden Tag etwas Kreatives zu tun, z.B. 100 Tage lang jeden Tag ein Gedicht zu schreiben, oder täglich ein Video zu posten. Manchmal gelingt es durch wiederholtes Tun etwas Außergewöhnliches zu schaffen. Das stärkt das Selbstwertgefühl und erhöht wiederum die Kreativität.

## … DIE MOTIVATION FEHLT, WEIL ICH GESTRESST BIN?

Manchmal sinkt meine Motivation in den Keller, weil ich mich gestresst fühle. Dieser Zustand, – Hallo, Herzklopfen und Angstzustände! –, ist der Kreativität nicht zuträglich. Niemand ist gegen Stress immun und es kann jedem passieren. Zum Glück gibt es Wege, den Stress zu managen und den Druck etwas herauszunehmen. Genau das mache ich, wenn der Stress mir beim Erledigen der Arbeit im Weg steht. Oft bin ich gestresst, weil ich mit meiner Planung zu optimistisch war. Dann teile ich meine Arbeitsaufgaben nach ihrer Priorität auf. Ganz oben auf meiner Liste stehen die Dinge mit der höchsten Priorität, andere Aufgaben, die nicht so zeitnah anstehen, schiebe ich für den Moment beiseite, bis ich ihnen wieder meine volle Aufmerksamkeit schenken kann. Ich glätte meine Pläne und erhöhe so meine Produktivität und schaffe Platz, damit die Motivation wieder zurück in meinen Berufsalltag finden kann.

**ALTERNATIVE ANSÄTZE:**

- Geh vor die Tür! Spazieren gehen, um den Kopf freizubekommen, tut gut und ist gesund; und wenn du mit Freundinnen oder Kollegen eine Runde drehst, gibt dir dieser Austausch auch wieder mehr Drive.

- Manchmal fungiert Stress auch als Motivator – nämlich wenn du das Gefühl unbedingt loswerden möchtest und dafür die ganzen Aufgaben abarbeiten musst. Verwandele das negative Gefühl in etwas Positives und mache das Bestmögliche draus.

## … DIE MOTIVATION FEHLT, EINE BESTIMMTE DEADLINE EINZUHALTEN ODER EINE AUFGABE ZU ERFÜLLEN?

Ich gestehe, dass berufliche Aufgaben, die man über einen längeren Zeitraum abarbeiten muss, nicht meine Stärke sind. Kurze, knackige Blog-Posts? Null Problem! Aber Projekte, die sich über mehrere Monate, vielleicht sogar Jahre erstrecken? Wie zum Beispiel ein Buch zu schreiben? LOLZ. Motivation über einen längeren Zeitraum aufrechtzuerhalten kommt Ausdauersport gleich – und so sollten wir sie auch behandeln. So wie unser Energieniveau einem natürlichen Auf und Ab unterliegt, gibt es auch Motivations-Höhen und Tiefen. An einem Tag verfasst du ein ganzes Kapitel, dafür packst du am nächsten kaum 100 Wörter. Mir hilft es, wenn ich mir ein tägliches Ziel setze, das es zu erreichen gilt. Das kann jeden Tag das gleiche Ziel sein oder, wenn dich das mehr motiviert, jeden Tag ein neues. Es sollte aber auf jeden Fall realistisch und machbar sein und sich in den restlichen Arbeitstag einfügen, ohne wie eine Last an dir zu hängen. Schreib's auf oder drucke es aus und hänge es über deinem Schreibtisch an die Wand – achte einfach darauf, dass es gut sichtbar ist und dich täglich an dein Ziel erinnert. Dein Tagesziel zu schaffen und abhaken zu können, gibt deiner Motivation einen Mega-Schub. So kommst du langsam, aber sicher voran.

**ALTERNATIVE IDEEN:**

- Rede mit Freundinnen darüber. Vielleicht haben sie ein paar frische Ideen für dein Projekt oder ein paar Tipps, wie sie selbst mit Stress und Abgabefristen umgegangen sind. Geteiltes Leid ist halbes Leid, du weißt schon!

- Manche brauchen einfach den Druck einer bevorstehenden Deadline, um überhaupt in Gang zu kommen, und das ist in Ordnung. Stelle sicher, dass dein Zeitplan das erlaubt, und versuche, Vorbereitungen und Recherchen bereits im Vorfeld zu erledigen, damit du sofort loslegen kannst, wenn die Welle der Motivation dich packt.

## ... DIE MOTIVATION FEHLT, DICH ZU IRGENDETWAS AUFZURAFFEN

Hört sich dramatisch an, aber hast du manchmal Momente, in denen dir der Antrieb für so ziemlich alles fehlt? YUP. Ich scrolle am Handy – LANGWEILIG. Ich suche in den Küchenschränken nach was zu essen und es ist nichts da. Ich schnappe mir meinen Laptop, lösche ein paar Spam-Mails, und klappe ihn direkt wieder zu, weil mir einfällt, dass im Eisschrank noch Ben & Jerry's ist. Ist aber nicht! Mein Mann hat das Eis gestern Abend verspachtelt, während ich weg war. Vielleicht was lesen? Warte mal, die erste Zeile der ersten Seite lese ich jetzt zum 47 Mal, ohne dass ich sagen könnte, worum es geht. Das ist dir auch schon passiert? Ich kenn's jedenfalls. Und es ist ein Paradebeispiel für völligen Konzentrationsverlust. Deshalb gebe ich in diesen »Ich kann nicht/möchte nicht wirklich was machen«-Momenten einfach auf. Ich gehe spazieren oder buche mir so schnell wie möglich im Fitnessstudio eine Einheit; die Tatsache, dass ich mich vom Arbeitsplatz entferne – und selbst wenn's nur für 15 Minuten ist – bedeutet für mich einen *kompletten* Neustart. Schon klar, dass das für die unter uns, die von zu Hause aus arbeiten oder flexible Arbeitszeiten haben, einfacher umzusetzen ist. Aber es hilft schon, den Schreibtisch kurz zu verlassen, um etwas zu trinken zu holen. Frische Luft wirkt wahre Wunder, und selbst die Mini-Pause, in der du dir die Beine vertrittst, rüttelt die Motivation wieder auf.

### ALTERNATIVE ANSÄTZE:

- Manchmal hast du einfach nur einen schlechten Tag; setze alles daran, dass der nächste besser wird. Mach einen Plan, sorge für Bewegung und Essen, und dann stürz dich in die Arbeit.

- Stelle deinen Timer auf zehn Minuten und bearbeite etwas Berufliches. Egal was. In so einer kurzen Zeitspanne ist es praktisch unmöglich, nicht produktiv bei der Sache zu bleiben.

## ... DIE MOTIVATION FEHLT, BESSER AUF MEINEN KÖRPER ZU ACHTEN

Ich bin süchtig nach Junkfood. Gäbe es zweimal am Tag Hamburger und Pommes, und im Anschluss Pizza und eine Packung Eiscreme – ich wäre dabei. *Locker.* Klar habe ich ab und zu auch Lust auf etwas Gesundes wie Gemüse oder Salat, aber leider nicht täglich. Und sobald ich ein paar Salatblätter verspachtelt habe, ist mein Verlangen nach gesunder Ernährung fürs Erste gestillt. Deshalb muss ich in Sachen gesunde Ernährung und Fitness hart an mir arbeiten und immer wieder Wege finden, mich zu motivieren. Das Gefühl der Antriebslosigkeit ist ein Teufelskreis – am liebsten würde ich mich nur von Keksen ernähren und bequeme Leggings mit elastischem Bund tragen, damit nicht auffällt, wie sich die Pfunde sammeln. Um diesen Teufelskreis zu durchbrechen, setze ich mir als Ziel, wenigstens einen Tag lang alles richtig zu machen. Ich kaufe frische Nahrungsmittel ein, ich überlege mir, was ich kochen will, buche eine Pilates-Stunde und lege mir hausgemachte Snacks als Vorrat an. Und – *Überraschung*!! – dieser eine Tag, an dem ich ausgewogene, hausgemachte Mahlzeiten mit Früchten und Gemüse (!!!) gegessen habe, führt dazu, dass ich mich fabelhaft und voller Energie fühle. Ich genieße das Leben in vollen Zügen, weshalb ich es am nächsten Tag wiederhole – der Bann ist gebrochen.

### ALTERNATIVE ANSÄTZE:

- Ein brandneues Kochbuch hilft mir oft aus der Misere, wenn mir nichts mehr einfällt. Neue Rezepte! Neue Ideen! Die will ich sofort nachkochen.

- Beim Kochen kannst du prima Stress abbauen; lade deine Freundinnen zu einem gesunden, leckeren Essen ein, das nicht einfach nur darin besteht, Fertig-Pizza in den Ofen zu schieben. Sie freuen sich sicher über die Einladung, und ihr könnt euch mal wieder über die neuesten Trends und Tipps austauschen.

Für uns alle gibt es unterschiedliche Mittel und Wege, um fehlende Motivation wettzumachen. Ich hoffe, dass ich dir ein paar Ideen mitgeben konnte, auf die du im Notfall zurückgreifen kannst. Du musst nur den ersten Schritt in die richtige Richtung wagen, dann läuft es plötzlich von alleine. Die Last auf deinen Schultern ist weg und du kannst dich in die Arbeit stürzen. Deine Finger fliegen nur so über die Tastatur. WEITER SO! Du hast die Blockade überwunden, deine Motivation ist wieder da!

Wenn es uns jetzt noch gelingt herauszufinden, wie wir der Aufschieberitis ein für alle Mal ein Ende setzen können, dann haben wir es geschafft.

## Wie man das Aufschieben verhindert

Inzwischen hast du heraus, zu welchen Zeiten deine Motivation nachlässt. Das heißt, wir konzentrieren uns jetzt auf die andere Seite der Gleichung und lernen, wie wir den Appetit auf Ablenkung zügeln und damit auch die Prokrastination zähmen.

Wie schon gesagt, ist das der Schwachpunkt in meinem leichten Leben. Ich arbeite von zu Hause aus, und es fällt mir wirklich schwer, dem nachmittäglichen Drang, zum 15. Mal *Mamma Mia!* zu gucken, nicht nachzugeben. Alle Tipps und Ratschläge, die ich hier verrate, wurden unter den schwierigsten und härtesten Bedingungen erprobt und getestet. Ich spreche hier von Hardcore-Aufschieberitis à la *»Ich habe echt keine Lust zum Arbeiten, stattdessen versuch ich mich lieber an der Choreografie zu einem Lied von den Pussycat Dolls«*. Mit der Zeit ist es besser geworden, aber ich muss immer noch täglich dran arbeiten.

Logisch bin ich nicht die Einzige – und Prokrastination ist im Berufsalltag die Wurzel alles Bösen (neben Bürotratsch und der Kollegin, die jede Woche Kuchen mitbringt und dir damit deine fehlende Willenskraft vor Augen führt. IMMER. WIEDER.). Sie ist die ultimative Zeitverschwendung; der Grund, weshalb To-do-Listen unbearbeitet bleiben und selbst das letzte bisschen Motivation den Bach runtergeht. Um den Abstieg aufhalten zu können, müssen wir unser Gehirn darauf programmieren, sich zu konzentrieren und alle Arten von Ablenkung auszublenden. Hier stelle ich drei praktische Methoden vor, die du ausprobieren kannst, wenn du merkst, dass du schon wieder kurz davor stehst, etwas auf die lange Bank zu schieben.

### DIE VERSUCHUNG ZU SCROLLEN UND SURFEN IST ZU GROSS?
**ZEITLICH BEGRENZTE SESSIONS**

Wir alle scrollen liebend gern am Handy rum. Leugnen ist zwecklos! Daran ist nichts auszusetzen. Manchmal brauchen wir eine kurze Pause, um auszuruhen und neue Kraft zu schöpfen. Wenn du dabei unbedingt einen Blick auf dein Smartphone werfen musst, nur zu – aber lege vorher ein

Zeitlimit fest. Fünf Minuten? Zehn Minuten? 15 Minuten? So lange, bis der Drang befriedigt ist und du dich wieder frisch an die Arbeit machen kannst. Halte die Zeit so kurz wie möglich, damit du nicht in Versuchung gerätst und womöglich noch eine Shoppingtour online einlegst. Wenn du das nächste Mal merkst, dass deine Konzentration nachlässt, stell den Timer auf deinem Handy. Ich schwöre zum Beispiel auf Zehn-Minuten-Pausen. Das ist gerade genug Zeit, um einen Zeitungsartikel zu lesen oder Instagram zu sichten, aber nicht genug Zeit, um in Versuchung zu geraten, weiter abzuschweifen. Surfe im Netz, lese, dreh dich auf deinem Stuhl im Kreis – ganz egal – aber sobald die Zeit abgelaufen ist, springst du auf und gehst zurück an die Arbeit.

## PERSÖNLICHE GRÜNDE ZERSCHIESSEN DEINE KONZENTRATION?

### REGELMÄSSIGE PAUSEN

Zeitlich fest definierte Pausen vorzugeben, hilft mir oft – das funktioniert ähnlich wie die gerade vorgestellte Methode. Und es hört sich zwar ziemlich starr und reglementiert an, aber ich habe festgestellt, dass ich besser und effektiver arbeite, wenn ich die nächste Pause klar vor mir habe, und nicht einfach eine nehme, wann ich will (denn das wäre dann alle zehn Minuten – LOLZ). Vielleicht hast du schon von der »Pomodoro«-Technik gehört, die darin besteht, 25 Minuten konzentriert zu arbeiten, dann fünf Minuten Pause zu machen, und so weiter? Ich arbeite lieber länger am Stück – alles von einer Stunde bis zu 90 Minuten funktioniert prima für mich. Du kannst die Zeiteinteilungen logischerweise deinen eigenen Wünschen und Vorlieben anpassen – selbst kurze 10-Minuten-Arbeitseinsätze mit zweiminütigen Pausen, in denen du einfach nur in »unendliche Weiten« starrst, bringen dich beim Aufräumen des Posteingangs voran. Ich stelle mir den Timer auf dem Handy und lege es ins Nachbarzimmer, damit ich nicht abgelenkt werde. Dann versuche ich, meine Aufgabe zu erledigen, ohne der Versuchung zu erliegen, im Netz zu surfen. Die Methode hat sich bei mir bewährt, besonders, wenn ich mal wieder nicht weiß, wo mir der Kopf steht und ich mich nicht in Ruhe der Arbeit widmen kann. So zwinge ich mich zur Konzentration und habe den Prokra-Magneten (alias Handy) nicht im Blickfeld.

## DU HAST ALLES PROBIERT, KANNST DICH ABER NICHT KONZENTRIEREN?

### SPERREN

Mit jedem Schritt verschärfen wir nun die Maßnahmen. Und wenn alle Stricke reißen, müssen wir in die Vollen gehen. Eine Sperre kann helfen, wenn du der Verlockung des Internets absolut entgehen willst. Schau dir Apps oder Programme an, die bestimmte Internetseiten oder den kompletten Internetzugang lahmlegen. Mit SelfControl und Cold Turkey lässt sich auf dem Mac der Zugriff auf Internetseiten für einen festgelegten Zeitraum sperren; SelfControl gibt's gratis und für Cold Turkey gibt's auch eine Gratis-Version, aber die Kaufversion erlaubt das Festlegen von täglichen Zeitlimits sowie Pausen im »Pomodoro«-Stil. StayFocused ist eine Google-Chrome-Extension, mit der du deine Internet-Ration für den Tag festlegen kannst; ist die Zeit um, sperrt dich das Programm aus. Freedom ist plattformübergreifend und funktioniert auf den meisten Geräten, damit kannst du dir den Zugang zu Webseiten, dem Internet oder Apps sperren. Der Service kostet zwar etwas, dafür kannst du ihn auf deine Vorgaben zuschneiden und er läuft sowohl auf dem Rechner als auch auf dem Smartphone. Wenn dein Handy das Problem ist, dann probiere die Gratis-App Moment aus, die ich weiter vorne schon mal erwähnt habe; sie begrenzt zwar keine Dienste, zeigt dir aber deine Bildschirmzeiten in Summe an und führt dir dabei ziemlich peinlich vor Augen, wie viel Zeit du im Internet verplemperst, – ich jedenfalls versinke manchmal vor Scham im Boden, und das hilft vorübergehend.

Der gemeinsame Nenner dieser Apps ist, dass sie Ablenkungen minimieren und dich so länger bei der Arbeitsstange halten. Ziel ist die volle Konzentration, eine Mischung aus Fokussierung auf eine Aktivität und einem Geist, der frei von externen Ablenkungen ist. Wenn du dich in diesem Zustand befindest, bist du hoch motiviert. Alles, was ablenken könnte, ist ausgeschaltet, und die Arbeit läuft reibungslos. Und wo es schon um reibungslos geht: Ziel ist der fließende, reibungslose Arbeitsprozess, der »Flow«. Wenn du diesen optimalen Zustand der Produktivität erreichst, dann erledigst du deine Aufgaben so effektiv, wie du es nie für möglich gehalten hättest …

## Was ist der »Flow«?

Der *Flow* gehört in dieses Kapitel, weil er wirklich ein absoluter *Traum* ist, wenn's um Produktivität geht. Du willst die Kurzfassung? Na ja, vereinfacht gesagt, ist der Flow der Augenblick, in dem du eine Aufgabe erledigst und darin ganz aufgehst. Du spürst es, alles läuft ohne Anstrengung und beinah instinktiv. Warst du schon so in deine Arbeit versunken, dass du essen und trinken vergessen hast? Dass du stundenlang nicht auf dem Klo warst? Genau das ist der Flow! In diesem Zustand nehmen wir körperliche Bedürfnisse nicht wahr und die Zeit fliegt. Dadurch erleben wir eine gesteigerte Leistung, fühlen uns energiegeladen – und die Arbeit macht einfach Spaß! TA-DAH! Im Ergebnis ist unsere Konzentration gesteigert und wir bleiben cool, gefasst und lassen uns von der vor uns liegenden Arbeit nicht aus der Ruhe bringen. Hört sich traumhaft an, oder?

Der Begriff »Flow« wurde von dem Psychologen Mihaly Csikszentmihalyi geprägt. Er hat dieses Stadium der kompletten und absoluten Produktivität als Erster in seinen Aufzeichnungen erfasst. Vielleicht kannst du diese Momente an einer Hand abzählen, vielleicht passiert es dir auch mehrmals wöchentlich? Der Flow kann sich in allen Lebenslagen einstellen – beim Sport, in der Ausbildung und, das interessiert uns im leichten Leben: bei der Arbeit. Er schließt alles, was wir bisher behandelt haben, mit ein. Hier treffen perfekte Konditionen aufeinander und fügen sich zu optimaler Produktivität durch hohe Motivation und geringe Ablenkung. Um eine »Flow«-Ebene freizuschalten, muss die Aufgabe genau das richtige Maß an Komplexität besitzen und herausfordern. Gleichzeitig musst du das Gefühl haben, das vor dir Liegende kontrollieren zu können, da es machbar ist. Die Erwartung der Leistung bringt dich in Schwung und motiviert zusätzlich. Du kannst dich immer nur auf eine begrenzte Zahl von Dingen konzentrieren, und deshalb konzentrieren wir uns, wenn wir uns in den »Flow« begeben, nur auf die vor uns liegende Aufgabe. Also, wie du siehst bedeutet:

**Hohes Maß an Motivation + minimale Ablenkung = Produktivität**

## WARUM DER »FLOW« ROCKT:

- Fokussierte Aufmerksamkeit und gesteigerte Leistung
- Kein Stress und keine Sorgen
- Die Zeit vergeht wie im Flug
- Du fühlst dich energiegeladen und die vor dir liegende Arbeit macht Spaß

Das hört sich zu gut an, um wahr zu sein? Stimmt tatsächlich, denn in der Praxis erreicht man die »Flow«-Ebene nur bei Aufgaben, die bestimmte Kriterien erfüllen. Wenn die Aufgabe zu schwierig ist oder nicht machbar erscheint, verfällt man in ein Stadium der Apathie oder erlebt aus Überforderung Gefühle von Angst oder Panik. Ist die Aufgabe neu, nicht deine Stärke oder dich verwirrt die Aufgabenstellung, dann kann der »Flow« nicht zum Zug kommen. Dasselbe gilt fürs glatte Gegenteil: Wenn du eine Aufgabe als zu einfach und unter deinem Niveau wahrnimmst, dann langweilst du dich, und die Motivation geht flöten, weil du keine Herausforderung erkennen kannst. Vielleicht ist es eine Aufgabe, die du jeden Tag erledigst und nicht wirklich gerne machst, du hast oft genug die Dateneingabe übernommen und es langweilt dich. Dann sollte ruhig ein Kollege/eine Kollegin übernehmen. Wie unschwer zu erkennen ist: Den Flow einzufangen, ist nicht so einfach.

Um auf den »Flow« zugreifen zu können, müssen die Ziele klar umrissen sein und wir müssen in diesem Modus direkt reagieren können. Oft passt nicht alles zusammen und Teile fehlen – unsere Rolle im Beruf ist zum Beispiel nicht genau definiert, es fehlt an Kommunikation und wir sind nicht zu 100 % von dem Prozess überzeugt. Sei nicht zu hart zu dir, wenn der »Flow« vermeintlich in weiter Ferne liegt, und lies dir stattdessen noch mal die Faktoren durch, durch die du den »Flow« erreichst. Dann klappt's vielleicht später!

## WIE ZAPFE ICH DEN »FLOW« AN?

Du kannst es kaum abwarten, eine bestimmte Aufgabe anzupacken, dir trieft die Motivation aus allen Poren (damit meine ich dich, Mel!)? Du brennst für deine Arbeit? Dann wandele deine Energie am besten gleich in den »Flow«-Zustand um. Sobald du dieses Produktivitätsparadies erreichst, erledigst du Aufgaben schneller, effektiv und mit Spaß. Klar willst du den Hinfahrtschein! Hier sind die nicht verhandelbaren Konditionen, um so schnell wie möglich in den »Flow«-Zustand zu flutschen:

- Du musst genau wissen, was von dir verlangt wird.
- Du musst wissen, wie die Aufgabe zu erledigen ist.
- Du musst einschätzen können, wie gut die Aufgabe läuft.
- Du musst dich von Ablenkungen frei machen.
- Du musst die Herausforderung als hoch einstufen.
- Du musst überzeugt sein, dass deine Fähigkeiten der Herausforderung entsprechen.

Diese Kriterien zeigen auch, dass wir den »Flow«-Status nicht mit Aufgaben erreichen, die plötzlich auf der To-do-Liste auftauchen; vielmehr müssen wir die Aufgaben oft durchgegangen sein und sie ohne große gedankliche Anstrengung ausführen können. Wenn ich zum Beispiel Bilder bearbeite, dann übe ich noch, und ich fühle mich nicht zu 100 % sicher mit dem ganzen Bildbearbeitungs-Gedöns. Als Bloggerin kann ich aber auf mehr als 2500 Posts zurückschauen, und da ich das so oft trainiert habe, ist der »Flow« immer im Bereich des Möglichen. Du siehst Parallelen zu deinem Job? Dann folgen hier die Fragen, die du dir stellen kannst, um diese besondere Stufe zu erreichen, sowie die Troubleshooter, die du einsetzen kannst, wenn sich der »Flow« nicht einstellen will.

Wenn du erst einmal drin bist, stehen die Chancen, dass die Welt um dich herum zur Ruhe kommt, nicht schlecht. Sollte der Geräuschpegel trotzdem zu dir durchdringen, dann gib dir alle Mühe, jede Form von Ablenkung zu eliminieren: Arbeite, wenn möglich, in einer ruhigen, geräuscharmen Umgebung und stelle alle Klang-Hinweise auf eingehende Mitteilungen aus.

Weißt du wirklich, was du zu tun hast?

J ↓ — N → Bitte deine/n Chef/in um Hilfe oder recherchiere nach, was zu deiner Aufgabe gehört.

Weißt du, wie's läuft?

J ↓ — N → Wiederhole die Tätigkeit so oft, dass sie dir in Fleisch und Blut übergeht und zum Automatismus wird.

Kannst du einschätzen, wie gut deine Leistung ist?

J ↓ — N → Durch Wiederholung entwickelst du die Fähigkeit, die Qualität deiner Arbeit einschätzen zu können.

Lenkt dich auch nichts ab?

J ↓ — N → Verändere deine Umgebung und halte dir Zeit im Terminkalender frei, damit du dich konzentrieren kannst.

Empfindest du die Herausforderung als hoch?

J ↓ — N → Finde heraus, wie du die Aufgabe am besten voranbringst, und trau dir ruhig etwas zu.

Schätzt du deine Fähigkeiten als genauso hoch ein?

J ↓ — N → Spare dir den »Flow«-Prozess für die Aufgaben auf, die du als besonders herausfordernd empfindest.

**HALLO FLOW!**

Natürlich musst du auch mal Luft schnappen, aber wenn du spürst, wie der »Flow« übernimmt, stelle keine Fragen. Gib dich der Situation hin – dann hast du garantiert einige der produktivsten Stunden deines Lebens. Sobald du es einmal geschafft hast, fällt es dir beim nächsten Mal leichter, in den »Flow« zu kommen, also übe einfach bei jeder Gelegenheit.

Wenn dir das nicht einfach so zufällt, ärgere dich nicht. Nicht umsonst gibt's hier einen ganzen Abschnitt dazu, dass bestimmte Kriterien erfüllt sein müssen, bevor der »Flow« an die Tür klopft; behalte sie einfach im Hinterkopf und versuche sie anzuwenden, wenn eine passende Aufgabe auf der To-do-Liste auftaucht. Sollte alles nicht klappen, dann hab ich noch ein paar Techniken rausgekramt. So komme ich in die Gänge ...

## Wie erhöhe ich meine Produktivität

Wenn du alles umgesetzt hast, was bisher in *Ein leichtes Leben* angesprochen wurde, dann bist du schon deutlich produktiver. TATSACHE! Ich fasse mich deshalb hier kurz, denn eine gesteigerte Produktivität ist bereits das Ergebnis aller bisher in der Praxis angewandten Faktoren, zusammen mit den Schlüsselelementen, die ineinandergreifen, wie: erhöhte Motivation und mehr Zeit für Dinge, die dich glücklich machen. Allein dadurch lebst du ein leichteres, optimiertes und stressfreies Leben. Du setzt deine Zeit so ein, wie es für dich am besten ist: Du lebst ein leichtes Leben.

Wenn sich aber eine allgemeine Müdigkeit einstellt und du dir selbst einen Tritt versetzen musst, damit du bei der Sache bleibst, ist es immer gut, ein paar Techniken in der Hinterhand zu haben. Die folgenden zwei Praktiken kannst du dir leicht merken und immer dann hervorholen, wenn du in die Prokrastination versinkst. Widerstehe den Verlockungen des Auf-die-lange-Bank-Schiebens mit diesen beiden Tricks:

### DIE »EINMAL-ANFASSEN«-REGEL

**FANG ERST MIT EINER AUFGABE AN, WENN DU SICHER BIST, DASS DU SIE AUCH BIS ZUM ENDE DURCHZIEHEN KANNST.**

Hast du einen Stapel ungeöffneter Post auf dem Küchentisch liegen? Teile die Aufgabe nicht auf: Also nicht erst alle Briefe öffnen und dann auf einen neuen Stapel legen! Da sammeln sie nur Staub und vergammeln, bis du sie für die Steuererklärung durchforstest. Öffne stattdessen einen Brief, schau dir an, worum es geht: Falls es eine Rechnung ist, klapp den Laptop auf und bezahle sie!

Wenn du viel zu tun hast, warte auf ein geeignetes Zeitfenster und versuche dann, so viel wie möglich vom Stapel abzuarbeiten. Die Vorgabe ist ziemlich starr und lässt sich natürlich nicht auf längerfristige Projekte anwenden – aber sie funktioniert prima bei Büroarbeit, Papierkram und ähnlich nervigen Aufgaben, und – hurra – auch beim Posteingang. Öffne deinen Posteingang nur, wenn du dich auch um Mails kümmern kannst. Das klappt für alle, deren Posteingang heute morgen auf null stand, ist aber nicht so geeignet, wenn der Posteingang eh schon 4387 ungelesene Nachrichten anzeigt.

## DIE »DREI AUFGABEN PRO TAG«-REGEL

### STELLE DIR SELBST DREI AUFGABEN, DIE DU AN DIESEM TAG ERLEDIGEN MUSST.

Diese Regel habe ich über die Jahre immer wieder getestet und verbessert. Aber die Zahl drei hat einfach etwas Magisches. Sie ist nicht nur die beste Zahl, die man schreiben kann (meine ganz persönliche Meinung, auch wenn die sieben fast genauso toll ist). Ich habe für mich herausgefunden, dass das Erledigen von drei Aufgaben für mich perfekt ist. Drei Aufgaben lassen sich prima in die Abläufe morgens, mittags und nachmittags integrieren und die Nummer drei suggeriert, dass ich etwas geschafft habe. Mehr muss ich nicht machen, mein Gewissen ist beruhigt – und mein Verlangen nach Produktivität gestillt.

Die Zahl, die dich persönlich anspricht und zufriedenstellt, kann höher oder niedriger ausfallen – es gibt keine Regeln! Wenn deine To-do-Liste dir Tränen in die Augen treibt, dann behalte die Zahl im Hinterkopf und halte dich das nächste Mal dran. Es darf ein bisschen interessanter und abwechslungsreicher sein? Wähle die drei Aufgaben aus unterschiedlichen Rubriken. Projektbezogen, administrativ, kreativ? Was immer dir zusagt!

Hab ich nicht gesagt, ich halt's einfach? Rund 95 % meiner Tipps und Ratschläge beschäftigen sich damit, wie man Zeitverschwendung vermeidet – und an diesem Punkt bist du in Sachen Produktivität längst Profi. Und falls die Prokrastination doch noch länger herumlungert, dann hast du jetzt zwei Asse im Ärmel, um sie auszutricksen.

## Leicht gesagt

Ich finde ja, dass dieses Kapitel von *Ein leichtes Leben* rund um die Arbeit das Thema sehr schön abschließt. Zuerst haben wir die Organisation in Angriff genommen. Dein Arbeitsplatz ist jetzt funktional, sauber, aufgeräumt und frei von Papierstapeln. Hoffentlich sind deine Aufräummuskeln inzwischen so gestärkt, dass du dich größeren Aufgaben gewachsen fühlst. Schließlich haben wir uns auf die effektive Planung konzentriert: z.B. wie du deinen Tag nach deinen Anforderungen, Abläufen und Gewohnheiten strukturieren kannst, und wie du Listen erstellst, die zu bewältigen sind und dich motivieren. Dann ging es ans Abarbeiten dieser Pläne und wie man seine To-do-Listen tatsächlich abhaken kann. Eine Fülle neuer Techniken steht dir jetzt zur Verfügung, wenn sich die Motivation mal wieder nicht einstellen oder die Prokrastination breitmachen will. Der Ansatz deckt alle Gebiete der Organisation und Produktivität am Arbeitsplatz ab: Zum einen ging es darum, Pläne in deiner neuen und verbesserten Arbeitsumgebung zu erstellen, und sie dann mit dem Gefühl, etwas geleistet zu haben, effektiv abzuarbeiten. Du gibst dein Bestes und ich hoffe schwer, dass dir das stressfrei gelingt und dir genug freie Zeit zum Durchatmen und Erholen bleibt.

Glückwunsch! Du hast schon zwei Drittel von *Ein leichtes Leben* hinter dir. Das bedeutet, dass ein letzter Teil vor dir liegt. Klar versuche ich Ryan Gosling so oft wie möglich zu erwähnen, ohne dass es peinlich wird - schließlich will ich dich davon überzeugen, dass Organisation und Ordnung lustig und sexy sind. Deine Prioritäten hast du schon mal herausgearbeitet, deine Effizienz im Berufsleben gesteigert, jetzt gilt es, deine frisch gestählten Optimierungsfähigkeiten nach Hause, in deine vier Wände, zu holen ...

# CHECK-LISTE FÜR EIN LEICHTES ARBEITS-LEBEN

- ☐ Räume deinen Arbeitsplatz und deine Materialien auf und organisiere den Bereich so, dass er funktional, bequem und möglichst frei von Ablenkungen ist.

- ☐ Such dir ein Medium zum Planen; probiere aus, ob du lieber auf Papier planst oder mit einer App arbeitest.

- ☐ Erstelle einen realistischen und machbaren Wochenplan, der dir das Gefühl gibt, alles unter Kontrolle zu haben; verzichte auf seitenlange To-do-Listen, deren schiere Masse an ungelösten Aufgaben dich zu erdrücken droht.

- ☐ Räume deinen Posteingang auf; führe Regeln für den Umgang mit Mails ein.

- ☐ Schreibe das nächste Mal, wenn du dich hoch motiviert fühlst, fünf Gründe auf, warum du dich so fühlst. Davon kannst du dich bei der nächsten Motivationsflaute inspirieren lassen.

- ☐ Wenn die Prokrastination das Zepter in der Hand hält, pack eine der praktischen Methoden aus: schenk dir feste Pausen, schränke per App deinen Onlinezugang ein und setze die »Einmal Anfassen«-Regel um.

# ZUHAUSE

Dein Zuhause zu optimieren und die Besitztümer anzugehen und auszusortieren ist das letzte Puzzlestück des leichten Lebens. Das ist der Schritt, der alles zu einer Einheit verschmilzt. Wenn deine Wohnung sauber und aufgeräumt ist und nicht wie eine Episode aus der Putzshow *How clean is your house?* aussieht, dann kannst du ohne hektisches Vorab-Aufräumen abends Freundinnen einladen. Mahlzeiten zu planen ist viel angenehmer, wenn kein monatealter Blumenkohl in den Gemüsefach-Niederungen im Kühlschrank dümpelt. Dein Entspannungsbad am Sonntag wirst du dir tatsächlich einlassen, wenn die Badewanne nicht mit Haarstoppeln zugepflastert ist. Eine gut organisierte Garderobe sorgt dafür, dass du pünktlich zur Arbeit kommst und möglicherweise ja auch in einem Outfit, das wirklich zu dir passt. Das ist der Kitt, der den Rest zusammenhält. Wenn du deine Wohnung aufräumst und überflüssige Dinge entsorgst, musst du dich um weniger Sachen kümmern und kannst dich entspannter fühlen – tschüss, Angst, dass dich jemand kritisiert!

Hole die Müllbeutel raus und zieh dir was Bequemes über, denn das große Aufräumen steht vor der Tür. Gleich geht's los! Freu dich auf deine neue unvermüllte Umgebung und bereite dich schon mal drauf vor, die unkomplizierte F.U.L.L.-Methode kennenzulernen.

Indem du eine Basis-Garderobe anlegst, die genau auf dich und dein Leben zugeschnitten ist, hebelst du zum einen den Drang zu Impulskäufen aus und zum anderen löst du das ewige *»Ich habe überhaupt nichts anzuziehen!«*-Drama. Wir schauen uns an, warum Qualität immer der Quantität vorzuziehen ist (gilt nicht für Donuts oder wenn's um die Putzfrequenz geht). Zu guter Letzt erarbeiten wir einen Plan, um das Putzen und Aufräumen umzusetzen und auf gute Absichten gute Taten folgen zu lassen.

Denn jetzt steht das letzte Puzzlestück eines leichten Lebens auf dem Programm: einen Raum so zu gestalten und zu optimieren, dass alle Aspekte des Privat- sowie Arbeitslebens effizient und leicht ablaufen, und du dich ganz darin wiedererkennst …

# Wie optimiere und organisiere ich mein Zuhause

Gleich lernst du, dein Zuhause mithilfe der F.U.L.L.-Methode, die sich genau auf deine Situation zuschneiden lässt, zu entrümpeln. So bleiben nur die Dinge zurück, die du brauchst, benutzt und liebst – nicht mehr, aber auch nicht weniger.

Wahrscheinlich hast du dieses Buch ausgewählt, weil du davon ausgegangen bist, dass es ein Entrümpelleitfaden sei, – und natürlich stimmt das auch. In den vorangegangenen Kapiteln ging es darum, wie man alle Aspekte des Lebens reduzieren und vereinfachen kann – angefangen damit, regelmäßig eine digitale Detox-Kur in die Routine zu übernehmen, bis hin zum Aufschreiben eines klaren, konkreten Plans, den du tatsächlich bis zum Ende durchziehst. Klar, mir gefällt der minimalistische Ansatz, aber ich zupfe mir meine Vorgehensweisen so zurecht, dass sie mich nicht einengen. Mir ist bewusst, dass es ein fließender Prozess ist, den man immer wieder korrigieren und neu einstellen muss – deshalb poche ich so auf *die Bedeutung des beständigen Optimierens*. Das ist ein ewiger Kreislauf, Baby! Auch wenn das Reduzieren von Dingen, die uns gehören, immer individuell ausfällt, ist das Ganze in einem größeren Zusammenhang zu sehen. Aus eigener Erfahrung kann ich sagen, dass die Entrümpelung der Wohnung allein das Leben nicht verändern wird. Aber im Zusammenspiel mit anderen Aspekten des Lebens, wie zum Beispiel dem Job und dem Privatleben – *da* wird's dann interessant!

Vor vier Jahren habe ich mich voll Begeisterung auf Literatur rund um Minimalismus gestürzt. Ich habe ganze acht Bücher gekauft (LOL! Super, oder?), mir in meiner freien Zeit online Infoquellen rausgesucht und Podcasts zum Thema gehört. Ich kann dir eins sagen: Besonders umgänglich war ich in der Phase nicht! Eher die Spaßbremse! Wie schon im Vorwort angedeutet, war ich geradezu besessen davon, Zeug wegzugeben oder wegzuwerfen. Unser Zuhause mutierte von einem freundlich und schön eingerichteten Heim, auf das ich hätte stolz sein können, zu etwas, das einem Ramsch-Möbelhaus glich, kurz bevor es für immer seine Pforten schließt. Die Wohnung war leer. Mein Kleiderschrank war leer. Meine Schubladen waren leer. Du kannst dir's sicher denken: Ich fühlte mich auch innerlich leer. Ich hatte hoch konzentriert und voll Energie so viele Dinge, wie mir physisch möglich war, aus meiner Wohnung entfernt. Diese zarte innere Stimme, die flüsterte: *»Aber vielleicht brauche ich das?«*, hatte ich ignoriert, obwohl sie manchmal richtig und manchmal falsch lag. Ich besaß nicht genug Klamotten für eine Woche, musste deshalb zweimal pro Woche waschen und unsere Wohnung war einfach nur unpersönlich und ohne Ausstrahlung (und beinahe wäre auch die Fernbedienung weg gewesen, aber da setzte zum Glück der gesunde Menschenverstand wieder ein). Ich hatte mir vorgestellt, dass ich mich – von allem unnützen Materiellen befreit – frei und losgelöst fühlen würde. Und das tat ich auch, ganz kurz. Ich dachte, ich hätte es auf das Niveau eines minimalistischen

Gurus geschafft. Marie Kondo wäre GRÜN VOR NEID! Doch dann fiel mir auf, dass ich müffelte, da ich schon den dritten Tag ein und dasselbe Shirt anhatte, und mir dämmerte, dass ich das Ganze wohl zu sehr auf die Spitze getrieben hatte.

Klar gibt es auch das andere Extrem, quasi den Gegenpol: Vielleicht ist dir Marie Kondo gänzlich unbekannt und du hast dir über den Inhalt deiner Wohnung noch nie Gedanken gemacht? Vielleicht hast du eine Vasensammlung, die es mit der meiner Mutter aufnehmen kann, oder eine Sammlung abgerissener Eintrittskarten, die umfangreicher ist als die meines Mannes und regelmäßig aus der Schublade quillt? Wenn du Gegenstände liebst und dein Chaos dich glücklich macht, dann soll dir das niemand nehmen. Aber falls du dich erdrückt fühlst und die überwältigende Menge an Besitztümern sich negativ auf dich auswirkt und dich einschränkt, dann ist es an der Zeit zu entrümpeln. Hier gibt's gleich die Definition dazu, wie ich sie für *Ein leichtes Leben* aufgestellt habe …

**ENTRÜMPELN: DER AKT, DEINEN LEBENSRAUM SO ZU GESTALTEN, DASS ER ZU DIR PASST, DINGE ENTHÄLT, DIE DICH GLÜCKLICH MACHEN, EGAL WIE VIELE ES SIND, UND ALLES ANDERE LOSZUWERDEN.**

Beim Entrümpeln (bzw. entsprechend Zeug wieder Anschaffen, wenn du es wie ich minimalistisch übertrieben hast) geht es nicht unbedingt darum, mit weniger zu leben. Es geht darum, herauszufinden, was wir zum Leben wirklich brauchen, und was wir nicht unbedingt brauchen, was uns aber glücklich macht und ein Lächeln ins Gesicht zaubert. Meine hochhackigen Pumps mit Leopardenmuster fallen in letztere Kategorie – nicht notwendig, aber ich fühle mich absolut unschlagbar, wenn ich sie trage. Unser Zuhause und die Gegenstände, die wir darin beherbergen, sollten uns nicht stressen; Stress haben wir im Alltag genug. Ob du dich als Sammlerin oder Minimalistin siehst, oder irgendwo dazwischen, ist vollkommen egal: Entrümpeln wird dir guttun und dein Zuhause in den Raum verwandeln, der am besten zu dir, deinem Lebensstil und deiner Quadratmeterzahl passt.

Wie mit so ziemlich allem im Leben, kommt es auch beim Optimieren der Besitztümer auf das richtige Maß an. Ich persönlich habe mich zu extrem ausgelebt, dadurch aber erkannt, dass es jenes Mittelmaß gibt, das uns genau die richtige Menge an Besitz erlaubt. Dann haben wir, was wir brauchen und benutzen, wir lieben das, was wir haben, und der Anblick dieser Gegenstände macht Spaß. Wir fühlen uns weder überwältigt noch unterversorgt, und wir besitzen die richtige Menge sauberer Shirts. Methoden zum Thema Entrümpelung gibt's wie Sand am Meer. Ich zeige hier eine, die man sich leicht merken kann und die vor Fehlern schützt. *Finger weg von der Fernbedienung!* Upps, ach ja, richtig – *äh*, nur ich komme ernsthaft auf die Idee, sie abzuschaffen …

## Die F.U.L.L.-Methode

Einige Aufräumstrategien schlagen vor, nur das zu behalten, was Freude oder Liebe in uns auslöst. Andere gehen eher numerisch vor – behalte drei Pullis, fünf Paar Schuhe, einen Notizblock und eine Reisetasche. Dann gibt's die, die einen konkreten räumlichen Umfang vorgeben – alles, was du besitzt, muss in einem Koffer Platz finden. Die erste Theorie ist mir zu vage, die anderen beiden sind mir zu heftig; in den letzten Jahren habe ich für mich entdeckt, dass die F.U.L.L.-Methode für mich perfekt funktioniert. Noch nie davon gehört? Kein Wunder, die habe ich mir nämlich ausgedacht! Sie ist auf Herz und Nieren geprüft, denn ich habe festgestellt, dass es am Ende immer eine logische Entscheidung ist, ob man einen Gegenstand behält oder nicht. Hier sind die Fragen, die du dir stellen kannst, bevor du dir jeden Raum in deiner Wohnung und die Gegenstände, die sich darin befinden, einzelnen vornimmst:

**F** FÜR **FUNCTIONAL** ODER DEUTSCH: **FUNKTIONAL** – IST DER GEGENSTAND FUNKTIONAL? BENUTZT DU IHN?

**U** FÜR **USED** ODER DEUTSCH: **BENUTZT** – HAST DU DEN GEGENSTAND WÄHREND DES LETZTEN JAHRES GEBRAUCHT?

**L** FÜR **LOVED** ODER DEUTSCH: **GELIEBT** – LIEBST DU DIESEN GEGENSTAND?

**L** FÜR **LIKED** ODER DEUTSCH: **GEFÄLLT** – GEFÄLLT DIR DER GEGENSTAND?

Wenn du eine dieser Fragen mit Ja beantwortest, dann behalte den Gegenstand.

Und deshalb ist meine Methode idiotensicher ...

Die Frage nach der **Funktionalität** bewahrt dich davor, etwas wegzuwerfen, was eigentlich nützlich ist. Die Frage nach dem **Benutzen** bewahrt dich davor, Dinge zu behalten, die du seit Jahren nicht mehr angerührt hast. Mit der Frage, ob du etwas **liebst**, vermeidest du, etwas wegzugeben, was dir emotional etwas bedeutet und an dem du hängst. Und zu guter Letzt gibt's einfach Gegenstände, die dir vom Stil oder Material gut **gefallen**, und genau diese Fundstückchen machen doch ein Zuhause aus.

Im Vergleich zu anderen Methoden gehe ich eher übervorsichtig an Entscheidungen heran. Aus eigener Erfahrung kann ich sagen, dass es besser ist, sich von einem Gegenstand noch nicht zu trennen, bei dem man unschlüssig ist. Lass dir Zeit. Wenn du ihn nach sechs Monaten immer noch nicht **benutzt** hast oder jetzt sicher fühlst, dass du nicht wirklich dran hängst, dann weißt du ja, was zu tun ist. Je mehr Erfahrung du beim Entrümpeln sammelst, umso sicherer wird dein Bauchgefühl – und dann kannst du den nächsten Schritt leichter gehen. Du hattest das wunderschöne Kleid jetzt seit vier Jahren nicht mehr an, und ja, du liebst es – aber hättest du auch Verwendung für den leeren Kleiderbügel? Vielleicht ist die Zeit für den Abschied gekommen. Aber keine Panik! Wir arbeiten uns langsam vor.

## Die große Entrümpelungsaktion

Sollen wir anfangen? Lass uns gleich in die Vollen gehen und eine großflächige Entrümpelungsaktion durchziehen. Dabei gehst du jeden Raum nach der F.U.L.L.-Methode durch – und damit alles, was du besitzt. Dadurch nutzt du die Methode in allen Lebensbereichen, und das leichte Leben zieht bei dir ein. Bevor du den Startknopf drückst, solltest du folgende Dinge parat haben:

## BEVOR ES LOSGEHT: VORBEREITUNG

### WÄHLE EINE METHODE FÜRS AUSSORTIEREN

Es gibt Zeug, da lohnt sich das Weiterverwerten nicht. Also: Abmarsch in den Müllbeutel, und tschüss! Bei anderem kannst du vielleicht ein paar Kröten rausschlagen, indem du es weiterverkaufst: Such dir Verkaufsplattformen aus, egal ob eBay oder Facebook Marketplace (Depop oder Kleiderkreisel sind zum Beispiel super für Kleidung und bei Vestiaire Collective kann man gut Designerklamotten loswerden) und starte mit dem Abverkauf! Bei anderen Sachen weißt du, dass deine Freundinnen oder Verwandte etwas damit anfangen können und sich darüber freuen würden. Dafür reserviere ich eine Tasche, die ich beim nächsten Treffen mitnehmen kann! Alles, was ich nicht loswerde, trage ich zu einem Charityshop wie z.B. Oxfam oder einem Sozialkaufhaus. Übers Jahr finden Schulfeste, Flohmärkte und Kirchen- oder Gemeindefeste statt, die Sachen für einen guten Zweck verkaufen und dankbar für Spenden sind. Bevor du also etwas wegwirfst und es auf der Müllhalde landet, versuche eine neue Heimat oder eine/n neue/n Besitzerin dafür zu finden. Verschwendung ist doof! Nachhaltigkeit ist angesagt!

### NIMM DIR ZEIT

Da ich nicht davon ausgehe, dass deine Wohnung dem weißgetünchten, futuristisch und äußerst spartanisch eingerichteten Hauptquartier eines Bond-Bösewichtes gleicht, nimmt die Entrümpelung der Wohnung sicher Zeit in Anspruch. Sollte dich das Ausmaß einschüchtern, dann teile die Aktion auf mehrere Wochenenden auf. So kriege ich das zum Beispiel prima unter, kann mich trotzdem mit Freundinnen treffen und mutiere nicht völlig zur müllbeutelbesessenen Alles-Entsorgerin. Du solltest dir Zeit nehmen und du musst es wirklich wollen (ich hoffe schwer, dass der Rest des Kapitels deine Neugier weckt und dich inspiriert!). Wenn du dir zum Entrümpeln genug Zeit nimmst, sparst du später sehr viel mehr beim Aufräumen und Saubermachen, denn du hast ja weniger Krempel in deiner Wohnung. Überschlage ruhig zwischendurch, wie viel Geld die Gegenstände, die du weggibst, dich gekostet haben, – langfristig führt das zu einem klareren Abwägen bei Anschaffungen: Du überlegst genau, ob du etwas tatsächlich brauchst. Klassische Win-win-Situation.

## DER GROSSE ENTRÜMPELUNGSPLAN

Selbst den erfahrenen Optimiererinnen unter uns rate ich, sich bei der Anwendung der F.U.L.L.-Methode von kleinen zu großen Projekten vorzuarbeiten. Außerdem kann ich nur empfehlen – abgesehen von der Verteilung auf mehrere Tage oder Wochenenden –, sich einen Wohnraum nach dem anderen vorzunehmen. Kleiner Warnhinweis: Gut möglich, dass du dir zur Halbzeit die Decke über den Kopf ziehen und dich zusammengerollt im Bett verstecken möchtest, weil dir die Aufgabe schier endlos erscheint und du dich ernsthaft fragst, wieso du überhaupt damit angefangen hast. Fang deshalb am besten mit einem einfachen, überschaubaren Raum an, wie z.B. dem Bad. Hier gibt's nur ein paar Pflegeprodukte und leere Shampooflaschen, die du einfach in den gelben Sack werfen kannst. Arbeite dich langsam an die größeren Problemzonen, wie z.B. Schlafzimmer oder Stauräume (Keller o.ä.), heran: Hier warten deine persönlichen Schätze. Wenn du den kleinen Nervenzusammenbruch und die Erschöpfung überwunden hast, rappel dich wieder auf. Dann schaffst du es über die Ziellinie und hast auf dem Weg dahin deine Optimierungs-Muskeln trainiert: Unerwünschte Weihnachtsgeschenke, löchrige Socken, Wurstpellen-Kleider und tütenweise Papierkram stemmst du problemlos. Mein Vorschlag für die Reihenfolge der Zimmer:

1. Bad
2. Küche
3. Flur
4. Schlafzimmer
5. Wohnzimmer
6. Stauräume

Hier sind ein paar Tipps für die einzelnen Räume:

## IM BAD

Hake den einfachsten Raum am besten zuerst ab – für die meisten ist das das Bad. Hier gibt es nicht viel zu entrümpeln, es sei denn, du hast auch so eine Mitbewohnerin, die alle Rasierklingenschutzhüllen neben der Dusche liegen lässt, bis man aus der Ansammlung eine kleine Burg bauen könnte. Legendär: Der Tag, an dem der Klempner da war, um unseren verstopften Abfluss zu reparieren, und einen Haarklumpen von der Größe eines Eichhörnchens, zusammen mit einer kompakten Plastikmasse aus besagten Schutzhüllen, herausgezogen hat.

**SO WIRD'S GEMACHT:**

- Bewahre hier nur Hygiene- und Wellnessartikel auf.
- Verstaue alles – im Schrank, auf Regalen oder in Kisten. So lässt sich das Bad schneller sauber machen.
- Bewahre alles, was mit dem Bad direkt zu tun hat, dort auf. Dann musst du nicht mit heruntergelassenen Hosen durch die Wohnung hüpfen, um eine neue Rolle Toilettenpapier zu holen.

## IM FLUR

Der Flur ist der Eingangsbereich deiner Wohnung und das Erste, was du – und deine Gäste – sehen, wenn sie durch die Tür kommen. Heute muss man ja jeden Zentimeter nutzen, und deshalb kann's schon vorkommen, dass der Flur als Stauraum/Arbeitszimmer/allgemeiner Ablageplatz für Krimskrams fungiert. Mit Ausnahme von Möbeln, die zum Verstauen von Krempel vorgesehen sind, bin ich dafür, den Flur möglichst frei zu halten. Klar ist das nicht einfach: Bei uns bevölkern Marks Fahrrad, seine Radfahrer-Schuhe und alles weitere Fahrradzubehör den Flur (und er möchte ein zweites Fahrrad – KEIN WITZ!). Den Flur aufgeräumt und frei zu halten, ist ganz schön schwer, aber je weniger hier herumsteht, umso besser ist das für das Feng-Shui, oder so …

**SO WIRD'S GEMACHT:**

- Gut riechen sollte es – einladend und heimelig (himmlisch duften die Frische-Feige-Raumduftstäbchen von The White Company).
- Halte es soweit frei, dass du nicht mit den wöchentlichen Einkäufen über irgendetwas stolperst.

## IM WOHNZIMMER

Als Nächstes nimmst du dir das Wohnzimmer vor, was bei den verschiedenen Wohnformen von heute ganz unterschiedlich aussehen kann. Ist dein Wohnzimmer ein abgeteilter Raum oder lebst du in einem Ein-Zimmer-Apartment und es besteht aus einem Sessel und einem Fernseher? Ist deine Wohnung offen gestaltet und das Wohnzimmer geht direkt in die Küche über? Egal wie es aussieht, das Wichtigste ist, dass es freie Flächen gibt und nicht alles zugestellt ist. Hier willst du abends entspannen, am Wochenende abhängen und dich mit Freundinnen treffen. Also hat hier weder deine Lippenstiftsammlung etwas zu suchen noch solltest du hier deiner neuen Leidenschaft fürs Bierbrauen (und was alles an Duftnoten dazugehört) frönen.

**SO WIRD'S GEMACHT:**

- Bequemlichkeit geht vor, dazu gehört ein Hauch von gestalterischer Persönlichkeit.
- Aufgeräumt und ordentlich halten, damit du dich genüsslich ausstrecken, ausbreiten und dich völlig deiner *Great British Bake Off*-Leidenschaft hingeben kannst, während du ein Stück Torte aus der Konditorei vertilgst.

## IN DER KÜCHE

OK, hier wird's langsam interessant. Deine Küche MUSS im Vergleich zu allen Räumen am besten strukturiert und aufgeräumt sein – nur dann schaffst du's in die beruhigenden Heiligen Hallen, die du im leichten Leben erreichen kannst. Die Küche muss sauber sein. Die Küche muss aufgeräumt sein. Es muss Ordnung herrschen, damit du nicht aus der Wohnung vertrieben wirst, weil der geräucherte Knoblauch, den deine Schwester aus Frankreich mitgebracht hat, völlig vergessen in der hintersten Ecke den bestialischen Gestank nach toter Ratte entwickelt hat. Ohne die F.U.L.L.-Methode bleiben geregelte und ausgewogene Mahlzeiten nur ein Wunschtraum, während du verzweifelt versuchst, die zugeeiste Gefrierschrankschublade aufzustemmen, um die einsame Wurst herauszufischen, die als armseliges Abendessen herhalten muss.

**SO WIRD'S GEMACHT:**

- Schaffe funktionale und saubere Ablagen, um frische Nahrungsmittel aufzubewahren.
- Such dir Aufbewahrungs-Hacks, wie du deinen Vorratsschrank organisieren kannst.
- Küchenutensilien sind alle einfach und sicher zu erreichen.

## IM SCHLAFZIMMER

Schon mal davon gehört, dass das Schlafzimmer eine Oase der Erholung und ein Rückzugsort sein sollte? Dem kann ich nur zustimmen! Das Schlafzimmer sollte vor allem Erholung und Ruhe ausstrahlen, und das reichlich. Hier kannst du deinen Akku aufladen und dich ohne körperliche oder geistige Ablenkungen vom Stress befreien. Für viele dient das Schlafzimmer allerdings vor allem als Ablage- und Aufbewahrungsplatz, und deshalb sollte man darauf achten, wie man den Platz effizient nutzt, sodass ein Raum entsteht, der nicht zugerümpelt ist. Wichtig ist, durch Optimieren ein Gleichgewicht zwischen Stauraum und Schlafstätte zu finden.

**SO WIRD'S GEMACHT:**

- Das Schlafzimmer ist nur zum Schlafen da und sollte, wenn möglich, nicht zweckentfremdet werden.
- Kleidungsstücke zusammenlegen und wegräumen - kurz: Auf dem Boden haben sie nichts verloren!

## DIE STAURÄUME

Weihnachtsdeko, Reisekoffer, Behälter mit Wandfarbe, das Porträt von Charlie Simpson, das du in der neunten Klasse gemalt hast und für eine deiner besten Arbeiten hältst – alles Sachen, die wir nicht täglich brauchen, von denen wir uns aber nicht trennen können. Falls das Glück dir hold ist und du eine Abstellkammer besitzt, werden all diese Sachen wohl dort herumdümpeln. Ob Winz-Raum unter der Treppe oder das komplette Dachgeschoss: Wenn du Stauraum hast, ist der sicher gerammelt voll! Und hey, sogar Monica hatte einen ganzen Schrank voll mit Krempel, den sie nicht hergeben konnte! Mach den ersten Schritt und räume den Abstellraum aus – KOMPLETT! Wende dann die F.U.L.L.-Methode an, und alles, was hinterher übrigbleibt, wird wieder eingeräumt. Aber diesmal ordentlich, damit du auch die selten gebrauchten Sachen schnell wiederfindest.

**SO WIRD'S GEMACHT:**

- Räume alles aus – gnadenlos. Alle Gegenstände in der Wohnung werden der F.U.L.L.-Methode unterzogen; mache keine Ausnahmen!
- Investiere in Möbel oder andere Aufbewahrungsmöglichkeiten, damit die Sachen ordentlich weggeräumt und sicher und sauber aufbewahrt werden können.

Du hast dich für eine Entrümpelung-Methode entschieden, Zeit zur Verfügung und inzwischen eine Vorstellung davon, was am Ende dabei herauskommen könnte? Dann kann's losgehen. Als Nächstes sind die Spickzettel für jeden einzelnen Raum dran; los geht's mit der F.U.L.L.-Methode und einigen Vorschlägen, wie du deine Räume effizient entrümpeln kannst. Danach folgen Orgatipps, wie du die übrigen Gegenstände am besten unterbringst, damit jeder Raum so funktional und optimiert wie möglich ist.

## Bad

**F:** HANDTÜCHER, WASCHLAPPEN, HYGIENEARTIKEL (ZAHNPASTA, DUSCHGEL, SHAMPOO, TOILETTENPAPIER ETC.) UND BAD- UND WC-REINIGUNGSMITTEL

**U:** ZUSÄTZLICHE GESICHTSPFLEGEPRODUKTE, KÖRPER- UND HAARPFLEGE

**L:** PFLANZEN UND KERZEN

**L:** SCHÖNE SEIFENSTÜCKE, KÖRPERLOTIONEN UND HÜBSCH AUSSEHENDE AUFBEWAHRUNGSBOXEN

**PFLEGEPRODUKTE.** Verstaue möglichst viel in Aufbewahrungsboxen. Das hält die Sachen nicht nur frisch, sondern vereinfacht das Putzen. IKEA bietet zum Beispiel super Badezimmermöbel zu einem fairen Preis. Falls du einmal dein Badezimmer renovieren solltest (du Glückliche!), schaff dir ein Waschbecken mit Unterschrank an. Schwups, hast du Shampoo- und Duschgelflaschen, die sonst um Badewanne/Dusche herumstehen, verstaut. Hol dir Plastikboxen, in die jeder seine Badeutensilien sortiert, sodass man sie vor dem Duschen herausnehmen und danach wieder wegstellen kann. Seifenreste und Kalkablagerungen sind eklig zu entfernen und Hängeablagen in der Dusche verwandeln sich innerhalb von zwei Monaten in einen Schimmelhort.

**HYGIENEARTIKEL.** In unserem Badezimmer kann man von der Toilette aus direkt nach dem Toilettenpapier greifen; GLÜCKSGRIFF quasi! Das hatte ich vorher noch nie. Lufterfrischer, Toilettenpapier, Damenhygieneartikel, Reinigungsmittel: versuche alles so unterzubringen, dass du drankommst, wenn du sie brauchst.

**HANDTÜCHER.** Falls du sie in einer Schublade aufbewahrst, rolle sie. So sparst du Platz und behältst den Überblick. Egal bei welcher Aufbewahrung: Frische Handtücher unten oder hinten einsortieren und immer von oben oder vorne wegnehmen. Auf diese Weise werden sie gleichmäßig benutzt. Generell genügen drei Handtücher pro Person, plus jeweils eins für Sport; alte und abgenutzte Handtücher und solche, die noch die 80er-Jahre miterlebt haben, kannst du entsorgen.

## Flur

**F:** KLEIDERSTÄNDER, SCHLÜSSELABLAGE UND ABLAGE FÜR PAPIERKRAM

**U:** (NICHT UNBEDINGT EINE RUBRIK, DIE MAN AUF DEN FLUR ANWENDEN KANN)

**L:** KUNSTDRUCKE UND GERAHMTE FOTOS

**L:** DEKO (VASEN, TOPFPFLANZEN, KERZEN, RAUMDUFT ETC.)

**SCHUHE, JACKEN & MÄNTEL.** In meiner Kindheit gab's so einen Mini-Stauraum unter der Treppe, wo wir unsere Jacken, Mäntel und Schuhe untergebracht haben. Bisher war mir der Luxus solch einer Ablagemöglichkeit nicht mehr vergönnt. Falls es in deiner Wohnung einen Platz gibt, der sich dafür eignet, nutze ihn! Ich hänge Jacken und Mäntel in den Kleiderschrank, funktioniert! Denn mit Mantelbergen zu kämpfen, wenn man zur Tür rein will, weil sie schwer und wuchtig dranhängen, oder wegen der ausufernden Schuhsammlung die Tür nicht ganz öffnen zu können, ist nicht schick. Triff eine Auswahl an Jacken und Schuhen (z.B. nach Saison) und räume die restlichen weg. Schließlich soll dein Eingangsbereich nicht wie der Übergang nach Narnia aussehen.

**PAPIERKRAM.** Der Flur ist kein Ersatz für ein Büro-Ablagesystem. Wenn du nach Hause kommst, willst du nicht von unbezahlten Rechnungen begrüßt werden. Öffne Post sofort nach dem Erhalt und erledige direkt, was damit zu tun ist. Wenn etwas mehr Zeit und Planung erfordert, kommen die Unterlagen an einen Platz, der regelmäßig frequentiert wird. So kommst du nicht in Terminschwierigkeiten und vergisst nichts. Flur oder Küche bieten sich dafür an. Falls du deinen persönlichen Papierkram im Flur aufheben willst, besorge dir einen Briefhalter oder eine Hängeablage (nette gibt's bei H&M oder Etsy). Dann sieht es wenigstens schön aus, erinnert dich aber trotzdem: NOCH ZU ERLEDIGEN!

## Wohnzimmer

**F:** FERNSEHER, MÖBEL, LAMPEN UND AUFBEWAHRUNG

**U:** BÜCHER, SPIELE, DVDS, CDS, SCHALLPLATTEN UND ZEITSCHRIFTEN

**L:** FOTOALBEN, SCRAPBOOKS, SAMMELALBEN UND DEKORATIVE SCHMUCK- UND ERINNERUNGSSTÜCKE

**L:** KUNSTDRUCKE UND GERAHMTE FOTOS, PFLANZEN, DEKO-ZEUG UND HEIMTEXTILIEN

**BÜCHER.** Die F.U.L.L.-Methode funktioniert hier besonders gut. Ich hebe nur Bücher auf, die auch eine Funktion haben (Kochbücher und Bücher, die ich beruflich nutze), sowie Bücher, aus denen ich gerne zitiere (meine Gäste müssen sich alle den Junggesellinnenabschied aus Dolly Aldertons *Alles, was ich weiß über die Liebe* anhören!), Bücher, die ich liebe (siehe Dolly) und solche, deren Gestaltung mir gefällt, denn ein schöner Hochglanzband hat einfach was. Bücher, die in keine dieser Kategorien fallen, gebe ich nach dem Lesen weiter, z.B. als Spende. Sonst würde sich unser Wohnzimmer in eine Bibliothek rund um Mode, Schönheit, Frauenliteratur und Lebensberatung verwandeln.

**SCHALLPLATTEN/DVDS/BRETTSPIELE.** Ich gehöre zu jenen Menschen, die am liebsten alles in digitaler Form hätten (ausgenommen Bücher – vom Kindle muss man mich noch überzeugen, obwohl ich zugeben muss, dass er auf Reisen schon praktisch ist). Ginge es nach mir, hätten wir eine kleine Auswahl an Schallplatten, aber keine CDs oder DVDs. Da man heute alles digital auf irgendeinem elektronischen Gerät oder in der Cloud aufbewahren kann, behalte ich nur Dinge, die ich auch benutze oder die einen Erinnerungswert haben. Wenn du jedes Jahr den Schnulzenabend mit *Tatsächlich … Liebe* brauchst, dann behalte die DVD. Unbedingt! Gibt es eine Schallplatte, die du oft auflegst und von Anfang bis Ende anhörst? Bewahre sie an einem sicheren Ort auf. Für alles andere gilt: Spende es! Das gilt auch für das Scrabble-Spiel, das du nie ausgepackt hast. Besonders toll sind Schrankwände, die offene Regalflächen und geschlossene Fächer kombinieren, denn da kannst du etliches verstauen und nur die schönen Sachen auf den Regalen drapieren.

## Küche

**F:** KOCHGESCHIRR, ESSGESCHIRR, BESTECK UND KOCHUTENSILIEN

**U:** NAHRUNGSMITTEL!

**L:** KOCHBÜCHER UND GESCHIRR, AN DEM DU HÄNGST, WEIL DU ES GEERBT ODER GESCHENKT BEKOMMEN HAST.

**L:** SCHICKE GLÄSER UND GESCHIRR, DIE DU ALS DEKO HINSTELLEN KANNST, TISCHDECKEN, PLATZDECKCHEN UND UNTERSETZER

**NAHRUNGSMITTEL IM KÜHLSCHRANK.** Früchte und Gemüse, die Gase freisetzen, besser nicht im Kühlschrank aufbewahren, dadurch werden andere Gemüsesorten schlecht. Avocados, Bananen, Nektarinen, Pfirsiche, Birnen, Pflaumen und Tomaten einfach in einer Schale oder im Schrank aufbewahren. Beim Kühlschrank folgt man am besten diesem Ordnungsschema:

**OBERE REGALE.** Hier stehen Nahrungsmittel, die man nicht kochen muss, wie z.B. Reste, Schinken und Wurst und Getränke.

**MITTLERE REGALE.** Hierher gehören Molkereiprodukte – Milch, Joghurt, Käse und Butter.

**UNTERE REGALE.** Da dies der kälteste Teil des Kühlschrankes ist, packst du hier unzubereitetes Fleisch und Fisch gut eingepackt hin.

**GEMÜSESCHUBLADE.** Der perfekte Ort für Früchte, Gemüse und Salat.

**REGALE IN DER TÜR.** Der wärmste Bereich des Kühlschrankes mit den größten Temperaturschwankungen – hier bitte Nahrungsmittel mit natürlichen Konservierungsmitteln lagern, z.B. Fruchtsäfte, Marmeladen, Brotaufstriche und Soßen.

**NAHRUNGSMITTEL IM GEFRIERSCHRANK.** Entsorge alles, was länger als sechs Monate im Gefrierschrank lagert (denn dann sind die Aromen verflogen). Teile die verbliebenen Nahrungsmittel nach Kategorien in den einzelnen Schubladen auf. Bei uns gibt es drei Fächer, und ich nutze das oberste Fach für Gemüse, Fisch und Fleisch, das mittlere für Reste, und das untere, kleinste für Eiscreme und gefrorene Früchte. Reste am besten portionsweise einfrieren, dafür durchsichtige Boxen oder Gefrierbeutel verwenden und diese mit Inhalt und Datum beschriften (wenn dir das zu viel Arbeit ist, kannst du auch Reste-Lotto spielen und bekommst zum Abendessen eine Überraschung serviert).

**NAHRUNGSMITTEL IM KÜCHENSCHRANK/IN DER SPEISEKAMMER.** Sachen, die du nicht so oft brauchst, weiter oben einräumen, was du fast täglich benutzt, in den unteren Bereich. Kennst du diese Drehtabletts, die bei uns »faule Susanne« heißen? Die sind mehr als eine nette Spielerei - sie eignen sich super zum Lagern von Dosen und Gewürzen: Einfach draufpacken und durch Drehen die richtige Dose nach vorne drehen. Was dir an Platz flöten geht, gewinnst du durch die Einfachheit der Entnahme zurück. Durchsichtige Behälter sind gut für Mehl, Getreide, Nüsse und getrocknete Früchte; wenn du sie nach Kategorien zusammenstellst, sind sie einfacher zu finden. Einmachgläser z.B. von Kilner oder Le Parfait sind der Hit auf Pinterest. Und falls du dich austoben und richtig ordentlich sein willst, dann entwirf Etiketten. Dafür braucht man Zeit und Geschick, etwas, was nicht jede von uns hat! Du bist garantiert keine Versagerin, nur weil dein Mehl noch in der Originalverpackung steht.

**TELLER, TÖPFE, PFANNEN & SONSTIGES.** Wenn du die Küchenschränke wieder einräumst, räume alles, was du täglich benutzt, so ein, dass du bequem dran kommst. Kochgeschirr und Utensilien sollten in der Nähe vom Herd stehen, Geschirr in der Nähe vom Geschirrspüler usw. Stapeln ist eine schlechte Idee; das Rauszerren oder Hieven ist weder rückengerecht noch praktisch. Die Regale in den Schränken sollten eine optimale Höhe haben, um alles unterzubekommen. Wenn du willst, kannst du zusätzlich kleine Ablagen einbauen. Und falls du in der glücklichen Lage sein solltest, deine Küche renovieren zu können, bringe so viele Schubladen wie möglich unter. Sie vereinfachen das Aufbewahren von Tellern, Pfannen und Tupperware. Das allein ist die Anschaffung einer neuen Küche wert (kein Scherz!).

## Schlafzimmer

**F:** MÖBEL UND FRISIERTISCH

**U:** KLEIDER, SCHUHE, ACCESSOIRES, MAKE-UP, SCHÖNHEITSARTIKEL, BETTWÄSCHE, BÜCHER UND LADEKABEL

**L:** SCHLAFSPRAYS UND ERINNERUNGSSTÜCKE

**L:** KUNSTDRUCKE UND FOTOS, PFLANZEN, EIN SPIEGEL UND EIN GUT ORGANISIERTER NACHTTISCH

**KLEIDER, SCHUHE & ACCESSOIRES.** Diesem Thema widme ich mich im nächsten Kapitel ausführlich; da geht's dann um Basis- oder Capsule-Garderoben. Ich hänge meine aktuelle Kleidung am liebsten komplett auf, da ich das am übersichtlichsten finde. Teile in Boxen unter dem Bett aufzubewahren, funktioniert gut für nicht-saisonale Kleidung. Ansonsten kannst du gerade nicht genutzte Kleidung auch in durchsichtigen Plastikboxen auf den Kleiderschrank packen. Da kommt man gut ran und es fallen einem nicht dutzende Pullis auf den Kopf, nur weil man den Untersten aus dem Stapel fischen wollte.

**DER NACHTTISCH.** Ein kurzer Blick auf den Nachttisch meines Mannes ergibt: eine sechs Monate alte Eintrittskarte fürs Museum, ein paar Euros, drei noch eingeschweißte Ausgaben seiner Technik-Zeitschrift, fünf Lippenpflegestifte, zwei Uhren und ein Blattbestimmungsbuch des Woodland Trust. Logisch: Wenn man keinen Platz für ein Arbeitszimmer hat, muss man sein Zeug eben irgendwo zwischenlagern. Aber das Schlafzimmer ist meiner Meinung nach nicht dafür geeignet (besser passen Küche oder Flur) und außerdem könnten ca. 50 % der Sachen eh in den Müll.

**SCHÖNHEITSARTIKEL.** Der Großteil meines Make-ups befindet sich im Schlafzimmer (es sei denn, du bist zufällig Beauty-Bloggerin, dann ist dein Make-up im Schlafzimmer, Büro UND im Badezimmer verteilt). Mir gefällt es, wenn alles ordentlich weggeräumt ist und dort steht, wo ich es benutzen will. Für mein tägliches Make-up habe ich einen Mini-Schubladen-Ordner von MUJI. Mein Föhn und alles fürs Styling ist in einer Schublade untergebracht. Das sind scheinbar kleine Details, aber sie sorgen für einen reibungslosen Ablauf meiner morgendlichen Routine.

## Stauräume

Ich überspringe hier mal die F.U.L.L.-Empfehlungen, denn Stauräume sind voll von seltsamen und wunderschönen Dingen. Wende stattdessen die F.U.L.L.-Methode auf alles, was du darin findest, an, recycle oder verschenke, was sich dafür anbietet. Den Rest gibst du weg. Und so bewahrst du die restlichen Schätze auf:

**ORDNUNGSSYSTEM IN GROSSEN STAURÄUMEN.** Wenn du viel Platz hast, sind durchsichtige Kisten GÖTTLICH. Du erkennst den Inhalt, alles ist ordentlich, sie schließen sicher und sind wasserdicht. Außerdem kann man sie stapeln, sie sehen hübsch aus und sind nicht so schwer.

**ORDNUNGSSYSTEM FÜR OFT GENUTZTE GEGENSTÄNDE.** Oft benutzte Sachen bewahrst du ganz vorne im Abstellraum auf oder direkt neben dem Aufgang zum Dachboden, damit du nicht lange herumkramen musst. Wie im Küchenschrank gehören die oft genutzten Sachen unten oder vorne hin, die weniger oft benutzten weiter oben oder hinten.

**SEI EIN STAURAUM-EGOIST.** Wie ein verwöhntes Balg sollst du dich nicht aufführen, aber häng es nicht unbedingt an die große Glocke, wenn du in deiner Wohnung massig Stauraum hast. Sonst verwechseln dich Freunde und Verwandte schnell mit der Schließfachvermietung oder einem kostenlosen Mietcontainer. Mir ist das so passiert! Beim Großreinemachen drei Jahre später gab's ein paar Überraschungen. Die meisten hatten vergessen, was sie bei uns auf dem Dachboden zwischengelagert hatten. Das gab dann eine Großspende! Kurzfristig helfen wir aber nach wie vor gerne aus.

**INSPEKTION ZWEIMAL IM JAHR.** So wie sich Kaffeebecher auf unerklärliche Weise vermehren, vermehren sich auch die Dinge in Abstellkammern. Also unbedingt zweimal im Jahr eine Aufräum- und Entrümpelungsaktion einplanen. So behältst du den Überblick über die verstauten Sachen. Einfach durchschauen, ob du etwas nicht mehr brauchst und weitergeben kannst und ob alles andere sicher und sauber verstaut ist.

Dieses Buch wäre zur Doktorarbeit ausgeartet, wenn ich jeden einzelnen Schritt für jeden Gegenstand in einer Wohnung abgehandelt hätte. Hoffentlich konntest du dir Inspirationen für die Bereiche deiner Wohnung holen, die es am nötigsten haben. Vom Bad bis zur Abstellkammer bin ich jedes Zimmer nach der F.U.L.L.-Methode durchgegangen und habe Lösungen für verschiedene Wohnsituationen aufgezeigt. Aber wie sieht's mit der Krimskrams-Schublade aus oder all dem Kram, der unter die erste »L-Kategorie« fällt: den du liebst und von dem du dich aus sentimentalen Gründen unmöglich trennen kannst? So packst du dieses Problem an …

## Wie ordne ich die Krimskrams-Schublade?

In jedem Haushalt gibt es eine Krimskrams-Schublade. Manchmal findet sie sich im Flur. Manchmal versteckt sie sich im Schlafzimmer. Bei uns war sie schon immer in der Küche. Du kennst das: Die Schublade lässt sich kaum rausziehen, mit viel Fingerspitzengefühl rüttelst du hin und her, weil sich irgendetwas verklemmt hat, und dann fliegt sie mit einem Ruck auf – wusch, kommen dir Schrauben, Tesafilm, Paracetamol-Tabletten, unbenutzte IKEA-Innensechskantschlüssel und der Take-away-Flyer vom Döner-Laden an der Ecke (da hast du das letzte Mal vor vier Jahren bestellt!) entgegen. Deshalb verrate ich hier in vier einfachen Schritten, was du tun musst, damit sie sich problemlos öffnen lässt:

1 Erst mal die F.U.L.L.-Methode auf jeden Gegenstand anwenden – ich schätze, dass allein 80 % des Inhaltes direkt in den Müll kann. Ganz ehrlich, niemand braucht so viele halb abgefackelte Geburtstagskerzen.

2 Krimskrams passt eigentlich nicht in eine Schublade, denn die sind nur schwer zu ordnen. Mache stattdessen Platz in einem Schrank und investiere in stapelbare, durchsichtige Acryl-Schubladensysteme (MUJI stellen richtig schöne her).

3 Teile den Krimskrams in Kategorien ein und verteile ihn auf die kleinen Schubladen. So findest du immer, was du suchst.

4 Wenn du noch einen Schritt weitergehen willst, kauf dir einen Etikettierer (mein Prägegerät ist von Dymo Omega) und beschrifte die wichtigsten Schubladen. Bei uns gibt's zum Beispiel »Medikamente«, »Schreibmaterial« und »Werkzeuge«. Die Krimskrams-Ecke wird der schönste und am besten ausgestattete und gestaltete Bereich deiner Küche sein.

## Und jetzt zu den Dingen, an denen dein Herz hängt

Nur damit's auch die Leute in der hintersten Reihe mitbekommen, schrie ich so laut wie möglich: Wenn du Prinzipien eines minimalistischen Lifestyles übernimmst oder ein strukturiertes Ordnungssystem ausprobierst, heißt das noch lange nicht, dass du Dinge, an denen du hängst, weggeben musst. Zur Sicherheit noch mal: ERINNERUNGSSTÜCKE SIND ABSOLUT IN ORDNUNG! Schnickschnack, Fotos und Vererbtes gehören zu unserer DNS, sie halten Erinnerungen an Vergangenes oder Verstorbene wach. Entweder man ist sentimental veranlagt oder man ist es nicht. Wenn du zu Letzteren gehörst, schön für dich – du hast wahrscheinlich so viel freien Stauraum in deiner Wohnung, dass er dir zu den Ohren herauskommt, und dieses Kapitel ist für dich ein Klacks. Aber wenn du dir gerne alte Fotos anschaust und dir nicht vorstellen könntest, Omas alte Anstecknadel wegzugeben **schluck**, dann qualifiziert dich das nicht weniger zu einem leichten Leben.

Ich bahne mir mit der Geschwindigkeit einer Kettensäge einen Weg durch einen Kleiderschrank voll Klamotten, null Problem – aber wenn's um Erinnerungsstücke geht, werde ich weich wie Butter. Ich liebe nichts mehr, als alte Eintrittskarten, Schnipsel und Fotos durchzusehen, und ich habe jede einzelne Notiz, Karte und jeden Brief, den Mark mir geschrieben hat, aufgehoben. Die Topshop-Kleider, die ich an meinem 18. und 21. Geburtstag und zu meiner Abschlussfeier getragen habe – noch da! Die ganzen ausgedruckten Fotos, die ich an die Wand in meiner Studibude geheftet hatte, weil ich cool und kreativ wirken wollte – noch da! Wenn ich meine Großeltern besuche, blättere ich gern durch ihre Fotoalben. Alte Sachen sind schön! Sie sind nostalgisch! Sie erzählen Geschichten und tragen sie weiter. Deshalb noch mal: Alles, was dir ein Lächeln ins Gesicht zaubert, dich an etwas Schönes oder an jemanden, der dir nahestand, erinnert, solltest du festhalten und nie in die Nähe eines Mülleimers kommen lassen, wo es wie in einem schwarzen Loch für immer verschwinden würde.

Die einzige Regel, die ich dir mitgebe: Wenn du das ganze sentimentale Zeug behalten möchtest, dann erfreue dich daran. Klar kannst du auch eine Art Schrein errichten, aber das wäre schon SELTSAM und würde Gäste und mögliche neue Bekanntschaften eher abschrecken. Aber du kannst die Dinge schön dekorieren und aufstellen, dann freust du dich jeden Tag darüber.

### FOTOS

Bei Fotos ist die Sache einfach. Kaufe ein paar Alben, wähle sorgfältig die Fotos aus, die du als Erinnerung behalten möchtest, und arrangiere sie. Ich mache das gerne. Ich bewaffne mich dann mit Fotoalben von Paperchase und einem Prägegerät und amüsiere mich königlich.

Bei einer wahren Mammut-Session haben wir mal Fotoalben mit unseren Lieblingsfotos angelegt und dafür tagelang jedes einzelne Foto, das wir besitzen, angesehen. Seitdem habe ich mir's zur Aufgabe gemacht, Schnappschüsse aus dem Urlaub oder von einem Ausflug so schnell wie möglich in einem Album zu verewigen. Ich benutze gerne Snapfish, um Fotos schnell ausgedruckt zu bekommen, die sind auch günstig. Am Anfang habe ich etwas gebraucht, um reinzukommen, aber jetzt mach ich regelmäßige Updates und habe nicht viel Arbeit damit. Die superschönen Erinnerungsalben kannst du nach Lust und Laune durchblättern. Und wenn deine zukünftigen Enkelkinder so sind wie ich, werden sie dir dankbar sein.

### SONSTIGES

Fotos sind einfach zu ordnen, aber was ist mit den Sachen, die du anziehen, damit spielen, oder tatsächlich nutzen kannst? Ich denke da an Schmuckstücke, Kleidung, Werkzeuge, Küchengeschirr, Bücher. All die Dinge, die dein Herz erwärmen, die aber – außer du zerrst sie ans Tageslicht – in der Box mit dem unleserlichen Etikett stecken: »Omas Siebensachen und anderer Krimskrams«!? Manche Dinge sind einfach nichts für den täglichen Gebrauch. Meine Topshop-Kleider z.B. sorgen nur noch für Erheiterung, wenn ich versuche mich hineinzupressen. Sie sind dazu bestimmt, ihr Dasein in einer Kiste auf dem Dachboden zu fristen. Ausnahmen gibt's nur, wenn ich ein Glas zu viel getrunken habe und felsenfest davon überzeugt bin, jetzt sei der *perfekte* Moment, sie wieder anzuprobieren, oder falls ich jemals eine Tochter haben sollte (wetten, sie fände die Kleider absolut grässlich und würde sie nicht mal mit einer Kneifzange anfassen?). Beide Szenarien sind zum Bekringeln, und allein deshalb behalte ich die drei Stücke. Genug! Meine Großeltern haben uns zur Hochzeit einen Glaskrug mit passenden Gläsern aus den 60ern Jahren geschenkt. Das Set sieht verdammt cool aus und verdammt zerbrechlich. Aber statt es in Zeitungspapier einzuwickeln und auf dem Dachboden zu lagern, benutzen wir es. Verrückt, ich weiß. Es steht im Küchenschrank und wir trinken Gin, Cocktails oder Sommerpunsch draus. Nach einem kleinen *Malheur* haben wir nur noch fünf Gläser, aber das ist in Ordnung. Sie sind retro und schön, und wenn ich sie benutze, denke ich an meine Großeltern. Sicher würde sie das freuen. Hol also alles aus dem Abstellraum, was du nutzen kannst: säubere, repariere, forme, ändere, schneide zu, was auch immer nötig ist, damit du den Gegenstand im Alltag verwenden kannst.

Manche Dinge sind dazu da, gelesen, durchgeblättert oder einfach nur in der Hand gehalten zu werden. Kann man sie einkleben, besorge dir ein Scrapbook und bastele dir deinen eigenen sentimentalen Bestseller, der Erinnerungen hervorruft, wann immer dir danach ist (Top-Tipp: Ab ins Bücherregal damit, damit du leicht drankommst). Es ist nicht fürs Scrapbook? Dann bewahre es in einer Kiste für Erinnerungsstücke auf. Beschrifte die Box ordentlich (auf allen Seiten), verstaue sie sicher und hebe sie weit entfernt von möglichen Wasserschäden auf. Denk immer dran, was für Schätze drin sind, wenn du deinen Abstellraum betrittst, damit sie sich nicht ungeliebt fühlen.

Kurz auf den Punkt gebracht: Versuch die Dinge, von denen du dich nicht trennen kannst, im Alltag zu benutzen. Freu dich an ihnen, werde manchmal ein bisschen sentimental, vergieße eine Träne, wisch sie weg und geh weiter durch deinen Tag. Behalte, was du liebst, entferne, was du nicht liebst, und forme deine sentimentalen Stücke zu deinem persönlichen Erinnerungsschatz.

## Leicht gesagt

Wenn du dein Leben in den Griff kriegen willst, stehen das Optimieren und Neustrukturieren deines Zuhauses ganz vorne. Das ist nur logisch. Denn für die meisten ist es eine Art Befreiung, sich von Besitztümern zu trennen - wir können freier atmen. Die Wohnung ist aufgeräumter, das Bewusstsein fühlt sich befreit und plötzlich können wir wichtige Entscheidungen treffen. Putzen, Organisieren, Aufräumen, Mahlzeiten planen, sogar die morgendliche Routine: All das lässt sich schneller bewältigen, wenn wir materielles Eigentum reduzieren. Ich kann dir nicht zu jeder Einzelnen deiner Sachen etwas sagen, aber ich hoffe, dass dieses Kapitel dir die F.U.L.L.-Methode nähergebracht hat und du Inspirationen für Aufbewahrungsmöglichkeiten gefunden hast. Hoffentlich fühlt sich deine Wohnung jetzt wie ein Zuhause an (aufgeräumter und ordentlicher), wo du schon beim Heimkommen entspannst und es nicht so viel Mühe macht, sie ordentlich zu halten. Weniger Kram = weniger aufzuräumen. Also, das ist doch Motivation pur!

Ich habe das Thema in diesem Kapitel nur gestreift, aber ich kann nur sehr, sehr empfehlen, Kleidung nach dem Prinzip der Basis-Garderobe zu organisieren. Ich klinge schon wie ein Papagei, der immer dasselbe krächzt (in den letzten vier Jahren habe ich mir auf meinem YouTube-Kanal den Mund darüber fusselig geredet), aber mit der Basis-Garderobe habe ich meine Ausgaben für Kleidung reduziert, ich brauche weniger Zeit, um mir morgens Klamotten rauszusuchen, und die Kosten-Nutzen-Rechnung für die jeweiligen Kleidungsstücke (Kosten dividiert durch Häufigkeit des Tragens) habe ich auch optimiert. Yay! Geld UND Zeit gespart! Muss ich mehr sagen? Vor dir liegt ein ganzes Kapitel, um dich zu überzeugen und in die Knie zu zwingen …

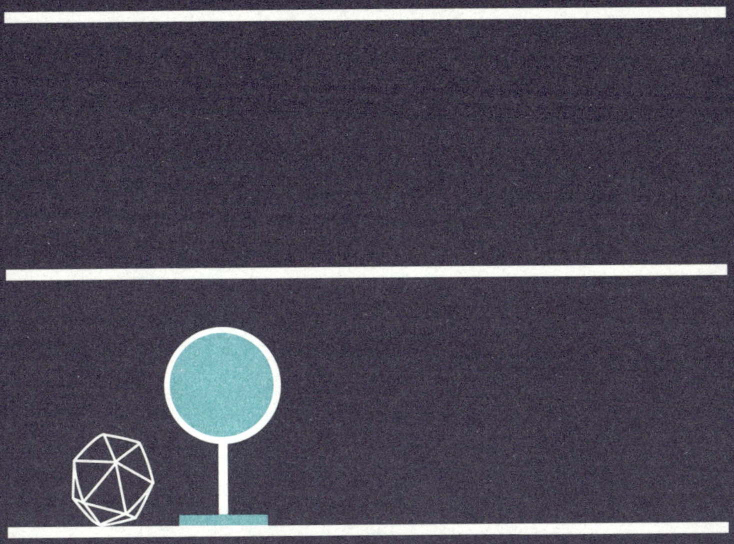

# Wie komme ich zu einer Basis-Garderobe

Optimiere den Inhalt deiner Graderobe, sodass du eine qualitativ hochwertige, saisonale Basisausstattung hast - eine Capsule -, die dir morgens nicht nur Zeit spart, sondern auch deine Ausgaben reduzieren wird.

Auf die Frage: »Wo kann bei dir zu Hause am ehesten optimiert werden?«, schätze ich mal, dass ca. 80% ihren aus allen Nähten platzenden Kleiderschrank nennen würden. Und darum kriegt der bei mir auch ein ganzes Kapitel! Seit ich vor vier Jahren die Philosophie der Basis-Garderobe für mich entdeckt habe, hat sich mein Leben weit mehr als nur bei der Kleidung verändert. Ich kaufe inzwischen in allen Produktbereichen bewusster ein. Ich verschwende nicht mal mehr halb so viel Zeit beim Onlineshoppen und lerne auch nicht mehr die gesamte Produktpalette von ASOS auswendig. Ich tätige nur noch selten Impulskäufe (*Hey – ich bin auch nur ein Mensch!*) und ich kann inzwischen qualitativ hochwertige Kleidungsstücke herauspicken, die ich auch noch in zehn Jahren anziehen kann und die ihr Geld wert sind. Noch wichtiger, ich spare Geld und bringe meine Kleidung in meinem kleinen Kleiderschrank vernünftig unter. So kann ich auf einen Blick meine ganze Garderobe überfliegen und muss nicht morgens schon einen Lady-Gaga-mäßigen fünfmaligen Kostümwechsel hinlegen. Klingt wie ein unbedeutendes Detail, aber der Effekt wirkt sich signifikant auf die Finanzen aus und man spart Zeit.

Du kämpfst schon morgens mit dem Kleiderschrank, um das Kleid vom Kleiderbügel zu befreien? Deine Trägertop-Schublade ähnelt einer Schlangengrube? Dann erschreckt der Name Basis-Garderobe dich wahrscheinlich eher. Die Idee der Basis- oder Capsule-Garderobe geistert schon seit *Jahren* durch die Gegend. Keine Modezeitschrift, deren Chefredaktion nicht immer wieder die »zehn wichtigsten Kleidungsstücke und Accessoires« hervorkramen würde, um z.B. den ultimativen Pariser Chic zu kopieren (nur logisch, dass ich die Info immer wieder gierig inhaliere! SPANNUNG!). Gibt man den Begriff in YouTube ein, finden sich mehr als 200.000 Videos zum Thema und – Überraschung – nicht wenige sind von meiner Wenigkeit. Forscht man weiter auf Pinterest, stolpert man über Unmengen an Bildern von schicken Kleidern, die millimetergenau nebeneinander auf einer Kleiderstange arrangiert sind. Das Ganze wirkt oft künstlich-gewollt und leicht steril, wie aus einer Architektur-Zeitschrift – nicht sehr einladend. Nimm dir trotzdem kurz Zeit – und schau nach, ob du auf eine der folgenden Fragen mit »Ja« antwortest:

- Findest du morgens nichts zum Anziehen, weil dein Kleiderschrank so voll ist?
- Stresst es dich, aus dieser Menge eine Auswahl treffen zu müssen?
- Kommt es vor, dass dir ein Kleidungsstück, das du nur einige Male anhattest, plötzlich nicht mehr gefällt oder du es vergisst?
- Verbringst du mehr Zeit, als du zugeben möchtest, damit, die »Neuheiten«-Rubrik in deinen Lieblings-Onlineshops zu durchforsten?

Falls du eine dieser Fragen mit Ja beantwortet hast, denk über eine Basis-Garderobe nach. Ich verrate dir ein kleines Geheimnis: So schwer ist das gar nicht. Jeder kann die Kunst der optimierten Garderobe meistern, ob man nun mit 10 oder 100 Paar Schuhen anfängt. Es gibt verschiedene Ansätze, – ich habe für mich über die Jahre eine Technik perfektioniert, die nicht restriktiv ist und alle Vorteile einer Basis-Garderobe nutzt. So kannst du mit viel Spaß an der Sache deinen eigenen Stil entdecken. Es geht nicht um das Aufstellen von Regeln, oder darum, nur eine bestimmte Anzahl von Kleidungsstücken zu besitzen, sondern darum herauszufinden, was zu deiner Persönlichkeit passt, und dabei auch noch Zeit und Geld zu sparen – und wer will das nicht?

Die Idee ist ganz einfach. Mit jedem Jahreszeiten- und damit Saison-Wechsel wird die Garderobe neu gemischt und neu bewertet. Sobald sich das Wetter ändert, ist es an der Zeit:

- Räume deinen Kleiderschrank aus.
- Hänge Stücke, die noch zu tragen sind, wieder auf Bügel.
- Pack die Kleider, die für die Jahreszeit unpassend sind, weg.

- Hole die Kleider, die die letzten Wochen und Monate in einer Kiste eingelagert waren, für die kommende Saison heraus.

Wenn du das leichte Leben reinlässt und optimierst, hast du bald einen gut sortierten Mix aus Basics und immer wieder frische Kleidung für Frühling, Sommer, Herbst und Winter zur Verfügung. Dir sind die Sommerkleider nicht im Weg, wenn du im Winter nach dem Parka suchst. Stattdessen warten deine kniefreien Teile im Rollcontainer unterm Bett auf den ersten Sonnenstrahl des Frühlings, während die voluminösen Winterjacken, die selbst Liam Gallagher Respekt abtrotzen, ihre Vorherrschaft im Kleiderschrank behaupten.

Das Zusammenstellen einer rein saisonalen Basis-Garderobe hat den Vorteil, dass du nur die passende Kleidung für die nächsten drei Monate im Schrank vor dir hast; das macht die Auswahl und das Ordnen viel einfacher. Durch die begrenzte Anzahl fällt die Entscheidung nicht so schwer. Denn das kennt jeder: Dich stresst die schiere Masse, es gibt einfach zu viel Auswahl, und wenn du dich endlich zu etwas durchgerungen hast, fühlt es sich falsch an, denn es gab zu viele Optionen. Eine Basis-Garderobe hilft, zusammen mit dem – dank des vorhergehenden Kapitels – neu optimierten Zuhause, die Knoten im Kopf zu lösen.

Die Kleider der vergangenen Saison aufzutragen oder sinnvoll wiederzuverwerten, fällt keiner von uns leicht. Unsere Gehirne funktionieren wie die einer Elster; wir erliegen der Versuchung neuer, glänzender Dinge. Den inzwischen drei Jahre alten Winterpulli weiter anzuziehen, klingt nicht so verlockend, wenn gerade der zart-flauschige Pullover vorbeischwebt, der bei Topshop aushängt – eine Szene wie aus einem rührseligen Liebesfilm. Das ist uns allen schon passiert. Aber das Konzept einer Garderobe, die sich nach der jeweiligen Jahreszeit richtet, gibt dir die Möglichkeit, mehrmals im Jahr deinen Bestand durchzusehen, alles, was dringend ersetzt werden muss, zu ersetzen und dir jeweils ein paar stylische Teile dazuzukaufen. Auf diese Art machst du viermal im Jahr Inventur, und das ist aufregender, als es sich anhört! Nie wieder ein neuer Winterschal, weil du den vom Vorjahr komplett aus dem Hirn getilgt hattest – *und den vom Jahr davor*. Für Anlässe wie z.B. Hochzeiten oder Feiern genügt eine kleine, erlesene Auswahl an Stücken, die mit Accessoires kombiniert und aufgehübscht werden. Kein Grund mehr, am Abend vor dem Fest schnell noch 15 Kleider bei ASOS zu bestellen! Mit einer Handvoll clever durchdachter Anschaffungen holst du das Beste aus deiner Garderobe heraus und verhilfst den alten Klamotten zu neuem Glanz.

Das Beste an einer Basis-Garderobe – ganz im Sinne des leichten Lebens –, ist, dass sie wieder eine Baustelle weniger in Sachen Prokrastination bedeutet. Klar ist die Versuchung, Videos von schnuckeligen Katzen zu gucken, weiter groß, und ich kann mir den Blick auf den »Die Sachen kennst du, wenn du ein Kind der 90er bist«-Artikel nicht verkneifen – ein Ding der Unmöglichkeit! Aber stundenlang online nach den neuesten Klamotten schauen, gehört der Vergangenheit an. Ich habe mal die Stunden zusammengerechnet, die ich stöbernd in meinen Lieblings-Shops online verbracht habe, und das war – abgesehen davon, dass ich mit den Summen der imaginären Warenkörbe hätte ein Haus anbezahlen können – erschreckend. In der Zeit hätte ich locker eine Fremdsprache lernen können! Oder stricken! Nur so viel: Wenn du ein Lieblingsmodel auf der ASOS-Webseite hast, dann sollte dir klar werden, dass sich etwas ändern muss.

## Wie stelle ich eine Basis-Garderobe zusammen?

In all den Jahren, in denen ich mich mit dem Prinzip der Basis-Garderobe auseinandergesetzt habe, habe ich so ziemlich jedes Szenario durchgespielt. Ich hatte nur die allernotwendigsten Stücke in meinem Schrank, ich habe Impulskäufe getätigt (allerdings weniger, als wenn ich mich nicht gerade im Experimentiermodus befunden hätte), ich habe Kleider gekauft, die fünf Jahre später noch zu meinen absoluten Standards gehören, und ich habe schlecht investiert und katastrophale Entscheidungen getroffen (die Yves-Saint-Laurent-Sandalen, in denen ich mir die Füße so wund gelaufen habe, dass ich tagelang keine Schuhe mehr tragen konnte, waren der absolute Tiefpunkt!).

Ich behaupte nicht, dass du von heute auf morgen in den Besitz der perfekt zusammengestellten Garderobe kommst, wenn du deine jetzige Kleidersituation durchgesehen, überarbeitet und die Idee der Basis-Garderobe angewendet hast. Der ganze Prozess braucht seine Zeit. Aber nach ein paar Jahren nennst du wirklich etwas ganz Spezielles dein Eigen und hast zu einem eigenen Stil gefunden. Du hast deine Basics zusammengestellt und weißt intuitiv, ob ein Kleidungsstück den Kauf wert ist und zu dir passt oder nicht. Du weißt, wie viele Kleider du benötigst, um genug Kombinationsmöglichkeiten zur Verfügung zu haben, aber eben nicht ausufernd viele.

Bist du bereit? Dann mal los!

## SCHRITT 1: ALLES RAUSRÄUMEN

Ich stehe auf die »Alles muss raus«-Methode, wenn es ums Aufräumen geht. All die Besitztümer aus einer Kategorie aufgetürmt auf einem Haufen zu sehen, animiert dazu, das Ganze leicht zu reduzieren. Und wenn du erst mal dabei bist, musst du es auch durchziehen; du willst schließlich nicht den Rest der Woche knietief durch deinen Klamottenbestand waten, nur um aus dem Schlafzimmer rauszukommen.

1. Lege den gesamten Inhalt des Kleiderschrankes auf eine freie Fläche, wo man übersichtlich sortieren kann.
2. Die Kleidung sollte gewaschen sein und ca. 95 % deiner Kleider und Schuhe sollten sich auf einem Haufen befinden.
3. Ignoriere andere Kleidergruppen - Accessoires, Schlafanzüge, Sportbekleidung etc. - zunächst, damit es nicht zu schwierig und unübersichtlich wird.
4. Nutze die Gelegenheit, den Kleiderschrank und die Schubladen gründlich zu reinigen.

## SCHRITT 2: IN STAPEL SORTIEREN

Stressig wird's, wenn du den riesigen Klamottenberg länger als unbedingt nötig anstarrst – also LASS ES! – nicht ausruhen, sondern weitermachen.

1. Sieh alles durch und sortiere auf Stapel:
   - Einen für all das, was du im vergangenen Jahr überhaupt nicht getragen hast, das du gerne weiterschenkst oder spendest (ich verlängere die Frist manchmal auf

18 Monate, denn ein paar Stücke trage ich nur beim Strandurlaub oder wenn's bei uns auf der Insel doch mal heiß wird).

- Einen für die Sachen, die gewaschen, ausgebessert oder geändert werden müssen.
- Einen für absolute Lieblingsstücke, die du fast täglich trägst, die super passen und genau deinem Stil entsprechen.

2 Arbeite den Klamottenberg durch, und wenn dir die Entscheidung bei der einen oder anderen Sache schwerfällt, dann probiere den »Aus den Augen, aus dem Sinn«-Trick: Pack die Stücke in eine Tüte und versteck sie irgendwo in deiner Wohnung. Stell dir eine Erinnerung für ein paar Monate später ein; wenn sie dir immer noch wichtig sind, behalte sie, wenn du sie nicht vermisst hast, dann sind sie in einem neuen Zuhause besser aufgehoben.

## SCHRITT 3: ORDNE NACH JAHRESZEITEN – SAISONALISIERE!

Das Wort habe ich gerade erfunden, aber du weißt schon, was ich meine.

1 Die Kleider, die du oft trägst und behalten willst, werden auf zwei Stapel verteilt:

- Auf den einen gehören Kleider, die für die aktuelle Jahreszeit ungeeignet sind und deshalb verstaut werden können.

- Auf den anderen kommen die Stücke, die du derzeit anziehst. TA-DAH – und schon hast du deine Basis-Garderobe fertig!

2 Leg die Kleider, die nicht zur Jahreszeit passen, zusammen und verstaue sie; hänge die aktuellen auf. Später folgen noch ein paar praktische Tipps zur effizientesten und coolsten Art der Ordnung und Aufbewahrung.

## SCHRITT 4: LASS DIR ZEIT

Deine Basis-Garderobe ist endlich am Start. Sie hängt im Schrank und du fühlst dich GROSSARTIG. Die Auswahl ist kleiner und du hast deine Klauen tatsächlich für über ganze 24 Stunden von ZARA-Produkten gelassen. Gut gemacht! Jetzt bloß nicht in alte Verhaltensmuster zurückfallen und dich mit einer Runde Online-Shopping belohnen! Gönne dir lieber eine wohlverdiente Pause.

1 Verbringe zwei bis vier Wochen damit, deine Basis-Garderobe auszutesten und kennenzulernen: Wovon brauchst du mehr oder vielleicht weniger, und fehlt etwas Entscheidendes?

2 Sobald dir was auffällt, schreib's auf und lege Listen mit Dingen, die du anschaffen möchtest, an (ganz egal, ob auf einem Block, im Notizbuch, Bullet Journal oder in Excel). Darauf kannst du beim nächsten Einkauf zurückgreifen. Ich geh nur noch einkaufen, wenn ich gezielt was zur Ergänzung meiner Garderobe brauche. Von Zeit zu Zeit aufzustocken ist cool (ich kaufe normal am Anfang einer Saison ein und verkneife es mir dann für die restliche Zeit), aber bleib vernünftig.

## SCHRITT 5: ZEIT FÜR VERÄNDERUNG

Mir gefällt an der Basis-Garderobe am allerbesten, dass sie eine Art Kreislauf darstellt. Deine Begeisterung für die derzeitigen Klamotten schwindet gerade, da ist schon wieder ein Wechsel fällig: Alte Lieblingsstücke kommen zum Zug, ein paar neue gibt's als Ergänzung dazu, und schwups, bist du wieder für die nächsten zwölf Wochen ausgestattet – und die vergehen wie im Flug. Gerade wenn's anfängt langweilig zu werden und du deine Auswahl *so satt* hast, kannst du quasi in deinem eigenen Fundus »shoppen« und neue Variationen erstellen – total spannend.

Die genaue Einteilung deiner Basis-Garderobe nach Jahreszeiten richtet sich natürlich nach Land und Klima. Als Beispiel zeige ich trotzdem meine Aufteilung (weiter unten). Teste die Basis-Garderobe am besten in dreimonatigen Zyklen, das heißt, du befolgst die folgenden Schritte viermal im Jahr.

- Nimm dir am ersten Wochenende der neuen Saison Zeit; trage dir den Termin im Kalender ein.
- An dem Tag räumst du deinen Schrank komplett aus, befolgst wieder Schritt 2 und bildest drei Kategorien (unbedingt behalten/reinigen, waschen, reparieren, ändern/kann weg). Sortiere die Kleidungsstücke, die du auf jeden Fall behalten willst, und hänge die jahreszeitlich aktuellen ordentlich in den Schrank. Alles andere wandert in Aufbewahrungsboxen. Sieh die eingelagerte Kleidung durch und hol all jene Sachen raus, die nun zur Jahreszeit passen.

## MEIN ZEITPLAN FÜR DIE BASIS-GARDEROBE

Manche Jahreszeiten verführen mich eher dazu, Kleider kaufen zu wollen, als andere. Sommer- und Winteranfang bringen den größten Temperaturunterschied mit sich und deshalb fällt der Wechsel am dramatischsten aus, während ich im Frühling und Herbst auch mal eine Jahreszeit klamottentechnisch überspringen kann. Die Basis-Garderobe ist flexibel, und du kannst sie perfekt auf deine Bedürfnisse abstimmen. Du willst unbedingt den neuen Mantel, mitten in der Saison? Null problemo.

**BASIS-GARDEROBE FRÜHLING:**
März, April & Mai - kleinere Updates

**BASIS-GARDEROBE SOMMER:**
Juni, Juli & August - größere Updates

**BASIS-GARDEROBE HERBST:**
September, Oktober & November - kleinere Updates

**BASIS-GARDEROBE WINTER:**
Dezember, Januar & Februar - größere Updates

## WOHIN MIT DEN ANDEREN SACHEN?

Okay, dein Kleiderschrank sieht jetzt ordentlich aus. Aber was passiert mit den ganzen anderen Sachen, die man noch so braucht? Hier sind meine Vorschläge …

### ACCESSOIRES

Hier geht's um Handtaschen, Hüte, Mützen, Gürtel und Schmuck. Ganz klar eins meiner Lieblingsthemen – ich liebe Handtaschen! Allerdings kann man da schnell den Überblick verlieren. Mit den richtigen Accessoires peppst du ein Outfit mit weißem T-Shirt und Jeans zu etwas Spektakulärem auf. Und wie viele du trägst, liegt ganz bei dir und richtet sich danach, wie geschmückt und bestückt du gerne bist. Schau nach, was du in den letzten zwölf Monaten nicht getragen hast, und sortiere dann aus. Alles andere bleibt und peppt deine Garderobe auf. Ich habe verschiedene Creolen-Ohrringe, einen schwarzen Gürtel, einen großen Strohhut für den Sommer und einen Strick-Beanie für den Winter, außerdem ungefähr acht Taschen für alle Gelegenheiten, von der großen Reisetasche bis hin zur Clutch von Chanel, die ich wahrscheinlich mit ins Grab nehmen werde, – das reicht mir an Accessoires.

## UNTERWÄSCHE

Wahrscheinlich bin ich nicht so geeignet, um für diese spezielle Rubrik Ratschläge abzusondern, denn mein Lieblings-BH ist schon leicht ausgefranst vom vielen Tragen. Aber vor kurzem habe ich alle alten und kaputten Socken aussortiert und mir neue gekauft! ERFOLG! Die Schublade mit Unterwäsche auszuräumen und jedes Stück durchzusehen, dauert zum Glück nicht lange. Weg mit BHs, die auseinanderfallen oder nicht mehr passen. Ja, schon klar, das sollte auch für mich gelten. Vielleicht das nächste Mal? Slips, die zwicken, nicht richtig sitzen oder einfach in die Jahre gekommen sind? Yup, weg damit. Löchrige Socken? Und TSCHÜSS! Was du ersetzen musst, kommt direkt auf die Einkaufsliste, und bei der nächsten Gelegenheit (oder wenn's ins Budget passt) schlägst du zu.

## SCHLAFANZÜGE UND LOUNGEWEAR

MEINE LIEBLINGSRUBRIK! Noch bevor ich von zu Hause aus gearbeitet habe und rund um die Uhr Schlafanzüge tragen durfte (tut mir echt leid, Paketbote!), hatte ich bereits ein Faible für bequeme Kleidung. Falls du jemals unangekündigt bei mir auftauchst, kannst du drauf wetten, dass ich ein T-Shirt anhabe, das so aussieht, als hätte ich es meinem Mann geklaut (OVERSIZE ist in!), und Trainingshosen, die ich oben zuschnüren muss, damit sie nicht runterrutschen. Hier gilt wie für Unterwäsche: Was fast auseinanderfällt, nicht mehr passt oder nicht mehr getragen wird, fliegt raus. Da sammelt sich etliches, dabei braucht man insgesamt nur vier Sets – zwei für die kühleren Monate, wie Langarm- oder Kurzarm-T-Shirts und lange Hosen, und zwei Trägertops und Shorts, die eigentlich für die Sommermonate sind, sich aber auch mit den langen Sachen kombinieren lassen.

## SPORTSACHEN

Ich habe lange geglaubt, dass ich für Sportsachen nicht viel Geld ausgeben muss. Jetzt denke ich anders. Natürlich brauchst du keinen dreistelligen Betrag für Leggings rauszuhauen, aber es lohnt sich, beim Kauf drauf zu achten, dass sie nicht zwicken, rutschen oder komplett durchsichtig sind. Sichte deine Sportsachen und sortiere alles aus, was nicht mehr gut genug ist: Was abgetragen oder kaputt ist, Löcher hat und nicht mehr zu reparieren ist, zu groß, zu klein, unpraktisch oder unangenehm zu tragen ist, kann weg – die Sachen aus den beiden letzten Rubriken kannst du spenden! Setz das, was fehlt, auf die Einkaufsliste. Überschlage, wie oft du in der Woche trainieren gehst, und zähle zu den benötigten Outfits noch ein, zwei dazu, damit du nie ohne frische Sportsachen dastehst. Ich peile viermal die Woche Sport an, also brauche ich fünf Sport-BHs, fünf Leggings und fünf Tops. Dazu noch zwei Paar Turnschuhe – Laufschuhe (falls das dein Ding ist!) und Hallenschuhe – und du bist komplett ausgestattet. Sportbekleidung trocknet nach dem Waschen ziemlich schnell, also brauchst du nicht die gesamte Nike-Kollektion (SCHADE, ich weiß).

### KLEIDUNG FÜR FESTLICHE ANLÄSSE

Hier wird's etwas schwieriger, vor allem, wenn alle deine Freundinnen heiraten wollen und du jedes zweite Wochenende auf eine Hochzeit eingeladen bist, oder die fünfte teure Junggesellinnen-Abschiedsfeier (400 Euro? Im Ernst jetzt?) in diesem Jahr ansteht. Am besten eignen sich kombinierbare Stücke. Finde dabei deinen Stil! Trägst du gerne Kostüme oder einen Hosenanzug? Bist du eher der Jumpsuit-Typ? Oder ist ein Cocktailkleid dein Ding? Vielleicht kombinierst du am liebsten alle drei? Ich fühle mich in einem Jumpsuit am wohlsten und habe deshalb vier davon im Schrank hängen, neben einem leichten Sommerkleid für heiße Tage. Eine einfarbige und eine gemusterte Clutch (mit Leopardenmuster, logisch!) sowie drei Paar Schuhe mit hohen Absätzen – in den Farbtönen nude, schwarz und gemustert (auch hier: Leopardenprint!), geben mir genug Kombinationsmöglichkeiten, damit es nicht langweilig wird.

## Wie bewahre ich Kleidung am besten auf?

Deine Garderobe gefällt dir hoffentlich inzwischen, jetzt kommt's auf die Präsentation an. Hängst du immer noch der »Mein-Fußboden-ist mein-Kleiderschrank«-Fraktion an? Dann fällt die tägliche Kleiderwahl manchmal endlos schwer, selbst wenn's weniger geworden ist. Natürlich ist der Platz oft begrenzt und nicht optimal, aber ich habe eine Technik entwickelt, die das sinnvolle Aufbewahren von Kleidung auch in der kleinsten Unterkunft ermöglicht; gib den Traum vom begehbaren Kleiderschrank trotzdem nie auf. Irgendwann ist es soweit!

### DIE AKTUELLE JAHRESZEIT

Was deine aktuelle Basis-Garderobe betrifft: Häng so viele Kleidungsstücke wie möglich auf. So sind die Sachen nach der Wäsche schnell weggeräumt und du hast auf einen Blick den Überblick über deine aktuelle

Klamottensituation. Du besitzt von irgendetwas eine größere Anzahl, z.B. T-Shirts oder Jeans? Falte oder rolle sie zusammen und stapele sie in einer Schublade oder im Regal, damit mehr Platz zum Aufhängen bleibt. Ich lege Sachen so zusammen, dass sie ein kleines Rechteck bilden. Dann sind sie stapelbar und ich erkenne alles – wie Bücher, die man am Buchrücken erkennt. Wo wir schon beim Zusammenlegen sind: Stricksachen hebt man am besten zusammengefaltet auf, dann gehen sie nicht aus der Form oder verziehen sich. In meiner IKEA-Schrankwand bewahre ich zusammengelegte Stricksachen und T-Shirts im obersten Regal auf, alles andere hängt auf Bügeln, darunter kommen die Schuhe (nicht ideal, aber ich putze die Schuhe, bevor ich sie in den Schrank stelle). Dann habe ich zwei Schubladen: eine für Unterwäsche und Schlafanzüge und eine für Sportsachen. Alle Stücke sind für den täglichen Gebrauch, aber manchmal kann es sinnvoll sein, Arbeitsklamotten und Freizeitkleidung im Kleiderschrank räumlich zu trennen.

## AUSSERHALB DER SAISON

Was in der aktuellen Jahreszeit nicht benötigt wird, wandert am besten in einen Container unters Bett. So kommt man schnell dran, wenn das Wetter verrückt spielt und du unbedingt das Spaghetti-Top brauchst, obwohl es erst März ist, oder wenn du bei überraschendem Kälteeinbruch den dicken, warmen Mantel rauskramen musst. Die Stücke sollten alle frisch gewaschen oder chemisch gereinigt und in gutem Zustand sein. Wenn ein Container nicht unters Bett passt, schau dich nach Alternativen um.

Zum Beispiel platzsparende Vakuumtaschen, die sind nicht teuer, und es macht Laune, wenn du die Sachen super flach unter oder zur Not auch hinter ein Möbelstück schieben kannst. Oder du nutzt freie Räume, wie z.B. in Koffern. Für das, was ich im Moment nicht anziehen kann, habe ich zwei Bettkastenschubladen – eine für Schuhe (und Papierkrams, echt komisch) und eine für die restlichen Klamotten. Im Sommer bringe ich die Wintersachen, die alle etwas voluminöser sind – den Parka mit (falschem) Pelzfutter unters Bett zu bugsieren, kann schnell zum Krafttraining ausarten – in meinem Reisekoffer unter. Manchmal erlebe ich eine echte Überraschung, wenn ich in Urlaub fahre. *Ahh, meine geliebten Ugg-Stiefel, die ich öfter trage, als ich zugeben möchte!*

## Problemlösungen für die Basis-Garderobe

Wenn's um Basis-Garderoben geht, schwirren ein paar merkwürdige Vorstellungen durch den Raum. Die stell ich jetzt mal auf den Kopf und liefere Lösungen.

### ES IST UNGLAUBLICH TEUER.

Das Budget bleibt dir überlassen. Wenn eine neue Jahreszeit vor der Tür steht und dir nicht der Sinn nach neuen Anschaffungen steht oder dir schlicht das Geld dafür fehlt – null Problemo! Sei kreativ mit dem, was du hast – das entspricht ganz dem Gedanken, der hinter der Basis-Garderobe steckt.

### DU HAST KEINEN PLATZ.

Eine Basis-Garderobe soll Freiraum im Kleiderschrank schaffen. Wenn du die nicht aktuellen Sachen nicht wegpacken kannst, teile deinen Schrank auf, sodass du immer nur eine Seite benutzt.

### ES IST ZEITAUFWENDIG.

Ja, stimmt, es nimmt Zeit in Anspruch. Leugnen ist zwecklos – das Durchsehen, Optimieren und Überdenken der Garderobe kann Stunden dauern. Aber dafür ersparst du dir stunden- und tagelanges Rumscrollen im Internet. Ich stocke meine Kleidung gerne am Anfang einer neuen Saison auf und kaufe danach fast nichts dazu; auf meinen Lieblingsseiten treibe ich mich erst gar nicht rum. Das tägliche Klamotten-Surfen fällt flach! So sparst du am Ende Geld, und morgens geht auch das Zusammenstellen des Outfits flotter. Nie wieder dem Bus hinterher rennen, weil du dein gelbes Top nicht finden konntest und zu spät dran bist! Hat was!

## Wie halte ich meine Basis-Garderobe aktuell?

Mit dem guten alten Sprichwort »Qualität vor Quantität« rechtfertigen wir regelmäßig den Kauf einer reifen Avocado statt der preiswerteren Viererpackung, die nach Wochen noch steinhart ist. Ich finde ja, dass das Prinzip nirgends besser zum Tragen kommt als beim Kleiderkauf. Du kannst dich sicher an die Zeit erinnern, als dein Aushilfsjobgehalt gerade mal für einen Einkaufsbummel und eine Pizza ausreichte? Die billigen Sandalen hier, da ein brauner Volantrock im Boho-Stil, der weniger kostete, als ich pro Stunde bezahlt bekam (2008 habe ich verzweifelt versucht, den Stil von Nicole Richie zu kopieren). Die Drei-Euro-Sandalen hielten einen Sommer, dann hatten sie sich aufgelöst, die Nähte waren aufgeplatzt und in den Sohlen waren Löcher. Mag sein, dass es an meinem forschen Schritt lag, aber seitdem versuche ich Kleidung zu kaufen, die einige Jahre hält – ich habe mir das »Qualität statt Quantität«-Mantra bei jeder Kaufentscheidung zu eigen gemacht.

Idealerweise würdest du ein Kleidungsstück kaufen, und nach 25 Jahren wäre es noch perfekt in Schuss. Und wenn dich wieder jemand fragt, woher du es hast, würdest du selbstzufrieden lächeln. Schöne Vorstellung – leider ist das nicht der Normalfall, gerade nicht bei Sachen, die wir täglich tragen.

Ich achte auf einen ausgewogenen Mix aus teuren Markenklamotten und preiswerteren Varianten, die man dann nach und nach ersetzen muss …

| **GIB HIER RUHIG WAS AUS:** | **SPARE HIER:** |
|---|---|
| Jacken, Mäntel und jede Form der Überkleidung | Baumwoll-T-Shirts |
| Stricksachen (besonders Kaschmir und Wolle) | Jeans |
| Stiefel und Lederschuhe | Sommerschuhe (Sandalen & Espadrilles) |
| Blazer und Hosenanzüge | weiße Oberteile (Schmutz- und Schweißflecken sind nur schwer zu entfernen) |
| Basics, die du zu jeder Jahreszeit trägst, und solche, die du jedes Jahr zur richtigen Saison wieder hervorholst | Stücke, die angesagt sind, und solche, die du nicht so oft anziehst |

Um festzustellen, welche Kleider in welche Kategorie gehören, musst du herausfinden, welche Essentials in deiner Basis-Garderobe noch fehlen, und auch deine meistgetragenen Kleider immer wieder Up-to-date bringen. Dann fällt die Entscheidung, worin du als Nächstes investieren musst, leicht. Ich habe dafür eine Seite in meinem Bullet Journal, auf der ich das alles notiere. Als Beispiel zeige ich hier mal eine Liste, die ich im Sommer 2017 erstellt habe:

## BASIS-GARDEROBE SOMMER 2017

### DIE MEISTGETRAGENEN KLEIDUNGSSTÜCKE

- Lederloafer von Gucci
- Batik-Seidenbluse von Equipment
- Rattankorbtasche
- einfarbige T-Shirts
- ausgewaschene helle Jeans von Topshop

### WAS NOCH FEHLT:

- Ledersandalen
- Shorts, Röcke und Sommerkleider
- Trägerhemdchen, die richtig passen und bei denen nicht alle zwei Sekunden die Brust raushüpft

Du hast herausgefunden, was dir noch fehlt, und möchtest sicher gehen, dass du auch das Richtige einkaufst? Dann stellst du dir sicher die Frage, was genau Qualität in Bezug auf Kleidung bedeutet. Sie hat nicht immer etwas mit dem Preis zu tun, was man erwarten würde. Folgende Faktoren solltest du in deine Kaufentscheidung (oder ob du etwas behalten wirst) einbeziehen:

### HALTBARKEIT

Wir wollen Kleidungsstücke, die sich gut waschen lassen und lange halten. Das Teil muss unbedingt gut verarbeitet sein, darf nicht ausreißen oder sich auflösen. Weiter unten erkläre ich, wie man Qualität und Haltbarkeit prüft.

### KOMFORT

Kleidung sollte praktisch sein, keine von uns will Klamotten tragen, an denen man den ganzen Tag herumzupfen muss oder in denen wir uns nicht hundertprozentig wohl fühlen. Die Nähte sollten schön glatt sein und Hosenbünde, Schnitte und Bündchen sollten nicht zwicken oder einschneiden.

### PASSFORM

Wenn du schon viel Geld für ein hochwertiges Kleidungsstück ausgibst, dann sollte man die Qualität auch sehen. Die Stücke sollten wie angegossen sitzen und jede Bewegung deines Körpers mitmachen.

Lass dir Zeit. Grabsch nicht irgendwas von der Stange, wirf es fünf Sekunden in einer überhitzten Umkleidekabine über und marschier zur Kasse: Bring lieber Zeit mit und denke darüber nach, was du kaufen willst. Dasselbe gilt für jeden Online-Einkauf: Nimm dir Zeit, um zu überprüfen, ob das Kleidungsstück haltbar, komfortabel und in der richtigen Größe ist, kombiniere es im Kopf mit den anderen Stücken aus deiner Garderobe, um zu sehen, wie vielseitig es ist. Wenn es diese Kategorien nicht zufriedenstellend erfüllt, dann lass die Finger davon.

## Qualitätsprüfung

Du musst dir deine Einkäufe einzeln vorknöpfen und deine eigenen Qualitätskontrollen durchführen. Ladies, zieht eure Trenchcoats über und holt eure Lupen raus! Natürlich führen wir die klassischen »Anprobe-Tests«

durch: hinsetzen, vorbeugen, Arme nach oben strecken, Macarena tanzen – um die Qualität zu prüfen, müssen wir das Teil aber auch mikroskopisch genau in Augenschein nehmen. Auf welche Punkte solltest du achten? Hier ist eine Mini-Checkliste für den nächsten Shopping-Trip.

## 1: SIEH DIR DEN STOFF GENAU AN

Drehe das Kleidungsstück auf links und suche den Waschzettel mit der genauen Stoffzusammensetzung.

### LEINEN

Ein hoher Leinenanteil verspricht eine hohe Qualität, da die Stoffverarbeitung gut ausfällt. Der Leinenstoff sollte sich nicht rau anfühlen. Denk dran, dass Leinen schnell knittert. Das sollte dich nicht stören. Knülle den Stoff in der Hand zusammen, um festzustellen, wie stark dieser spezielle Leinenstoff knittert. Gibt es schon tiefe Falten, ist Vorsicht geboten – sie könnten durch falsches Zusammenlegen oder Aufhängen entstanden sein und lassen sich oft nicht mehr ausbügeln.

### BAUMWOLLE

Baumwollkleidung kann man ruhig in den etwas preiswerteren Läden kaufen, da Baumwolle in der Herstellung ziemlich billig ist. Hochwertige Baumwolle wird aus langen Baumwollfasern hergestellt und sollte sich weich anfühlen, nicht fusseln und im Gegenlicht auch nicht durchsichtig sein, selbst wenn der Stoff einen transparenten Eindruck macht. Baumwolle ist perfekt für Sommerkleidung, denn sie ist luftdurchlässig und pflegeleicht.

### SEIDE

Seide sollte sich zartweich anfühlen, und wenn man den Stoff zwischen den Fingerspitzen reibt, solltest du die entstehende Wärme spüren können. Die Oberflächenfarbe des Stoffes sollte im Tageslicht schimmernd glänzen; bei qualitativ minderwertiger Seide kommt es nur zu einer weißen Reflexion.

### WOLLE

Wolle ist ein bisschen schwieriger, da es so viele verschiedene Arten und erhebliche Qualitätsunterschiede gibt, die ganz vom Herstellungsprozess abhängen. Unabhängig davon sollte das Gestrickte überall regelmäßig sein und es sollten sich noch keine Knöllchen gebildet haben (obwohl sich das mit der Zeit natürlich ändert). Achte auf die Weichheit des Stoffs und wie er sich beim Tragen auf der Haut anfühlt; Mohair wird zum Beispiel mit der Zeit etwas kratzig, egal wie gut die Qualität ist, während ein gutes Kaschmir-Produkt immer weich und angenehm bleibt.

### JEANS

Untersuche den Jeansstoff genau und achte besonders auf die Verarbeitung und die Nähte, beides sollte gleichmäßig und gerade sein und nicht nachgeben, wenn du versuchst, den Stoff zu dehnen. Achte auf verdrehte Nähte – vor allem im Kniebereich – bei schlecht produzierten Jeans. Die Dicke des Stoffes ist kein Zeichen von Qualität, das ist eher eine persönliche Vorliebe, obwohl dickere Jeansstoffe länger halten und dünnere, insbesondere wenn sie elastisch sind, schneller ihre Form verlieren.

### LEDER

Achte auf die Verarbeitung von hochwertigem Vollleder – kennst du die leicht vernarbte Oberfläche, die Leder manchmal hat? Das ist die hochwertigste Qualität, die sich am besten trägt. Untersuche das Leder genau und achte darauf, dass es ein unregelmäßiges Muster aufweist und nicht bedruckt wurde. Außerdem solltest du auf die Verarbeitung achten; akkurat genähte Nähte sind hier wichtig und einfach verklebte Nähte stellen ein absolutes No-Go dar.

### SYNTHETISCHE FASERN (POLYESTER, LYCRA, VISKOSE, RAYON, NYLON ETC.)

Leider gibt es bei synthetischen Stoffen keine allgemein gültigen Regeln, da sie alle ihre eigenen Charakteristiken, Vorteile und Nachteile, was Nutzung und Pflege angeht, haben. Google im Notfall bereits in der Umkleidekabine den entsprechenden Stoff. Setze deine Hände als Ratgeber und Fühlprobe ein: Achte darauf, dass der Stoff sich zart und weich anfühlt, halte ihn gegen das Licht und dehne ihn vorsichtig, um die Webdichte zu testen (je dichter, desto besser).

## 2: NACH LINKS DREHEN

Nachdem du den Stoff überprüft hast, siehst du dir die Nähte genau an und schaust, dass es keine losen Fäden gibt. Sauber gearbeitete und gerade Nähte sind das Markenzeichen eines qualitativ hochwertigen Kleidungsstücks, und krumme und schlecht verarbeitete Nähte bedeuten ein qualitativ minderwertiges Stück – ganz einfach. Versuche das Kleidungsstück ein bisschen zu dehnen, um festzustellen, ob die Nähte stabil sind und in Form bleiben. Außerdem sollten sie flach sein und am Körper anliegen. Bei gemusterten Stoffen sieht ein Qualitätsprodukt aus, als wäre es aus einem einzigen Stück Stoff gefertigt, die Anschlüsse verlaufen nahtlos und vermitteln einen perfekten Eindruck. Im Ernst, hast du damit einmal angefangen, siehst du hinterher alle Kleider nach diesen Kriterien an und entdeckst, was für einen Unterschied das macht. Sieht einfach schick aus!

Nicht alle Kleidungsstücke sind gefüttert, aber wenn sie ein Futter haben, ist das ein gutes Zeichen. Es macht das An- und Ausziehen angenehmer und schützt die Nähte und den Stoff zum Beispiel vor Körperausdünstungen. Untersuche das Futter genauso wie den Stoff (siehe oben) und achte darauf, dass die Pflegehinweise identisch mit denen für den Außenstoff sind, sonst machst du dir das Leben unnötig schwer.

## 3: INSPIZIERE DIE DETAILS

Jetzt kannst du deine Lupe hervorholen und die feineren Details deines möglichen Kaufs untersuchen. Ich geb's zu: Früher habe ich zugenähte Taschen als ein Zeichen für schlechte Qualität gehalten, dabei ist genau das Gegenteil der Fall. Es sorgt dafür, dass das Kleidungsstück eng am Körper anliegt und nicht ausgebeult aussieht. Wenn du die Taschen trotzdem benutzen möchtest, trennst du die Nähte einfach auf – GENIAL. Wie auch immer: Das Genähte sollte gerade aussehen und in der Tasche sollten keine überschüssigen Fäden auftauchen. Reißverschlüsse sollten sich ohne Probleme öffnen und schließen lassen, und wenn du dich bewegst, darf der Reißverschluss keine Wellen schlagen oder gar aufgehen. Zum Schluss gilt es noch die Knöpfe zu überprüfen; sie geben dir einen letzten Hinweis darauf, ob es sich um ein qualitativ hochwertiges Produkt handelt oder nicht. Die Knöpfe sollten alle fest angenäht sein und ein Ersatzknopf darf auch nicht fehlen.

Schau dir die Knopflöcher an und achte darauf, dass das Knopfloch ordentlich genäht ist und man keine Stofffetzen dazwischen sieht. Klingt alles nach Aufwand, aber so kannst du ein preiswertes Teil von hoher Qualität entdecken oder billig hergestellte Markenware entlarven, damit deine Einkäufe nicht nach dem ersten Waschen auseinanderfallen. Wenn du weißt, worauf du achten musst, kannst du fundierte Entscheidungen treffen, was einen Kauf lohnt und was besser im Laden bleibt.

## Wie pflege ich meine Kleidung?

Sobald du deine Kleider auf die Stücke reduziert hast, die die richtige Größe haben, zu deinem Stil passen und die du liebst, wirst du wahrscheinlich weniger Kleidungsstücke zur Auswahl haben. Einzelne Stücke werden dadurch öfter benutzt, dein Wäschekorb ist gut gefüllt und du darfst öfter waschen.

Es ist nicht wirklich das heißeste Thema, aber die Pflege der Kleider ist ein fester Bestandteil der Basis-Garderoben-Strategie. Je mehr TLC – Achtsamkeit, Liebe und Pflege, yap – du deinen Kleidern entgegenbringst, umso länger werden sie halten – und das ist das oberste Ziel. Also frische dein Wissen über die richtige Kleiderpflege auf, lies die Waschzettel in den Kleidungsstücken und informiere dich, was die Symbole bedeuten. Der Aufwand lohnt sich.

Wenn du den Dreh raushast, wie einzelne Kleider zu waschen sind, dann ist dein Wäschehaufen innerhalb von zwei Minuten in verschiedene Stapel aufgeteilt. Klar dauert Handwäsche länger, und wegen jedem Kleidungsstück den Weg zur chemischen Reinigung anzutreten, ist aufwendig. Aber du wirst nie wieder einen eingelaufenen, rosa verfärbten Pulli aus der Maschine fischen, der noch nicht mal deiner Barbie passen würde. Versprochen!

### BAUMWOLLE UND ALLTAGSSACHEN

In neun von zehn Fällen kennen wir unsere Kleider und können die Wäsche mit geschlossenen Augen sortieren. Ich teile meine Wäsche in zwei Stapel: einen mit weißer oder heller und einen mit dunkler Kleidung. Dann wasche ich sie mit umweltfreundlichem Waschpulver und einem bisschen Weichspüler (allerdings nicht die Sportkleidung, denn auf Lycra hinterlässt Weichspüler einen Rückstand, der Bakterien anzieht) im Schnellwaschgang mit 30 Grad. Der Schnellwaschgang dauert nur eine Stunde statt der üblichen drei für einen Vollwaschgang. So kann ich die ganze dunkle Wäsche an einem Abend waschen und aufhängen, außerdem schont es die Umwelt und die Wasserrechnung.

Wir vermeiden es, Wäsche im Wäschetrockner zu trocknen, zum einen, weil unserer kaputt ist, und zum anderen, weil die Kleider darin so herumgeschleudert werden, dass die Knitterfalten nicht mehr rausgehen. Stattdessen hängen wir alles auf Trockenständer, und manchmal helfen wir mit dem Entfeuchter etwas nach. Ich bügle nur, was unbedingt sein muss (d.h. nichts), lege die Kleider zusammen oder hänge sie ordentlich auf Bügeln in meinen Schrank auf. Wenn's allerdings um die Stoffe geht, bei denen die Waschanleitung einem Roman gleichkommt und deren Pflege dezent aufwendiger ausfällt: Keine Panik! Ich kann dir helfen.

## WOLLE & KASCHMIR

Klingt vielleicht mega seltsam, aber mein Leben hat sich dramatisch verändert, seit ich unter meinen Woll- und Kaschmirpullovern dünne Baumwoll-T-Shirts trage. Auf diese Weise muss ich nur ein paar T-Shirts in die Waschmaschine werfen, statt jedes Mal meine Woll- und Kaschmirpullis zu waschen. ABSOLUTER. HIT. Wenn ich meine Pullover waschen muss, dann nehme ich mir jeden Fall einzeln vor. Habe ich viel geschwitzt, war irgendwo, wo viel geraucht wurde, oder der Pullover war so teuer, dass ich es niemandem verraten kann, dann bringe ich ihn zur chemischen Reinigung. Ist er nicht so dramatisch verschmutzt, wasche ich ihn per Handwäsche mit Wollwaschmittel und trockne das gute Stück liegend ausgebreitet, ohne Wringen oder viel Gezupfe. Bin ich faul, stecke ich den Pullover in die Waschmaschine, stelle den Wollwaschgang (natürlich mit Wollwaschmittel) ein und bete, dass alles gut geht. Wolle ist beständiger und härter im Nehmen als Kaschmir, weshalb ich mich öfter für Variante 3 entscheide. Prima ist auch ein Kaschmir- oder Wollkamm, eines der entspannendsten Haushaltsgeräte EVER. Du kennst den Effekt, den Bimsstein an deinen Füßen hat? Dieser Kamm macht genau dasselbe mit jedem Stoff, der den Hang zu Fussel- und Knötchenbildung hat, und ist sooo praktisch.

## SEIDE

Über die Jahre habe ich es mir fast zum Hobby gemacht, Seidenblusen zu ruinieren. Ihr könnt mir glauben, dass ich es GANZ SICHER oft genug probiert habe. Aber es gibt einfach Seidentops, die nicht dazu geschaffen sind, gewaschen zu werden. Sieh auf den Pflegehinweisen nach: Wenn da steht, dass man die Bluse nur chemisch reinigen darf und der Stoff so gewebt ist, dass der Glanz des Stoffes changiert, wenn man mit der Hand darüber fährt, dann überlass das den Profis. Seidentops, die nicht in diese Kategorie gehören, wasche ich in der Waschmaschine auf niedriger Temperatur im Schonwaschgang. Danach hänge ich die Tops zum Trocknen auf (Seide darf man nie in den Wäschetrockner geben) und gebe ihnen ein Finish mit einem Dampfglätter – da fühle ich mich jedes Mal wie eine Praktikantin bei der Vogue.

### JEANS

Bei der Pflege von Jeans gibt es verschiedene Ansätze und Lager – manche benutzen ein Spezial-Waschmittel und manche raten dazu, Jeans so selten wie möglich zu waschen, wenn überhaupt. Für mich klingt das zu speziell und als ob man es gar nicht abwarten kann, sich eine Blasenentzündung einzufangen. Ich bin für einen Mittelweg. Ich wasche meine Jeans mit den anderen Klamotten, drehe sie vorher auf links und wasche sie nur, wenn es unbedingt nötig ist, damit sie solange wie möglich ihre Form und Farbe behalten.

### SACHEN, DIE CHEMISCH GEREINIGT WERDEN MÜSSEN

Wenn ein Kleidungsstück, das man eigentlich nur chemisch reinigen darf, in eine der vorigen Kategorien fällt, dann wage ich es manchmal und probiere es mit der Handwäsche. Zuerst teste ich es an einem kleinen Zipfel, um zu sehen, was passiert, und das auch nur mit Sachen, die ich regelmäßig trage, wie z.B. Shirts und Stricksachen. Wenn es etwas ist, was ich nur zu festlichen Anlässen anziehe, dann bringe ich es halt zur Reinigung und bezahle auch gerne dafür – die Jungs und Mädels haben's nämlich drauf, durch ihre Zauberei sehen die Kleider wieder wie neu aus. MAGIE! Hatte ich das Kleidungsstück nur kurz an und wirkt es noch frisch, reicht schon mal eine Behandlung mit dem Dampfglätter.

## Leicht gesagt

Verglichen mit anderen Themen, die wir in *Ein leichtes Leben* behandelt haben, erscheint die Basis-Garderobe wie ein unbedeutendes Puzzleteil; zwar ist sie nicht nur ein Teilchen Himmel, hat aber auch nicht die Bedeutung eines Eckstückes. Sie stellt ein wichtiges Teil des Puzzles dar: Ohne sie wäre es nicht vollständig. Du musst nicht den ganzen Krempel - saisonale Updates, Listen im Notizbuch etc. - durchziehen, aber vielleicht hat dir das Kapitel ja den Impuls geliefert, deine Garderobe durchzusehen und dich von den Teilen zu trennen, die zu alt sind oder nicht mehr passen. Dann profitierst du von einem verschlankten und optimierten Kleiderschrank. Falls du immer noch unschlüssig bist, probier's einfach aus.

Selbst die ersten Schritte des Aufräumens sind befreiend und es tut gut, gnadenlos die Ausgaben in den Blick zu nehmen und sich anzuschauen, was wir alles horten. Neben der ganzen Aufräum-Aktion wirst du auch zum Wasch-Profi - deine Weiß- und Feinwäsche werden es dir danken, ganz sicher.

Wir sind jetzt bei den Feineinstellungen - wir haben's fast geschafft und ich hoffe, dass du beim nächsten Schritt den Unterschied merkst. Es ist nur logisch, diesen Leitfaden auch auf jenen Teil des Lebens anzuwenden, den du nach außen präsentierst, schließlich geht es um alle Aspekte des Lebens. In den eigenen vier Wänden sind Jogginghosen und plüschige Slippers erlaubt, - und da wir gerade dabei sind: Das tagtägliche Betreiben eines gut funktionierenden Haushaltes ist das letzte Thema auf meiner Liste! Von Putzroutinen bis hin zu Tipps fürs Aufräumen von deinem ganz persönlichen Putzteufel (das wäre dann ich), befinden wir uns nur einen letzten kleinen Schritt entfernt vom leichten Leben ...

# Wie schmeiße ich einen Haushalt

Nachdem die Besitztümer optimiert wurden, geht's jetzt daran, eine Putz- und Aufräumroutine in den Tagesablauf zu integrieren – so schaffst du eine Wohnsituation, die für dich und dein leichtes Leben den perfekten Raum bietet.

Gleich vorneweg: Ich habe keine Kinder. Ich habe keine Haustiere. Ich habe keinen unordentlichen Ehemann. Diese drei Dinge zusammengenommen erklären, dass mein Haushalt keine echte Herausforderung ist. Wir putzen einmal in der Woche die gesamte Wohnung. Wir bezahlen unsere Rechnungen. Wir waschen unsere Wäsche. Wir kaufen Lebensmittel ein. Wir schauen im Bett vorm Einschlafen Koch-Videos auf dem *Bon-Appétit*-Kanal auf YouTube. *Bei uns geht's richtig ab.* Also, alle mit Kindern, nervösen Hunden und/oder einer besseren Hälfte, die es nicht mal schafft, alle zwei Wochen den Müll rauszubringen, dürfen sich jetzt auf die Schulter klopfen, das Kapitel überfliegen, meine Methodik belächeln und Punkt für Punkt zerpflücken. Ich erzähle sie trotzdem, auch wenn mir die harte Praxiserfahrung abgeht. Immerhin habe ich eine komplette Renovierung und einen Hochzeitsempfang in unserem Zwei-Zimmer-Apartment überlebt. Das qualifiziert mich: Ich habe Ahnung vom Hardcore-Hausputz und kriege Aperol-Spritz-Flecken aus cremefarbenen Wollteppichen heraus (Dirtbusters Fleckenentferner gibt es bei Amazon – ein Geschenk des Himmels).

Ab hier geht's um die kleinen Feinheiten, die dem Ganzen den letzten Schliff verleihen – und deshalb ist das auch das letzte Kapitel von *Ein leichtes Leben*. Eine Basis-Garderobe ist eine traurige Angelegenheit, wenn sich in den Ecken des Kleiderschrankes die Wollmäuse sammeln. Mahlzeiten zu planen ist eine feine Sache, aber wenn du nie zum Einkaufen kommst, kannst du's gleich abhaken. Einen Sonntag im Bett dümpeln macht in frisch gewaschener Bettwäsche deutlich mehr Spaß. Unglaublich! Das i-Tüpfelchen des leichten Lebens liegt im gut geölten Ablauf eines organisierten Haushalts, der im Hintergrund schnurrt und ein bisschen Arbeit verlangt, aber nicht wirklich viel Grips.

Herauszufinden, welche Putzroutinen am besten zu deinem Alltag und deiner Lebenssituation passen, braucht seine Zeit, aber sobald alles eingespielt ist, verbringst du nicht mehr deinen Sonntag damit, den Backofen zu reinigen. Ich habe immer gedacht, dass die Budgetierung der langweiligste Teil dieses Buches sein würde, aber jetzt geht's zum großen Finale, bei dem es ums *Putzen (!)* … geht.

Ich würde mich nicht gerade als jemanden bezeichnen, der Putzen liebt, aber ich stamme in direkter Linie von einer Frau ab, die in den 90ern ihren Schlafzimmerteppich so präzise gesaugt hat, dass es Muster im Teppich hinterließ. *Danke, Mama*! Ich bin nicht sonderlich scharf auf die Arbeit, aber das Ergebnis macht gute Laune, und darum geht es schließlich. Abstauben ist öde und am liebsten würde ich nie wieder einen Mülleimer leeren müssen, aber diese und andere Haushaltsarbeiten sind nötig, wenn man sich in seiner Wohnung wohl fühlen will und das Zen-Gefühl gleich beim Reinkommen aufsteigen soll. Durchatmen! Wunderbar!

Wir alle fühlen uns besser, wenn die Wohnung sauber und ordentlich ist, und genau diese mentalen und psychologischen Vorteile wurden wissenschaftlich belegt. In einer Studie aus dem Jahr 2010, veröffentlicht im *Personality and Social Psychology Bulletin*, neigten Frauen, die ihr Zuhause als »nicht aufgeräumt« bezeichneten, eher zu Depressionen und Erschöpfung als solche, die ihre Wohnung als »beruhigend« und »erholsam« bezeichneten. Forscher an der Princeton University fanden 2011 heraus, dass Unordnung die Konzentrationsfähigkeit der Probanden verringert. Und eine Umfrage, die von der National Sleep Foundation in Auftrag gegeben wurde, fand heraus, dass 75 % der Befragten angaben, in frisch bezogenen Betten besser zu schlafen. Im Kern gehören ein gut organisierter Haushalt und ein aufgeräumtes Heim zur Selbstliebe, wir zeigen uns selbst, dass wir es verdient haben, in einer schönen Umgebung zu leben. DU HAST ES VERDIENT! Du brauchst noch mehr gute Gründe dafür, dass eine Putzroutine eine gute Idee ist? Das hier sollte dich überzeugen:

- Du findest keine Haare mehr, die womöglich Schamhaare sein könnten.
- Deine Wohnung riecht gut, sieht einladend aus und du musst nicht mit dem Ärmel deines Morgenmantels den Staub vom Fernseher wischen, bevor du ihn anschaltest.
- Du hast keine Panikattacken mehr, wenn deine Eltern unangekündigt vor der Tür stehen, denn deine Wohnung strahlt nur so vor Sauberkeit.
- Insgesamt verbringst du weniger Zeit mit Putzen. KEIN SCHERZ!

Der letzte Punkt hat dich überzeugt, stimmt's? Wenn's ums Putzen geht, sieht die Qualität-/Quantität-Geschichte ganz anders aus als bei der Basis-Garderobe. Das ist die große Ausnahme: Bei Kleidung predige ich Qualität vor Quantität, beim Putzen bin ich für Quantität, mit ein bisschen Qualität dazwischen. Also, ein bisschen Putzen – und das oft. Es gibt nur wenige Haushaltsaufgaben, die ich täglich, aber ziemlich viele, die ich wöchentlich erledige. Für mich bringen diese ganzen kleinen Mikro-Putz-Aktionen viel mehr – und die Wohnung bleibt konstant sauber und ist nicht mal so, mal so. Für mich funktioniert das Wohldosierte besser als stundenlange Reinigungsarien, die man durchackern muss und die hochgradig anstrengen, weil seit EWIGKEITEN keiner mehr staubgesaugt hat. Weniger ist mehr, wenn man sich mal das Ganze betrachtet: Eigentlich geht es darum, bestimmte Abläufe in den Alltag zu integrieren und zu automatisieren, dann macht man irgendwann alles, ohne groß darüber nachdenken zu müssen. Und jetzt zeige ich dir, wie du weniger Zeit für das Saubermachen brauchst und mehr Zeit für die zirka 1.943.487 Aktivitäten hast, die viel mehr Spaß machen …

## Auf zum Putzen *gähn*

Wie du putzt, hängt davon ab, mit wem du zusammenlebst.

### DU LEBST ALLEINE.

Fantastisch! Das Putzen ist deine Aufgabe – deine ganz allein! Also übernimm die Verantwortung dafür – und wenn du ernsthaft um 22 Uhr am Dienstagabend Staubsaugen musst, dann bin ich nur froh, dass ich nicht in der Wohnung unter dir wohne.

### DU LEBST IN EINER WG, VORZUGSWEISE MIT DEINEN FREUND*INNEN.

Kommunikation ist hier super wichtig und ein Putzplan die beste Lösung, selbst wenn du ein bisschen verklemmt rüberkommst. Der Plan muss ja nicht laminiert und an den Kühlschrank gepinnt werden, aber es sollten schon alle mitmachen. Die Ansätze können ganz unterschiedlich sein: Zum Beispiel gibt's rotierende Wochenpläne, wo jeder spezielle Aufgaben für diese Woche hat, und in der nächsten Woche wird getauscht. Manchmal ist es besser, wenn eine/r fürs Putzen verantwortlich ist, oder jeder Mitbewohner bekommt wöchentlich seine eigenen kleinen Aufgaben zugewiesen, die dann wöchentlich wechseln. Super praktisch, wenn viele mit an Bord sind.

### DU LEBST ZU HAUSE BEI DEINER FAMILIE.

Wahrscheinlich sind die Aufgaben hier seit Ewigkeiten zwischen den einzelnen Familienmitgliedern aufgeteilt und das Ganze läuft wie ein Uhrwerk. Sollte dich das Gefühl beschleichen, dass du nicht genug mithilfst, dann melde dich und übernimm Aufgaben. Man kann's nie wissen, aber vielleicht bringt dich die gute Tat voran und deine Chancen beim Gerangel um den Besitz der Fernbedienung steigen beim nächsten Mal signifikant.

### DU LEBST MIT DEINEM PARTNER ZUSAMMEN.

Wie die Haushaltsaufgaben aufgeteilt werden, solltet ihr ausführlich bereden. Denn ihr wollt ja länger zusammenleben. Das Geheimnis einer glücklichen Beziehung? Wenn möglich, eine 50:50-Aufgabenteilung! Natürlich nur, wenn eure Jobs das zulassen, es soll ja keiner frustriert das Handtuch werfen. Mein Mann und ich teilen uns das Putzen, er nimmt sich Küche und Bad vor, und ich übernehme den Rest der Wohnung. Wenn einer von uns beruflich viel unterwegs ist, dann geht das Fifty-Fifty nicht auf, aber so im Großen und Ganzen klappt es. Wenn die Vorstellung, jede Woche das Bad putzen zu müssen, dich von vorneherein abschreckt, dann wechselt euch ab. Wenn jeder gleich viel im Haushalt macht, habt ihr mehr Zeit, euch über andere Dinge zu streiten, z.B. wo man dieses Jahr Weihnachten verbringen will oder wer das Auto zuletzt aufgetankt hat.

Nachdem die Aufgaben verteilt sind, geht's darum, wie die Aufgaben aussehen und wie oft sie ausgeführt werden müssen. Vielleicht hast du das Saubermachen längst im Griff und suchst nur noch nach einer passenden Routine? Oder du hast das Gefühl, dir fehlt der Durchblick bei Putzmitteln und du kannst beim besten Willen Meister Proper nicht von der WC-Ente unterscheiden? Dann hilft der nächste Abschnitt weiter, auch mit einer Putzeinteilung von mir!

## Dein Putzplan

Du kennst das ja. Wenn du jeden Tag ein paar Aufgaben erledigst, musst du am Ende der Woche nicht alles auf einmal machen. Indem du einmal die Woche schnell durchsaugst und -wischst, muss du dich beim nächsten Mal nicht durch eine meterhohe Staubschicht kämpfen. Das hat einen Dominoeffekt, und wenn du dich lose an den Plan auf der folgenden Seite hältst, erledigst du diese Aufgaben irgendwann automatisch und kannst dir währenddessen den neuesten Podcast anhören.

| TÄGLICH | WÖCHENTLICH |
| --- | --- |
| Mache jeden Morgen nach dem Aufstehen dein Bett.<br><br>Nach dem Abendessen das benutzte Geschirr komplett abwaschen oder in den Geschirrspüler räumen. Alle Tisch- und Arbeitsflächen kurz abwischen.<br><br>Behalte den Müll im Auge, regelmäßig trennen sowie entleeren.<br><br>Räum Küchenutensilien und -geräte zurück an ihren Platz = kein stundenlanges Aufräumen am Ende der Woche. | Wasche die Wäsche (wenn nötig auch öfter; wir haben zwei bis drei Ladungen pro Woche).<br><br>Wechsel deine Bettwäsche und wasche alle benutzten Handtücher.<br><br>Staube alle Oberflächen, Dekos, Habseligkeiten, Bilderrahmen und Bodenleisten ab (oben anfangen und nach unten vorarbeiten).<br><br>Staubsauge in allen Zimmern und wische feucht durch, wo es nötig ist.<br><br>Putze die Küche und das Badezimmer.<br><br>Inspiziere den Kühlschrankinhalt; stelle einen Essensplan für die kommende Woche auf, schreibe eine Einkaufsliste und plane den Einkauf. |

| 2X IM JAHR | 1X IM JAHR |
| --- | --- |
| Falls du Jalousien hast: abstauben und anschließend waschen.<br><br>Reinige den Backofen mit Backofen-Reiniger und sieh dir den Zustand der Geschirrspül- und Waschmaschine an.<br><br>Nimm eine Art Grundreinigung vor; achte besonders auf die Zwischenräume hinter und unter Möbelstücken sowie auf die Spalten zwischen Bett und Matratze.<br><br>Wende deine Matratze ca. alle drei Monate oder wenigstens einmal im Jahr und dreh sie auch auf die andere Seite (google, falls du unsicher bist, ob das auch für deine Matratze gilt). | Die Vorhänge abnehmen und waschen.<br><br>Fenster von innen reinigen - wenn du von außen nicht drankommst, engagiere einen Fensterreiniger (ist bei uns in Großbritannien üblich!).<br><br>Taue den Gefrierschrank ab (je nach Modell auch mehrmals im Jahr). |

Diese Puzzleteilchen sind ausschlaggebend für deinen Hygienestandard, also versuche sie regelmäßig in deine Abläufe einzuplanen. Alles, was täglich anfällt, erledige ich inzwischen im Autopilotenmodus; und da ich alles regelmäßig wiederhole, brauche ich nur wenig Zeit dafür. Den Großteil des wöchentlichen Saubermachens nehmen wir uns am Samstagvormittag vor, dann ist das erledigt und das Wochenende ist frei für die schönen Dinge. Ich habe mir jedoch angewöhnt, meine Wäsche am Montag in Angriff zu nehmen. Der Grund ist einleuchtend: Gegen Ende der Woche und am Wochenende kommen eher Gäste, und die müssen sich nicht unbedingt rund um den Wäscheständer tummeln, das wirkt unschön und ungemütlich. Montags gehe ich auch einkaufen, da haben wir schon die Mahlzeiten geplant. Das Großreinemachen zwei Mal im Jahr ist inzwischen auch Routine, spätestens wenn der Backofen zu rauchen beginnt oder wir uns über die graue Farbe unseres Schlafzimmerteppichs wundern, ist die Aktion fällig. Alle anderen jährlichen Putzeinsätze trage ich mir im Terminplaner ein, damit ich früh genug daran erinnert werde. Lass uns nun deinen Bestand an Putzmitteln und Geräten in Augenschein nehmen.

## Deine Reinigungsausstattung

Damit du gute Arbeit leisten kannst, brauchst du eine gute Ausrüstung. Meinen gnadenlos zum Scheitern verurteilten Versuch, Lippenstift mit Wasser und Taschentüchern aus einem Teppich zu entfernen, werde ich sicher nicht vergessen. Memo an mein zehn Jahre altes Ich: Klau nicht den Lippenstift deiner Mutter und lass ihn dann fallen. MENSCH! Im Supermarkt stehst du vor den entsprechenden Regalen: Endlose Reihen mit Reinigungsmitteln, für die man ein kleines Vermögen ausgeben könnte. Wenn's nach mir ginge, genügen die folgenden Mittel für ca. 90 % aller Reinigungssituationen. So bist du für Verschüttetes und gegen Flecken gewappnet:

### ANTIBAKTERIELLER ALLZWECKREINIGER

Wenn du so eine Flasche dein Eigen nennst, bist du ganz weit vorne. Du kannst sie überall verwenden, vom Bad über die Küche bis hin zum Nachttisch. Mein Favorit ist der Universalreiniger von Method, weil ich die frischen Duftnoten dieser Marke toll finde. Sie riechen ein bisschen, als hättest du 24 Stunden lang die beste Duftkerze abgefackelt. Gute-Laune-Garant!

### WC-REINIGER

Wähle auf jeden Fall einen wirksamen Reiniger. Für die äußere Toilette nehme ich zum Beispiel einen Allzweckreiniger, aber für das Innere der Toilette greife ich zu einem chlorbasierten Mittel. Das ist nicht so unbedingt angenehm und man sollte vorsichtig damit umgehen, aber es ist auch das Einzige, was dich rettet, wenn du dein brandneues Waschbecken mit Augenbrauenfarbe versaut hast *hust*.

### GLAS-/SPEZIALREINIGER

Für Glas- und Spiegelflächen nimmst du am besten Glasreiniger, alles andere bringt nichts. Sonst hat alles Schlieren, die dich bis in alle Ewigkeit verfolgen und ihre Spuren ziehen. Wenn du in deiner Wohnung ausgefallene Holz- oder Stein-/Marmorflächen hast, lohnt sich die Anschaffung eines Spezialreinigers, denn die brauchen spezielle Pflege.

### FUSSBODENREINIGER

Hier stehen verschiedene Varianten zur Verfügung: Du kannst z.B. einen Allzweck- oder Universalreiniger verdünnt fürs Wischwasser verwenden. Ich verwende Reiniger, die man direkt aus der Flasche auf die Oberfläche sprüht. Einfach und bequem! Wenn du Teppiche oder Teppichboden in der Wohnung hast, empfehle ich, einen Fleckenentferner im Haus zu haben, – du weißt ja, … Rotwein.

### BACKOFENREINIGER

Sieht nach einer Menge Spezialreiniger aus, aber wenn man wirklich einen Spezialreiniger braucht, dann ist es der Backofenreiniger. Denn im Ofen sind Fettspritzer und Ich-weiß-nicht-was festgebacken und eingebrannt, und die lassen sich nur mit einer speziellen Lösungsformel und heftigstem Schrubben entfernen.

### MIKROFASER-TÜCHER

Diese Tücher sind der Hit, sie haben mein Leben verändert. Empfohlen hat sie mir meine Freundin Sally, die von all meinen Freundinnen und Freunden und Verwandten das sauberste Haus hat. Kauf am besten eine Packung, die Mikrofaser-Tücher in verschiedenen Farben enthält, denn dann kannst du die Farben einzelnen Räumen oder Tätigkeiten zuordnen und putzt nicht aus Versehen mit dem Toilettentuch die Küche. Eklig!

## ZWEISEITIGE SCHWÄMME

Klingt ein bisschen langweilig, aber wenn es darum geht, hartnäckigen Schmutz zu beseitigen, dann ist so ein Schwamm mit zwei verschiedenen Oberflächen sehr nützlich – Badewanne, Wasserhahn und Ofen, ich komme!

## STAUBWEDEL

Mein Staubwedel ist super, er hat einen Teleskoparm und der Wedel lässt sich in verschiedene Positionen verstellen. So erreiche ich alle Ecken und Nischen, ohne mich überstrecken zu müssen – TOP! Im Internet findet man verschiedene Anbieter für die Teile; sie erleichtern die Hausarbeit ungemein und sind rückenfreundlich.

## MOP

Ich ziehe einen Wischmop mit Schwamm-Aufsatz einem traditionellen Mop vor, da er schneller trocknet. Natürlich kannst du dir auch die Luxus-Variante gönnen und dir so ein ausgefeiltes Teil holen, das den vorab eingefüllten Reiniger direkt aus dem Gerätegriff auf den Boden sprüht.

## DAS GENIALSTE GERÄT

Kein Scherz: Ich empfehle die Anschaffung einer Kehrschaufel mit Besen. Superpraktisch z.B. bei zerbrochenem Glas oder kleinen Krümelansammlungen, und es ist angenehmer und schneller als jedes Mal den Staubsauger hervorzukramen.

## STAUBSAUGER

Jahrelang haben wir den Staubsauger benutzt, der uns vom Vermieter gestellt wurde, und damals fanden wir selbst im August noch Christbaumnadeln in der Wohnung. Der Tag, an dem wir uns dazu durchgerungen haben, zu investieren und mehr als 20 Euro für einen Staubsauger auszugeben, hat mein Leben verändert. Recherchier am besten, was für Modelle es gibt und was sie können (hilfreich sind z.B. Verbrauchermagazine, Stiftung Warentest und Mumsnet). Sei bereit, mehr auszugeben und achte z.B. auf eine längere Garantie. Ab sofort ist deine Wohnung sauber wie nie zuvor.

Wenn ich mir das Ganze so angucke, dann ist die Liste ganz schön lang geworden. Aber abgesehen von Wischmop und Staubsauger passen alle Sachen in den Schrank unter der Spüle, dort wo bei mir auch die Servietten und Wärmflaschen gelandet sind (wo passen die sonst dazu?). Wenn du keinen Abstellraum hast, der genug Platz für einen Staubsauger bietet, dann hol dir einen Kompaktstaubsauger, die passen zur Not auch hinter eine Tür.

Du hast deine Routine inzwischen raus und das Zubehör abgehakt, aber vielleicht gibt es doch noch einige weitere Tipps, um die Hausarbeit zu vereinfachen? Ich hätte da noch ein paar Asse im Ärmel ...

## Was tun, wenn alles schiefgeht?

Manchmal läuft es einfach nicht rund **will gar nicht wissen, ob der golfball-große Flausch, den ich in der Ecke des Badezimmers entdeckt habe, aus Staub oder Haaren besteht**. Und natürlich habe ich einmal im Monat meine hormonbedingten »Ich bin doch nicht deine Mutter!/Das ist mir schnurzpiepsegal!«-Ausraster. Dann stampfe ich missmutig durch die Wohnung und habe an allem etwas auszusetzen, bin aber selbst völlig antriebslos und mache meinem Mann größte Vorwürfe wegen kleinster Dinge. Meistens hat es aber nichts mit dem Hormonhaushalt zu tun, dass wir den Haushalt nicht in den Griff bekommen. Stattdessen kommen verschiedene Faktoren zusammen: Zeit, Reisen, zu wenig Ideen für die Mahlzeiten, Neuanschaffungen, für die ich noch nicht den richtigen Platz gefunden habe ... Manchmal ist es mir auch egal. In diesen Fällen helfen nur Spezialmaßnahmen, um wieder in die Spur zu kommen ...

### DU HAST NICHT GENUG ZEIT?

Eigentlich liebe ich es zu kochen, und Staubwedelsessions finde ich ganz unterhaltsam. Wenn ich zeitlich unter Druck stehe, muss ich auf meinen Automatikmodus zurückgreifen. Fast Food oder Fertiggerichte einwerfen, nur weil du keine Zeit für einen ausgetüftelten, ausgewogenen Ernährungsplan und fürs Einkaufen der Lebensmittel hast? Du kannst dich nur noch vage daran erinnern, wann du das letzte Mal geputzt hast? Das Klopapier ist alle und du vergisst ständig, neues nachzukaufen? Die folgenden kleinen Tipps und Tricks sind leicht in den Alltag zu integrieren – es gibt nämlich keinen Grund, sich zu schämen, wenn man Sachen vereinfacht oder sich Hilfe holt, solange es ins Budget passt und bedeutet, dass man nicht abends um 21 Uhr noch die Badewanne schrubben muss. Versuch's mal damit:

- Supermärkte liefern auch nach Hause, also bestell deine Einkäufe online und lass sie zusammen mit einer fertig zusammengestellten Box mit Lebensmitteln und passenden Rezeptvorschlägen vorbeibringen.
- Engagiere eine Putzfrau, die einmal die Woche vorbeischaut, bis sich die »heiße Phase« im Job wieder beruhigt hat und die Wochenenden besser planbar sind.
- Richte eine Einkaufsliste auf deinem Handy ein, z.B. Wunderlist, auf die auch dein Partner Zugriff hat; sobald etwas fehlt oder beinahe leer ist, fügst du es auf der entsprechenden Liste hinzu.

## DU KOMMST AUS DEM URLAUB ZURÜCK UND BIST VÖLLIG VON DER ROLLE?

Wir verreisen ziemlich oft, was ich zum einen absolut liebe und was mir zum anderen den Magen umdreht, denn ich hasse nichts mehr als Turbulenzen beim Fliegen. Im Kofferpacken bin ich ein Ass, aber sobald wir wieder zu Hause sind, bin ich ungefähr so nützlich wie ein wasserabweisendes Handtuch. Ich bin müde, erschöpft und will einfach nur in Ruhe Pizza essen, während ich meinen unausgepackten Koffer beäuge. Also habe ich mir ein paar Strategien überlegt, die dem Zurückkommen den Schrecken nehmen.

- Wasch die Schmutzwäsche vor dem Urlaub, denn nach der Rückkehr wirst du Bergeweise benutzte Wäsche haben.

- Lass dir am Morgen nach der Rückkehr deine Supermarktbestellungen liefern; so musst du kein Dosenfutter verspachteln, bist du dich aufraffen kannst, einkaufen zu gehen.

- Bestelle dir außerdem eine dieser Nahrungsmittel-Kisten für den Tag eurer Heimkehr, oder friere etwas ein, damit du nicht gleich am ersten Abend Essen beim Pizza-Lieferservice bestellen musst, schließlich hast du dich schon die letzten Tage von Pizza, Brot und Pasta ernährt (ahhh, himmlisch!).

- Beziehe dein Bett mit frischer Bettwäsche, damit du dich beim Nachhausekommen sofort wohlfühlst.

## DU HAST KEINE ZEIT ZUM KOCHEN?

Darauf bin ich ja schon ausführlicher im Kapitel über Self Care eingegangen, dort ging es unter anderen um Essensplanung, weil das einfach dazugehört. Für den Notfall immer was in der Gefriertruhe zu lagern, habe ich von meiner Oma gelernt. Als ich klein war, wurden bei uns zu Hause immer große Mengen zubereitet, damit man das meiste einfrieren konnte. Ich mache das heute noch, wenn ich Zeit dazu finde. Zurück aus dem Urlaub und nichts zu essen zu Hause? Sieh im Gefrierfach nach. Deine Familie hat sich überraschend zum Abendessen angemeldet? Kein Problem, einfach in den Gefrierschrank schauen. Du bist zu faul, um dich zu bewegen? Na ja, du hast das Konzept sicher verstanden. Gefrierschranktür auf, reinschauen …

- Investiere eine Stunde, frische Nahrungsmittel, die nicht mehr lange haltbar sind, zu Eintopf, Suppe oder Pastasoße zu verarbeiten.

- Verdoppele oder verdreifache die Zutaten deines Lieblingsrezeptes und friere die Reste ein (meine Mutter verwendet hierfür Margarine- oder Eisbecher).

- Kräuter, Chillies und Knoblauch, die schon nahe am Verfallsdatum sind, schneide ich klein, verteile sie auf eine Eiswürfelschale und fülle die einzelnen Fächer mit Öl auf. Das friere ich ein, und voilá, kann ich die Würfel portionsweise zum Kochen benutzen.

## DIR FÄLLT ES SCHWER, DIE WOHNUNG IN ORDNUNG ZU HALTEN?

Es gibt ein Geheimnis, wie man immer eine aufgeräumte Wohnung hat (mal abgesehen davon, dass ich keine Kinder habe) – alles hat seinen festen Platz. Dann gibt es keinen Grund für Unordnung. Die Ordnung sollte logisch sein, damit alle Sachen leicht zu finden und zu benutzen sind.

- Wenn du das nächste Mal etwas neu anschaffst, leg direkt fest, wo es hingehört. Dann zermarterst du dir nicht stundenlang das Hirn, wo zur Hölle die frisch erworbene Vase, die du nur gekauft hast, weil Instagram dir dauernd die Werbung dazu angezeigt hat, hingestellt werden könnte.

- Such ein schönes Plätzchen, wo der Neuzugang gut zur Geltung kommt, poste ein Bild davon unter #InteriorInspo, dann merkst du gar nicht, dass du deine Sachen ganz nebenbei aufräumst.

## ES STAPELT SICH AN ALLEN ECKEN UND ENDEN?

Wahrscheinlich kommt es nicht sonderlich überraschend (schließlich hast du es bis hierher geschafft!), dass ich Ordnung und eine saubere, aufgeräumte Wohnung mag. Erschreckend, oder? Selbst wenn du wegen ein paar schmutziger Teller in der Küche noch keinen Herzkasper kriegst (wie ich – HILFE!), empfehle ich trotzdem, bevor du abends ins Bett gehst, noch eine kleine Inspektionsrunde durch die Wohnung zu drehen. Also, du brauchst nicht den Staubsauger auszupacken, aber mal kurz Drüberwischen sollte drin sein.

- Mach den Abwasch und räume alle Kochutensilien weg. Hänge die Wäsche, die im Wäschekorb bereits feucht ausharrt, zum Trocknen auf. Packe alles aus deiner Arbeitstasche aus, was du nicht für den nächsten Tag benötigst. Beseitige die Überbleibsel der unsäglichen Selbstbräunerkatastrophe im Bad, sonst sieht's aus, als hätten Monster alles verwüstet.

- Erledige diese Aufgaben, bevor du ins Bett gehst, dann musst du dich am nächsten Morgen nicht mit Putzaktionen aufhalten und kannst zehn Minuten länger schlafen.

Diese kleinen Schnipsel an Ratschlägen sind nicht so schwierig in die Tat umzusetzen; sie helfen aber, wieder in die Gänge zu kommen, wenn die Routine mal stecken zu bleiben droht und kleinere Klippen zu umschiffen sind. Wer freut sich nicht, wenn er dem System ein Schnippchen schlagen kann? Sicher wird es Tage geben, an denen du dich nicht erinnern kannst, wann du das letzte Mal den Boden gewischt hast, oder an denen du verkrustete Soßenspritzer mit einer Socke von den Küchenfliesen kratzt, aber Hey! – wenigstens hast du einen Essensplan.

In der restlichen Zeit – und damit den Großteil des Jahres – wirst du dich jedoch wie der angehende Cover-Star von *Schöner Wohnen* fühlen – und das ist besser für dich, dein seelisches Gleichgewicht und deine Umgebung.

## Leicht gesagt

Ich hoffe, dass dieses Kapitel die Grundgedanken für *Ein leichtes Leben* zusammenfasst. Natürlich hübsch verpackt und mit roter Schleife! Denn wenn du dein Leben organisiert und auch deinen beruflichen Alltag in geordnete Bahnen gelenkt hast, dann stellt deine Wohnung nur noch das letzte zu ölende Zahnrädchen im Getriebe dar. Nachdem du dir die Ratschläge rausgepickt und umgesetzt hast, die am besten zu deiner Situation passen, sollten Abläufe reibungsloser laufen. Du solltest einen Putzplan am Start und die Aufgaben verteilt haben, und zwar auch im Hinblick auf die Ecken und Winkel der Wohnung, die man beim Putzen oft vergisst.

Dank der Tabelle auf Seite 243 ist dein Putzzeitplan TOP; nicht dass du noch denkst, ich liefere keine festen Vorlagen. Egal wie viel Information du hier bekommen und aufgenommen hast: Die Momente, in denen du dich fragst, ob eine Packung Eis tatsächlich als Nahrung zählt oder ob die Wollmaus im Flur vielleicht nur von draußen hereingeweht wurde, wird es immer geben. Gönn dir eine Pause. Die Arbeit, das Leben und das perfekte Zuhause zu jonglieren ist alles andere als einfach. Und denke immer daran: Nur Ryan Gosling ist perfekt!

Okay, ich habe dir echt ALLES an Info geliefert. Jede Menge. Aber wie setzt du das alles in die Praxis um? Vielleicht hast du bereits während des Lesens einzelne Methoden ausprobiert? Oder hebst du dir das auf, bis du das Buch komplett durch hast?

Kann gut sein, dass du beim Lesen an irgendeinem Punkt das Gefühl hattest, nie wieder auch nur in die Nähe von Ordnung und Organisation zu wollen. Alles ist zu viel. Tut mir echt leid! Ich hoffe, dass du dich trotzdem am hübschen Einband erfreust, falls mein Ratgeber auf einem deiner Bücherstapel im Schlafzimmer residieren sollte. Allen, die noch nicht die Nase voll haben, zeige ich jetzt, wie man *Ein leichtes Leben* in die Tat umsetzt …

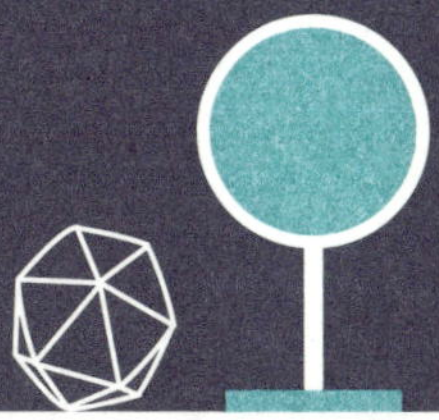

# CHECK-LISTE

# FÜR EIN LEICHTES LEBEN ZUHAUSE

- ☐ Plane in den nächsten Wochen und Monaten Zeit ein, um deine Besitztümer nach der F.U.L.L.-Methode zu optimieren.

- ☐ Schreib dir die Termine ins Notizbuch oder den Terminplaner und stelle sicher, dass du Zeit hast, die Aufgaben abzuschließen.

- ☐ Pack die F.U.L.L.-Behandlung auch für Erinnerungsstücke aus - keine Ausnahmen.

- ☐ Bau dir eine Basis-Garderobe auf und probiere die Technik eine ganze Saison lang, kauf nur, wenn es nötig ist, und vermeide Impulskäufe, indem du nur nach Einkaufsliste kaufst.

- ☐ Geh sorgsam mit Kleidung um, geh zur chemischen Reinigung oder zum Schneider, falls etwas abgeändert oder repariert werden sollte.

- ☐ Erstelle einen Putzplan für den Haushalt, der täglich/wöchentlich/2x im Jahr/1x im Jahr abgehakt werden kann.

- ☐ Runde deine Putzausstattung mit jenen Stücken ab, die dir fehlen, damit du für alle Flecken-Eventualitäten gerüstet bist.

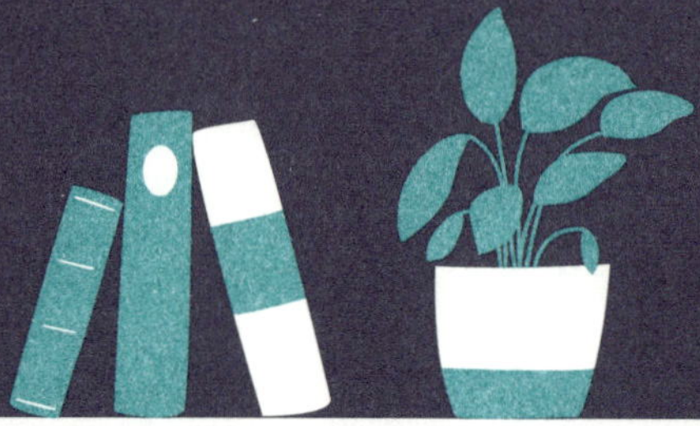

# EIN LEICHTES LEBEN

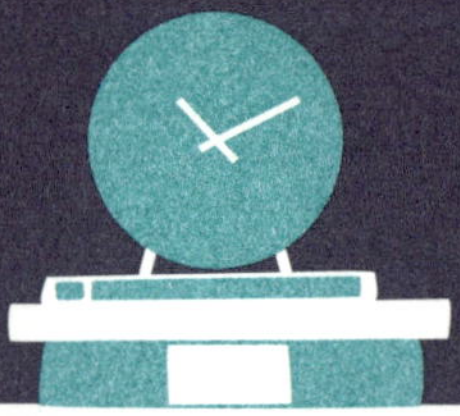

## DIE AKTIONSPLÄNE

# Danksagung

Ein DICKES Dankeschön gebührt allen, die jemals meine Ecke des Internets besucht haben. Also DANKE an alle meine Leser*innen, die zum Stöbern angehalten, einen Kommentar hinterlassen, einen Tweet geschickt, mir eine Mail geschrieben oder eins meiner Videos gelikt haben. Ich habe solches Glück mit euch, ihr seid sympathisch und engagiert und ohne euch würde ich die Danksagung zu meinem ersten Buch mit Sicherheit gar nicht schreiben. Eure Unterstützung bedeuten mir viel.

Vielen Dank an meine Literaturagentin Abigail Bergstrom, die von Anfang an an *Ein leichtes Leben* geglaubt hat. Dein Feedback und deine Ermutigung sowie die von Megan Staunton waren von unschätzbarem Wert, und ich bin so dankbar, dass ich zwei so coole Frauen in meinem Leben habe. Vielen Dank an Susannah Otter von Quadrille Publishing – du warst mein Traum einer Verlagsredakteurin und hast meine Vision für dieses Buch so weit vorangebracht, wie ich es mir nie hätte vorstellen können. Vielen Dank auch an Emily Lapworth, Sara Lovejoy und Ruth Tewkesbury von Quadrille und Emily Burns bei BrandHive – ihr seid ein geniales Team! Meine Liebe gilt Lucy und Millie, meinen Managerinnen, für ihre zaghafte Nachfrage »R u ok hun?« (Alles ok, Liebes?), wenn ich mal wieder auf WhatsApps verstummte. Danke, dass ihr immer auf mich aufgepasst habt und meine größten Cheerleader seid.

Einen fetten Dank an meine Freundinnen und Freunde und meine Familie, die mich während des Schreibens unterstützt haben, ganz besonders an Mel, Sammy-Jo, Lauren, Sally und Matt, die ich über ihre Aufräumvorlieben ausquetschen durfte. Danke, Lily, dass du mich von Anfang bis Ende an die Hand genommen hast. Ein dicker Dank geht an meinen Mann Mark, der sich nie beschwert oder auch nur die Augenbraue hochgezogen hat, wenn ich gesagt habe, dass ich nur *noch ein bisschen* was arbeiten muss und es dann drei Stunden wurden. Danke, dass du bei mir im Büro vor Freude in die Luft gesprungen bist, als ich meine Wortmarke erreicht hatte. Du bist der Beste. Und schließlich, danke an meine Eltern – Jane und Steve. Danke, Mum, dass du vor Begeisterung wild herumgehopst bist, als ich dir von meinem Buchdeal erzählt habe. Danke, Dad, dass du immer an das Blog-Ding geglaubt hast und mit mir meine wichtigen Karriereentscheidungen auf unseren täglichen Fahrten zur Arbeit nach London durchgeplant hast. Danke, dass ihr mich gezwungen habt, samstags immer mein Zimmer aufzuräumen. Ihr seid auf ewig und immer meine liebsten Aufräumfreaks!

# Über die Autorin

Anna Newton ist eine britische Bloggerin und YouTuberin mit »The Anna Edit«. Ihr Blog gehört zu den fünf größten Blogs im Bereich Lifestyle, und Anna wurde in großen Medien wie Grazia, Stylist oder The Guardian als eine der einflussreichsten Influencerinnen bezeichnet. Sie arbeitet mit namhaften Marken wie Estée Lauder oder Selfridges zusammen. Mit ihrem Ehemann Mark, der besser aussieht als Ryan Gosling (O-Ton Anna Newton), wohnt sie in Brighton am Meer.

Fast schon an der Zeit, den Refrain des Karaoke-Klassikers »End Of The Road« von Boyz II Men laut zu grölen – denn jetzt bringe ich *Ein leichtes Leben* zu Ende und verabschiede mich mit einer großen Verbeugung.

Toll, was ich dir ALLES AN INFO geliefert habe! Deshalb habe ich mir gedacht, dass es hilfreich wäre, dich mit ein paar Ideen auszustatten, wie du alles, was ich mit dir geteilt habe, konkret in dein leichtes Leben integrieren kannst.

Ich statte dich mit drei Aktionsplänen aus – für drei unterschiedliche Zeiträume, ganz darauf abgestimmt, ob dir wöchentliche, monatliche oder vierteljährliche Optimierungen eher zusagen.

Und so greift alles ineinander.

## Unbedingt zu beachten

Die Pläne in diesem Teil des Buches sind Tipps, wie man alle angesprochenen Aspekte des Lebens, der Arbeit und die Organisation des Zuhauses zusammenfügt. Wie schon gesagt: Feste, unumstößliche Regeln gibt es nicht. Du brauchst eine ganze Woche für die Wochenend-Aktion? Kein Problem. Du willst ein paar Methoden erst einmal zwei Monate lang testen? Klaro. Du kannst die Methoden deinem Alltag anpassen, und Denkanstöße und Herangehensweisen je nach Lust und Laune – und klar, je nach Situation, – übernehmen. Achte dabei immer auf folgende Punkte:

- Der Anfang ist immer hart, aber wenn du erst drin bist, nimmst du Fahrt auf. Fange lieber früher als später an. Selbst wenn du nur einen der Tipps umsetzt, ist das besser, als gar nichts getan zu haben.

- Gewohnheiten und Routinen in den Tagesablauf zu übernehmen, sollte keine einmalige Sache, sondern ein konstanter Prozess sein, der immer wieder angepasst werden muss. Ständig musst du deine Zeit nicht darauf verwenden, und es ist auch nicht schlimm, wenn's nicht immer läuft. Dann musst du dir wieder mehr Mühe geben.

- Mal abgesehen von kleinen Ideen, die ich von Freund*innen und Verwandten übernommen habe, habe ich mir die meisten Dinge, die ich in diesem Buch vorgestellt habe, selbst erarbeitet – dabei bin ich nur die Ryan-Gosling-besessene Frau mit den seltsamen Jungfrau-Anwandlungen (aus der Sternzeichen-Nummer komm ich nicht raus!). Was ich sagen will: Wähle aus, was zu dir passt, passe Dinge an deine Lebenssituation an, verändere sie ein wenig – und den Rest vergisst du einfach. Ja, ich weiß, ich bin bekannt dafür, unter Wortdiarrhöe zu leiden.

Bist du bereit loszulegen? Hier sind meine Vorschläge, wie du *Ein leichtes Leben* in deinen Alltag integrieren kannst!

## DIE WOCHENEND-AKTION

### LEBEN

- Geh deine Zeitplanung an und finde heraus, ob für dich ein digitaler oder ein Print-Terminplaner infrage kommt, z.B. durch das Schnellquiz im Kapitel »Bring deinen Terminplaner auf Zack«. Trage die Urlaubstage, Geschäftstermine und Abgabefristen der kommenden zwölf Monate ein und plane dein Fitness- und Freizeitprogramm der nächsten Woche.

- Kümmere dich um deine Finanzen. Verschaff dir als Erstes einen Überblick, verfolge eine Woche lang täglich dein Onlinebanking und notiere die Ein- und Ausgaben.

- Stelle für die kommende Woche einen Essensplan auf. Finde heraus, wie viele Mahlzeiten du für jeden Tag benötigst, suche Rezepte fürs Abendessen sowie nahrhafte Frühstücks- und Mittagsoptionen heraus. Dann schreibst du eine Einkaufsliste und machst dich auf den Weg zum Supermarkt (oder du kurbelst eine Onlinebestellung an, wenn's zeitlich eng ist).

### ARBEIT

- Blättere zum Kapitel »Wie plane ich den Arbeitstag« und erstelle einen Plan für die kommende Woche, inklusive täglicher Aufgabenliste.

- Nimm dir fest vor, wenigstens eine Methode zur effektiven Zeitersparnis in der anstehenden Arbeitswoche einzusetzen; suche dir eine aus dem Kapitel »Wie erledige ich meine Aufgaben?« aus.

### ZUHAUSE

- Erstelle am Anfang deiner Reise ins leichte Leben einen genauen Zeitplan, wann du in den nächsten Wochen deine Besitztümer in den jeweiligen Zimmern durchsehen möchtest.

- Im Kapitel »Wie schmeiße ich einen Haushalt« findest du Tipps, die dir helfen, deine Wohnung in Sachen Reinigung und Ordnung auf die bevorstehende Aktion vorzubereiten.

- Wenn du Lust hast, schon mal eine Basis-Garderobe anzutesten, dann befolge die beschriebenen Schritte im Kapitel »Wie komme ich zu einer Basis-Garderobe«.

## DIE MONATS-AKTION

### LEBEN

- Baue deinen Kalendereinsatz weiter aus. Neben den täglichen Terminen solltest du eine Geburtstagsdatenbank anlegen und zum Beispiel frühzeitig Erinnerungen einrichten, wann Geschenke zu kaufen sind – führe außerdem ein Farbschema ein. Wenn du einen digitalen Planer benutzt, überlege, ob du nicht zwei getrennte Kalender führen willst – einen für die Arbeit und einen für private Zwecke. #Balance – im wahrsten Sinne des Wortes.

- Gewöhne dir an, mehrmals in der Woche dein Bankkonto zu überprüfen. Im »Geld«-Kapitel findest du eine Vorlage für die Aufstellung einer Tabelle; verbuche darin einen Monat lang alle Ausgaben und Einnahmen.

- Nimm dir mehr Zeit für dich selbst. Einmal in der Woche – und wenn's nur 30 Minuten sind – nimmst du eine Auszeit nur für dich. Egal ob Karaoke-Einlage unter der Dusche mit deinem Lieblings-ABBA-Song oder ob du nur ein Buch lesen willst, tue etwas, das dich entspannt.

- Lies den Abschnitt über die Erstellung eines Essensplanes im Kapitel »Self Care« und überlege, was für deinen Haushalt am ehesten infrage kommt und durchführbar ist. Dann ziehe den Plan durch, lege so viel wie möglich fest und bereite vor, das erleichtert den Alltag. Vielleicht hast du Lust, eine Sammlung mit Lieblingsrezepten anzulegen, damit du nicht Stunden darauf verschwendest, dich durch Kochbücher zu wühlen; oder du könntest Einkaufslisten mit Sachen, die du regelmäßig benötigst, aufstellen (auch dafür gibt's Apps).

- Nimm dir fest vor, einen Monat lang zweimal die Woche Sport zu treiben. Vielleicht einen Powerwalk um den Block, oder du probierst den Yoga-Kurs aus, den du schon immer machen wolltest. Was auch immer es ist – JUST DO IT! Erstelle einen Stundenplan, auf dem du die sportlichen Aktivitäten abhaken kannst und den du an einer gut sichtbaren Stelle in der Wohnung aufhängst.

- Lege ein Ziel fest, das du am Ende des Monats erreichen möchtest, und setze das Kapitel »Ziele und Zukunftspläne entwickeln« als Ratgeber ein. Dein Ziel kann aus allen möglichen Bereichen kommen – Arbeit, Privatleben, Zuhause, was auch immer – es geht nur darum, das Erreichen eines Ziels zu üben. Und denke daran, mache es S.M.A.R.T.

### ARBEIT

- Nimm dir freitagabends oder montagmorgens Zeit, deinen Arbeitsbereich aufzuräumen. Die Methode hierzu findest du im Kapitel »Wie strukturiere ich meinen Arbeitsplatz«.

- Lass dich auf dein persönliches Energieniveau ein, wie im Kapitel »Wie plane ich den Arbeitstag« beschrieben, und finde heraus, wann am Tag/in der Woche deine natürlichen Hochs und Tiefs liegen. Halte deine Erkenntnisse schriftlich fest und berücksichtige sie bei der Wochenplanung.

- Ein Monat gibt dir genug Zeit, deinen digitalen Posteingang gründlich aufzuräumen. Richte Ordner ein, lösche Mails, die du nicht mehr brauchst, und finde eine Routine mit einer Posteingang-Regel (z.B. nur 3x täglich neue Nachrichten checken).

### ZUHAUSE

- Stelle einen Optimierungsplan für jeden einzelnen Raum auf und befolge die F.U.L.L.-Methode aus dem Kapitel »Wie optimiere und organisiere ich mein Zuhause«. Wenn du diesen Monat genug Zeit hast, schaffst du sicher 50 % deiner Wohnung, wenn nicht sogar alles. PERFEKT!

- Richte dich nach den Angaben im Kapitel »Wie komme ich zu einer Basis-Garderobe« und wende dich mit viel Liebe deiner verbliebenen Kleidung zu; lerne, wie man Stoffe und Fasern sachgemäß pflegt, und nimm die nötigen Ausbesserungen und Änderungen vor.

- Checke deine Reinigungsausstattung und nimm dir extra viel Zeit, um deine Wohnung einem Frühjahrsputz oder einer Tiefenreinigung zu unterziehen. Dabei packst du alle Aufgaben aus dem Kapitel »Wie schmeiße ich einen Haushalt« an und setzt dir gleich Erinnerungen, wann größere Aktionen ein- oder zweimal im Jahr anstehen.

## DIE 3-MONATS-AKTION

### LEBEN

- Drei Monate sind eine ordentliche Zeitspanne, um die Finanzen zu überblicken. Nachdem du deine Ausgaben gecheckt und nachverfolgt hast, arbeite mit Tabellen und nutze die Angaben aus dem »Geld«-Kapitel. Setze die Ratschläge zu jährlichem und saisonal bedingten Sparen in die Praxis um.

- Unterziehe dich zumindest einmal einem digitalen Detox-Programm während dieser Zeit. Dir hat das gut getan? Dann versprich dir selbst, so etwas öfter zu machen.

- Neben der Planung von Mahlzeiten und der wöchentlichen Einkaufsplanung achte drauf, dass du die wichtigsten Dinge immer vorrätig hast. Außerdem könntest du dir ein neues Kochbuch kaufen – neue Rezepte, hurra!

- Stelle eine offizielle Workout-Routine auf und befolge meine Tipps aus dem »Self Care«-Kapitel, damit du sie auch einhältst. Probiere unbedingt was Neues aus (keine Panik!) und misch deine Routine auf.

- Drei Monate sind lang genug, um in dich zu gehen und dir Gedanken über deine langfristigen Ziele zu machen. Mache die Übungen aus dem Kapitel »Ziele und Zukunftspläne entwickeln« und versuche, konkrete langfristige Ziele zu benennen; drösel sie in Aktionspunkte auf und integriere sie in die Wochenpläne.

### ARBEIT

- Sorge dafür, dass dein Arbeitsbereich sauber, aufgeräumt, ohne Papierkram und funktional geordnet ist, damit er voll und ganz auf dich abgestimmt ist. Alles, was du nicht wenigstens einmal die Woche benutzt, wird weggeräumt. Alle Dinge, die du brauchst, bekommen einen festen Platz zugewiesen.

- Routinen und Gewohnheiten können eine große Zeitersparnis im Berufsalltag bedeuten. Halte dich an festgelegte Regeln, wenn du deine To-do-Listen schreibst, benutze Vorlagen für Mail-Antworten und feste Zeiten für zu beantwortende Mails im Posteingang. Stelle Regeln auf, die für dich sinnvoll sind und durch die du effizienter arbeitest.

- Lies den »Flow«-Teil des Kapitels »Wie erledige ich meine Aufgaben« und überlege, wie du die Infos daraus so einsetzen kannst, dass du deine Aufgaben »flüssig« erfüllst.

## ZUHAUSE

- Geh deine Besitztümer (ja, auch die mit Erinnerungswert!) Raum für Raum durch und unterziehe jedes einzelne Stück der F.U.L.L.-Methode. Verkaufe, was möglich ist, spende oder recycle alles andere und verabschiede dich von Dingen, die du nicht brauchst.

- Teste eine Saison lang eine Basis-Garderobe. Eigne dir Erkennungsmerkmale für Qualität an, kauf sinnvoll ein (niemals ohne Einkaufsliste zum Shoppen!) und halte Ausschau nach Inspirationen fürs Wiedertragen und Recyceln von Kleidungsstücken, statt dem Impuls nachzugehen, neue Sachen zu kaufen. Merk dir, welche Kleidungsstücke du am häufigsten trägst und welche Sachen in deiner Garderobe noch fehlen. Bereite dich mit dieser Info auf die nächste Jahreszeit vor.

- Räume deine Putzutensilien auf und fülle mögliche Lücken auf. Führe einen kompletten Hausputz durch und gib einem der Tipps aus dem Kapitel »Wie schmeiße ich einen Haushalt« eine Chance. Vielleicht fühlst du dich heute danach, deinen Gefrierschrank aufzustocken? Oder hast du Lust, einen der zeitsparenden Aufräum-Tipps zu testen?

Welchen Ratschlag du auch auswählst, um ihn in die Tat umzusetzen, ich hoffe, dass er dazu beiträgt, dir das Gefühl zu geben, dein Leben ein bisschen besser unter Kontrolle zu haben. Ob du nun das »Qualität statt Quantität«-Mantra übernimmst oder mal Nein sagst und deinen eigenen Terminplan vorziehst, eins ist sicher: Wenn du auch nur einige meiner Tipps und Ratschläge beherzigst, dann begegnest du dir selbst mit der Liebe, die du verdient hast. Das Ziel dieser ganzen Plackerei ist es doch, dir mehr Lebenszeit für jene Dinge, die dir wirklich etwas bedeuten, freizuschaufeln – für dein eigenes leichtes Leben.

## Ein paar letzte Worte ...

Menschen sind nicht perfekt. Wir verbaseln es. Wir sind chaotisch. Wir sind emotional. Manchmal wissen wir nicht, wo uns der Kopf steht. Ich habe einen ganzen Packen Ideen und Vorschläge geliefert, wie du das leichte Leben bei dir einziehen lassen kannst. Aber manchmal kann du noch so sehr optimieren und anpassen, und trotzdem geht alles schief – selbst bei der Autorin eines Buches über die Organisation des Alltagslebens. Hier deshalb *ganz kurz* meine nicht erschöpfende Liste an ironischen Dingen, die während des Schreibens von *Ein leichtes Leben* passiert sind:

- Ich bin jetzt süchtig nach Candy Crush, das ich vorm Einschlafen gespielt habe. Ich spiele auf Leveln im dreistelligen Bereich und erfreue mich an Chats mit anderen Candy-Crushern (Hallo, Millie! Dicke Grüße an dieser Stelle!).

- Apropos schlafen, ich habe angefangen wirklich lange auszuschlafen – das war vorher nicht meins. In dieser Zeit habe ich es zu jeder Gelegenheit ausgereizt! Aufgewacht bin ich nur, wenn der Briefträger geklingelt hat. Ich habe auch vom Bett aus gearbeitet. Bin spät schlafen gegangen, spät aufgewacht und habe mich deshalb unglaublich unproduktiv gefühlt.

- Ich habe jede Menge Chips verspachtelt. Und Kekse. Einmal habe ich mir eine UberEats-Lieferung von McDonald's bringen lassen – als Mittagessen, nach meinem Pilates-Kurs! LOLZ. Ohne Worte.

- Ich habe einen Monat lang Pilates ausfallen lassen und konnte dann meine Zehenspitzen nicht mehr berühren. Ich war null gedehnt. Als ich endlich wieder damit anfing, hätte ich beinahe Freudentränen vergossen. Ich fühlte mich wie eine Versagerin, weil ich etwas, das mir und meinem Körper so gut tut, einfach vernachlässigt habe.

- Ich habe viel bei Net-a-Porter bestellt. Ich habe zwar viele der Bestellungen wieder zurückgehen lassen, bin mir aber trotzdem nicht sicher, ob einige der nicht unbeträchtlichen Ausgaben nötig waren. DUH!

- Die Sache mit der richtigen Balance zwischen Arbeit und Privatleben? Ja, hab' ich auch verzockt! Zum Beispiel mit meinen Freundinnen die Nächte durchgetanzt – und dann am Sonntag gearbeitet. Ich habe meine Eltern nicht so regelmäßig mit Besuchen genervt, wahrscheinlich haben sie sich insgeheim darüber gefreut. Ich habe Essensverabredungen und Meetings abgesagt, und es oft nicht zu Familientreffen geschafft, weil meine Terminplanung und meine Prioritäten aus den Fugen geraten waren.

- Ich habe Anrufe verpasst. Ich habe vergessen auf Mails oder andere Nachrichten zu antworten. Ich bin zu spät zu Geschäftsterminen gekommen. »Es tut mir so leid, ich werde mich um zehn Minuten verspäten!«, war meine Variante von zehn Minuten zu früh da zu sein.

- Die Abgabe für dieses Buch fiel mit meinem turbulentesten Monat zusammen, und ich musste wild rumjonglieren: die Arbeit für meine eigene Marke, die Aufnahme eines Podcasts, das Verfassen meines Newsletters, zwei Fernreisen und das Fertigstellen eines Buches von fast 300 Seiten sowie regelmäßige wöchentliche Videos und dreimal wöchentliche Blog-Posts. Und weißt du was? Ich war einfach nur überfordert. Meine Pläne – wertlos. Meine To-do-Listen blieben unberührt liegen, und egal was ich tat, ich fühlte mich wie der Hamster im Rad, der sich endlos abstrampelt, ohne irgendwo anzukommen.

- Ich habe meinen eigenen Rat ignoriert und das Haus drei Tage lang nicht verlassen. Das eskalierte so weit, dass ich nur noch gelangweilt war und alle Aufgaben vor mir herschob. Ergebnis: Ich habe aus purer Verzweiflung einen Frisörtermin ausgemacht und mir einen etwas drastischen Haarschnitt verpassen lassen, der mich gute 65 % meines Haupthaares gekostet hat.

Das Verblüffende? Trotz dieser Aussetzer und Gewohnheiten, die so gar nichts mit einem leichten Leben gemein haben, hatte ich eines der besten Jahre meines Lebens. Ich habe ein Buch geschrieben. Ich bin zu einigen der schönsten Orte gereist. Ich habe meinen Blog und meine YouTube-Videos mit neuen Inhalten gefüllt. Ich habe Erinnerungen geschaffen. Ich habe gelacht. Ich habe geweint, weil ich zu viel Rosé getrunken (wer nennt so was denn Whispering Angel?) und meine besten Freundinnen sooooo lieb hatte (LOLZ). Ich habe trotzdem auf meine Finanzen geachtet, hatte einen Plan, konnte meine Termine einhalten, habe eine Basis-Garderobe gerockt, an meinen Zielen gearbeitet und weitaus weniger Pizza als im Vorjahr gegessen. Vielleicht war ich bei meinen To-do-Listen nicht so top aufgestellt wie im Jahr davor, und mit meinem Putzplan hätte ich mir definitiv mehr Mühe geben können. Aber wie ich bestimmt ungefähr 476 Mal erwähnt habe: Es geht darum, das auszuwählen, was sich in diesem Moment richtig anfühlt – und genau das habe ich getan. Ich habe mein Privatleben, mein Arbeitsleben und mein Zuhause so überarbeitet, dass ich organisiert und effizient vorgehen konnte, und dadurch konnte ich Zeit gewinnen, all jene Dinge zu tun, die mir wichtig sind und mich glücklich machen.

Du bist der Stift, dein Leben ist das Papier – und jetzt hast du die Anleitung dafür, wie du das Unwichtige herausstreichen und die guten Teile drin lassen kannst. Höchste Zeit, deinen eigenen Regieanweisungen zu folgen.

# Quellen

Wenn du dich weiter ins leichte Leben einlesen oder recherchieren möchtest, wirst du hier fündig.

## PDFS ZUM AUSDRUCKEN GIBT'S UNTER THEANNAEDIT.COM:

Logischerweise auf Englisch, aber trotzdem leicht verständlich: Die Arbeitsblätter kannst du dir ausdrucken und damit dein Leben, deine Arbeit und dein Zuhause leichter planen.

- Packing / Koffer packen
- Budget / Budgetplan
- Capsule Wardrobe / Basis-Garderobe
- Weekly Planner / Wochenplan
- Meal Planning / Essensplanung
- Fitness Routine / Fitness-Routine

## WEBSEITEN:

INTOTHEGLOSS.COM // Wunderbare Ideen rund um Self Care! Hier lande ich, wenn ich was suche, um mich zu verwöhnen, und Inspiration brauche.

MONEYSAVINGEXPERT.COM // Gib's zu – davon hast du sicher schon gehört? Wird dem Namen gerecht und bietet unvoreingenommen praktische Hilfe rund um finanzielle Belange.

THEFINANCIALDIET.COM // Ist visuell ansprechender als die vorherige Seite und genauso hilfreich; von Frauen für Frauen!

THEELGINAVENUE.COM // Rat rund um Produktivität, die Geschäftswelt, Beziehungen, Karriere – von allem ein Bisschen. Monica postet klasse Tipps, die leicht umzusetzen sind.

**THEWWCLUB.COM** // Wunderbare Drehscheibe für Ratschläge rund ums Business von coolen Frauen, die coole Sachen machen. Großartig sind auch die kostenlosen Vorlagen zum Ausdrucken, besonders für Selbstständige.

**UN-FANCY.COM** // Hier bin ich ursprünglich über das Konzept von Basis- und Capsule-Garderoben gestolpert. Dickes Dankeschön, Caroline! Neben praktischen Beiträgen, wie sie es damit durchs Jahr schafft, gibt's jede Menge Ideen zum Thema.

## PODCASTS:

Ja, ich weiß, Englisch liegt nicht allen, aber die Podcasts, die mich inspiriert haben und begleiten, sind einfach klasse.

**WHERE SHOULD WE BEGIN? VON ESTHER PEREL** // Als würde man klammheimlich an der Tür lauschen, während ein Paar gerade Beziehungsberatung hat. Irgendwie ist es ganz schön therapeutisch, anderen zuzuhören, wie sie sich durch ihre Probleme arbeiten.

**HAPPY PLACE VON FEARNE COTTON** // Ein Podcast zum Wohlfühlen – wenn du die Kopfhörer wieder abziehst, fühlst du dich inspiriert, erfrischt und bereit für den Tag!

**GRIEFCAST MIT CARIAD LLOYD** // Für einen Podcast, der sich um Tod und Trauer dreht, ist er überraschend erbaulich. Genau richtig, wenn man mit dem Verlust eines geliebten Menschen zu kämpfen hat.

**CTRL ALT DELETE VON EMMA GANNON** // Emma hat super spannende Gäste und deckt oft Themen rund um den Aufbau eines Unternehmens, Kreativität und persönliche Entwicklung ab.

**HOW I BUILT THIS VON GUY RAZ** // Hochkarätige Interviews mit Gründern und Gründerinnen erfolgreicher Unternehmen weltweit; bestens geeignet, wenn die Motivation gerade etwas mau ist.

## TOOLS & APPS:

**MONZO** // Erleichtert das Verwalten des eigenen Budgets, du siehst dank praktischer Diagramme und Infografiken auf einen Blick, wofür dein Geld draufgeht.

**HEALTH** (der Schrittzähler von IOS) // Ich benutze die Gesundheits-App auf dem iPhone, um im Blick zu behalten, wie viele Schritte ich pro Tag zurücklege. Sicher nicht die genaueste App, aber als grobe Richtlinie perfekt.

**MOVEGB** // Bei der App kannst du dich anmelden und für einen monatlichen Beitrag an verschiedenen Trainingskursen in deiner Nähe teilnehmen; damit fällt es leicht, mal Neues zu probieren. (Gibt's nur für Großbritannien, sorry).

**HEADSPACE** // Die Meditations-App liefert prima Entspannung aufs Ohr, wenn du dich nicht so toll fühlst. Wirkt klasse gegen aufsteigende Flugangst!

**ASANA** // Die beste Produktivitäts-App für Handys, da sie sich auch mit dem Rechner synchronisiert und so Planung und Zeitmanagement ermöglicht.

## BÜCHER:

**WHY SOCIAL MEDIA IS RUINING YOUR LIFE VON KATHERINE ORMEROD** // Katherine wirft einen kritischen Blick darauf, wie wir Social Media in allen Bereichen unseres Lebens nutzen; nach dem Lesen will man unbedingt digital entgiften!

**ALLES, WAS ICH WEISS ÜBER DIE LIEBE VON DOLLY ALDERTON** // Dollys Erfahrungen aus ihren 20ern lesen sich wie »Hühnersuppe für die Seele«. Unbedingt so schnell wie möglich in die eigene Self-Care-Rubrik aufnehmen.

**RUNNING LIKE A GIRL VON ALEXANDRA HEMINSLEY** // Das Buch macht dir echt Dampf unterm Hintern – damit WILLST du laufen oder trainieren!

**DIE BULLET-JOURNAL-METHODE: VERSTEHE DEINE VERGANGENHEIT, ORDNE DEINE GEGENWART, GESTALTE DEINE ZUKUNFT VON RYDER CARROLL** // Tauche tief in die Welt des Bullet Journals ein und katapultiere deine Planungsfähigkeiten auf die nächste Stufe.

**THE WORKING WOMAN'S HANDBOOK VON PHOEBE LOVATT** // Ein echtes Handbuch, das so ziemlich alles abdeckt, was mit der Arbeitswelt zu tun hat – von der Gestaltung eines Pitches bis hin zur Bitte um Investitionen.

**THE MULTI-HYPHEN METHOD VON EMMA GANNON** // Wenn dein Ziel für die nächsten fünf Jahre darin besteht, eine Geschäftsidee zu einem Nebengeschäft aufzubauen, dann leg dir den Titel unbedingt neben das Bett!

**LITTLE BLACK BOOK VON OTEGHA UWAGBA** // Schnelle Lektüre, die du rasch auf dem Weg zur Arbeit verschlingen kannst, ein Frischekick, wenn sich deine Karriere gerade etwas glanzlos anfühlt.

**MAGIC CLEANING: WIE RICHTIGES AUFRÄUMEN IHR LEBEN VERÄNDERT VON MARIE KONDO** // Das Buch hat mich überhaupt erst auf diese Reise geschickt. Wenn du Lust hast, dich in den wahren Minimalismus zu stürzen, dann ist Maries Weg genau für dich.

**DAS KLEIDERSCHRANK-PROJEKT VON ANUSCHKA REES** // Dich fasziniert die Idee einer Capsule-Garderobe und du willst mehr darüber erfahren? In diesem Buch findest du von Stilberatung bis hin zu Vorschlägen zu saisonalen Farbpaletten alles, was du wissen musst.